Theory and Clinical Practice of
Customized Laser Corneal Refractive Surgeries

个性化激光角膜屈光手术理论与实践

主　编　陈跃国
副主编　王　雁　张丰菊

编　者（以姓氏拼音为序）

Michael Mrochen　IROC Science to Innovation AG，瑞士

白　继　重庆眼视光眼科医院

常　征　深圳爱尔眼科医院

陈跃国　北京大学第三医院

邓应平　四川大学华西医院

来凌波　首都医科大学附属北京同仁医院

马娇楠　天津市眼科医院

马　可　四川大学华西医院

孙明甡　首都医科大学附属北京同仁医院

王　华　湖南省人民医院

王　雁　天津市眼科医院

王　铮　中南大学爱尔眼科医院

徐路路　天津市眼科医院

徐洋涛　深圳爱尔眼科医院

张　君　杭州明视康眼科医院

张　丽　首都医科大学附属北京同仁医院

张丰菊　首都医科大学附属北京同仁医院

郑　历　杭州明视康眼科医院

人民卫生出版社

图书在版编目（CIP）数据

个性化激光角膜屈光手术理论与实践/陈跃国主编
. —北京：人民卫生出版社，2019
ISBN 978-7-117-27932-1

Ⅰ. ①个…　Ⅱ. ①陈…　Ⅲ. ①屈光不正－角膜－眼外科手术－激光疗法　Ⅳ. ①R779.63

中国版本图书馆 CIP 数据核字（2019）第 053280 号

人卫智网　www.ipmph.com	医学教育、学术、考试、健康，购书智慧智能综合服务平台	
人卫官网　www.pmph.com	人卫官方资讯发布平台	

个性化激光角膜屈光手术理论与实践

主　　编：陈跃国
出版发行：人民卫生出版社（中继线 010-59780011）
地　　址：北京市朝阳区潘家园南里 19 号
邮　　编：100021
E - mail：pmph @ pmph.com
购书热线：010-59787592　010-59787584　010-65264830
印　　刷：北京盛通印刷股份有限公司
经　　销：新华书店
开　　本：889×1194　1/16　　印张：13
字　　数：412 千字
版　　次：2019 年 5 月第 1 版　2019 年 5 月第 1 版第 1 次印刷
标准书号：ISBN 978-7-117-27932-1
定　　价：158.00 元

打击盗版举报电话：010-59787491　E-mail：WQ @ pmph.com
（凡属印装质量问题请与本社市场营销中心联系退换）

传统的准分子激光角膜屈光手术的矫正对象为近视、远视、散光等屈光不正病人,主要参照屈光度参数,按照 Munnerlyn 公式设计准分子激光消融或飞秒激光透镜切割方案。早期传统的准分子激光角膜屈光手术,包括以准分子激光屈光性角膜消融术(photo-refractive kerotectomy, PRK)为代表的角膜表层手术,以及以准分子激光原位角膜磨镶术(laser in situ keratomileusis, LASIK)为代表的角膜板层手术,在矫正屈光不正术后,有相当比例的病人尽管白天的裸眼视力完全正常,但夜间出现眩光、光晕以及暗视力下降等视觉症状,严重者可影响夜间驾驶或工作,其主要原因是激光消融区过小导致的术后球差增加以及光区偏心导致彗差的显著增加。

基于对术后视觉质量的关注,以及角膜屈光手术前后像差的研究,提出了个性化概念,所谓个性化(customization),是指采用独特的方式以满足个体不同的需要。人们开始尝试全眼像差引导和角膜地形图或角膜像差引导的个性化角膜屈光手术,在矫正屈光不正即较低阶像差(lower order aberration)的同时,引入较少的高阶像差或减少术前已经存在的影响视觉的高阶像差,在获得术后良好视力的同时,提高视觉质量或病人的视觉体验及满意度。

全眼波阵面像差与角膜地形图或角膜像差引导的角膜消融,即当前所称的个性化消融(customized ablation),是指根据不同个体独特的眼光学特性和角膜形态特性,通过各种球镜、柱镜、非球面镜以及非对称的角膜消融,矫正个体球镜、柱镜并减少高阶像差,从而提高视网膜的成像质量。它是用各种类型的波阵面像差仪、角膜地形图仪测量患眼的全眼或角膜的波阵面像差,其数据经计算机处理换算成与理想参考球面差异的高度数据,制订出消融方案,并通过准分子激光系统实行手术。

以往国内难以寻觅到有关个性化角膜屈光手术的专著,个别章节的内容也不足以反映该领域的最新进展。本书从角膜的形态与光学特性着手,递次展开涉及眼球的轴、散光的来源、主客观视觉质量的评估、像差理论与全眼像差引导的角膜屈光手术、角膜地形图引导的角膜屈光手术、角膜不规则散光的矫正、角膜形态最优化与 Q 值调整补偿老视、全飞秒激光角膜屈光手术的个性化设计等内容,力图向读者全面呈现个性化角膜屈光手术的全貌,以更好地掌握相关的理论知识与提高实际操作水平。

本书作者常年工作在屈光手术领域第一线,有扎实的理论基础与丰富的临床实践经验。但由于当今角膜屈光手术相关理论与技术发展日新月异,受编著者眼界及水平的局限,术中内容难免存在谬误,恳请广大读者批评指正。

陈跃国

2019 年 2 月于北京

目 录

第一章 | 角膜的形态学与光学特征 ·· 1

第一节 角膜的曲率、屈光力与高度 ··· 1
一、曲率及曲率半径 ·· 1
二、屈光力 ··· 1
三、高度及高度图 ·· 2
第二节 角膜的非球面性及球面像差 ··· 3
第三节 角膜散光 ·· 5
第四节 正常角膜的规则性与不规则性 ··· 6
第五节 角膜的顶点、kappa 角与中心定位 ·· 7
第六节 角膜的光学区及其测量 ··· 8

第二章 | 眼球的轴与角膜屈光手术的眼球对位 ······························· 10

第一节 眼球的轴 ··· 10
一、光轴 ··· 10
二、视轴 ··· 11
三、瞳孔轴 ··· 12
四、视线轴 ··· 12
五、光感受器轴 ··· 13
六、地形图轴 ··· 13
第二节 眼球轴线之间的夹角 ··· 14
一、kappa 角 ·· 14
二、lambda 角 ··· 14
三、alpha 角 ··· 15
第三节 角膜屈光手术的眼球对位 ··· 16
一、消融中心的选择 ·· 16
二、眼球旋转的修正 ·· 18
第四节 以角膜顶点为消融中心调整示例 ·· 19
一、术前角膜地形图检查获得 kappa 角 ··· 19

二、核对数据···19

三、术中消融中心的调整···20

第三章 散光的来源、手术矫正方式与疗效分析·····································25

第一节 散光的主要来源与类型··25

第二节 散光的手术矫正··25

一、散光性角膜切开术···26

二、角膜楔形切除术···29

三、角膜热成形术···29

四、激光角膜消融术···29

五、不规则散光的手术矫正···30

第三节 散光及其手术疗效的分析方法··30

一、Thibos 矢量分析法··31

二、Alpins 矢量分析法··32

第四章 主观及客观的视觉质量分析··35

第一节 主观视觉质量分析方法··35

一、视力···35

二、对比敏感度函数···36

三、病人主观感受···37

四、其他间接评估方法···37

第二节 客观视觉质量分析方法··38

一、波阵面像差···38

二、眼内散射···41

三、调制传递函数及点扩散函数···42

四、其他间接评估方法···43

第五章 像差的理论、测量与表达··46

第一节 几何光学中的像差··46

一、初级像差···46

二、次级像差···49

三、色像差···49

第二节 波阵面像差··50

一、波阵面与波阵面像差的概念···50

二、光程与光程差···51

第三节 波阵面像差的测量方法··52

一、历史回顾···52

二、测量原理与方法 ……………………………………………………………52

第四节　波阵面像差的表达方式 …………………………………………………58

一、图形表示法 ……………………………………………………………………58

二、数学表达法 ……………………………………………………………………58

第六章│波阵面像差引导的个性化角膜激光消融模式 ……………………………68

第一节　人眼像差的来源、组成及影响因素 ……………………………………68

一、人眼像差的主要来源 …………………………………………………………68

二、人眼像差的组成与相互作用 …………………………………………………68

三、人眼像差的影响因素 …………………………………………………………69

第二节　波阵面像差技术的临床应用 ……………………………………………70

一、术前评估 ………………………………………………………………………70

二、视觉质量的评判 ………………………………………………………………70

三、不规则角膜的光学质量分析 …………………………………………………70

第三节　波阵面像差引导的个性化角膜屈光手术原理与优势 …………………71

一、手术原理 ………………………………………………………………………71

二、手术优势 ………………………………………………………………………72

第四节　手术适应证与技术要求 …………………………………………………73

一、适应证 …………………………………………………………………………73

二、技术要求 ………………………………………………………………………73

第五节　波阵面像差测量的注意事项 ……………………………………………76

一、像差测量仪的校准 ……………………………………………………………76

二、检测环境要求 …………………………………………………………………76

三、被检者的准备与配合 …………………………………………………………77

第六节　像差结果的选择与参数调整 ……………………………………………77

第七节　像差引导方式的选择 ……………………………………………………78

第八节　手术过程中的注意事项 …………………………………………………79

一、环境要求 ………………………………………………………………………79

二、设备要求 ………………………………………………………………………79

三、角膜瓣的质量 …………………………………………………………………79

四、良好的固视 ……………………………………………………………………79

五、头位的调整与固定 ……………………………………………………………79

六、虹膜定位 ………………………………………………………………………79

第九节　病例分析 …………………………………………………………………80

第七章│角膜地形图与角膜地形图引导的个性化角膜激光消融模式 ……………90

第一节　概论 ………………………………………………………………………90

第二节　治疗原理 …………………………………………………………………91

第三节　适应证与禁忌证 ·· 92

一、适应证 ··· 92

二、禁忌证 ··· 92

第四节　数据采集与手术方案设计 ·· 93

一、术前角膜形态数据采集 ·· 93

二、数据传导 ·· 95

三、手术方案的设计 ·· 95

第五节　术中注意事项及术后处理 ·· 99

一、术中注意事项 ··· 99

二、术后处理 ·· 99

第六节　病例分析 ··· 99

第八章　创伤相关的个性化角膜屈光手术 ··· 107

第一节　角膜创伤的分类、伤后视功能重建的方法与处置原则 ················ 107

一、角膜创伤的分类 ·· 107

二、角膜创伤修复后视功能重建的处置原则 ·· 107

三、个性化角膜屈光手术术前检查及选择要点 ··· 108

第二节　角膜创伤修复后视功能重建前的相关检查 ·· 108

一、常规检查 ·· 108

二、屈光检查 ·· 108

三、角膜地形图检查 ·· 109

四、像差检查 ·· 109

五、硬性角膜接触镜试戴检查 ·· 110

第三节　个性化角膜屈光手术在角膜创伤修复后视功能重建中的应用 ··········· 110

一、角膜外伤修复后视功能重建术 ··· 111

二、角膜瓣制作意外相关的个性化角膜修复手术 ·· 112

三、放射状角膜切开术后角膜不规则散光的增视手术 ·································· 113

四、白内障手术后屈光增视手术 ·· 116

五、弧形角膜切开术联合个性化角膜屈光手术矫正高度近视散光 ·················· 119

第四节　小结 ··· 120

第九章　角膜形态最优化的手术方案 ··· 124

第一节　角膜形态最优化模式及意义 ··· 124

第二节　波阵面优化模式的计算 ·· 124

一、计算波阵面优化模式的基础 ·· 124

二、屈光和 Zernike 系数 ·· 125

三、球柱矫正的一般方程表达式 ·· 125

四、波阵面优化模式的一般方程表达式 ······················· 126

第三节　近视与散光的角膜形态最优化矫正 ······················· 127

一、近视矫正 ·· 127

二、散光矫正 ·· 128

第四节　波阵面优化模式的优势 ······································· 130

第五节　病例分析 ··· 131

第十章　角膜地形图引导激光消融联合角膜交联治疗圆锥角膜 ············ 137

第一节　治疗原理 ··· 137

第二节　适应证与禁忌证 ··· 138

一、适应证 ··· 138

二、禁忌证 ··· 138

第三节　手术设计与方法 ··· 138

第四节　术后处理、并发症与预后 ···································· 139

一、术后处理 ·· 139

二、术后并发症与处理 ··· 139

三、预后 ·· 140

第五节　病例分析 ··· 141

第十一章　准分子激光治疗性角膜消融术 ······························· 144

第一节　术前准备 ··· 144

第二节　术中须注意的问题 ·· 144

第三节　临床应用及疗效 ··· 145

一、复发性角膜上皮糜烂 ·· 145

二、大泡性角膜病变 ·· 145

三、角膜瘢痕 ·· 145

四、角膜变性 ·· 146

五、前部角膜营养不良 ··· 146

六、翼状胬肉 ·· 146

第四节　术后处理 ··· 147

第五节　并发症 ·· 147

一、角膜上皮延迟愈合 ··· 147

二、远视漂移 ·· 147

三、单纯疱疹病毒激活 ··· 147

四、角膜上皮下雾状混浊 ·· 147

五、角膜膨隆 ·· 147

第六节　病例分析 ··· 148
第七节　小结 ··· 148

第十二章　角膜的非球面性与 Q 值调整补偿老视 ························· 152

第一节　角膜的非球面性概述 ··· 152
　　一、角膜形态的认知 ··· 152
　　二、非球面性的概念和描述 ··· 152
　　三、角膜非球面性的获取及相关研究 ······································· 154
第二节　角膜非球面性对视觉质量的影响 ······································· 154
第三节　角膜非球面性在角膜屈光手术中的应用 ······························· 155
第四节　Q 值调整补偿老视 ··· 156
第五节　病例分析 ··· 157

第十三章　全飞秒激光手术的个性化设计 ·································· 164

第一节　手术前的个性化评估 ··· 164
　　一、病人职业的特殊性 ··· 164
　　二、角膜的特殊性 ··· 164
　　三、眼部的特殊性考虑 ··· 164
第二节　飞秒激光设备参数的个性化调整 ······································· 165
　　一、激光脉冲能量的调整 ··· 165
　　二、激光脉冲点间距和行间距的调整 ··· 165
第三节　全飞秒激光手术的个性化设计 ··· 165
　　一、角膜帽的设计 ··· 165
　　二、透镜的设计 ··· 166
　　三、算法系统的设计 ··· 166
　　四、手术切口位置的设计 ··· 167
　　五、切口大小的设计 ··· 168
　　六、侧切角度的设计 ··· 168
　　七、kappa 角的调整 ··· 168
第四节　全飞秒激光手术加强手术的个性化设计 ······························· 169

第十四章　当前存在的问题与展望 ·· 171

第一节　存在的问题 ··· 171
　　一、术者和检查者的经验与认识 ··· 171
　　二、手术过程引入新的低阶及高阶像差 ······································· 171
　　三、角膜创面愈合反应与眼表的损伤 ··· 171
　　四、年龄导致的像差改变 ··· 171

　　五、技术瓶颈 ·· 172

　第二节　未来发展趋势 ·· 172

　　一、自适应光学技术 ·· 172

　　二、新型像差测量分析与手术技术 ·· 172

附录｜美国国家眼科研究所屈光不正生存质量量表—42（中文版、英文版）············ 173

中英文对照索引 ·· 189

角膜（cornea）属于眼球壁的一部分，正常情况下完全透明，约占眼外层纤维膜的1/6，主要由无血管的结缔组织构成，含有丰富的感觉神经末梢，表面被泪膜（tear film）覆盖。由于结膜及巩膜的不对称覆盖，角膜从前方看呈横向的椭圆形，横径大于垂直径；从后方看呈正圆形。在新生儿阶段，角膜横径为9～10mm，3岁以上儿童的角膜直径已接近成人。成年男性的平均角膜横径为11～12mm，纵径为10～11mm，女性较男性略小。角膜厚度中央较薄，在450～650μm之间，平均约为560μm；周边较厚约为1000μm。

角膜是眼的重要屈光介质，整体形态类似正性弯月透镜（positive meniscus lens），其中央前、后表面总体屈光力（refractive power）约为43D，约占眼球整体屈光力的70%，而角膜前表面的屈光力约为48D，占眼球整体屈光力的80%。角膜的光学特性（optical properties）受角膜透明性、形态、屈光指数及表面规则性的影响。此外，虽然角膜前表面附着的泪膜本身并没有太强的光学作用，但假如泪膜异常，也会导致角膜光学质量的下降，产生视力模糊或视觉质量的降低。

第一节　角膜的曲率、屈光力与高度

角膜具有前、后两个光学表面。前表面为凸球面，因通过泪膜与空气接触，形成对光线最大的屈折能力，约占眼球整体屈光力的80%。前表面细微的形态改变，即可显著影响角膜的屈光力，而且角膜处于眼球的最表面，因此是当前屈光手术开展最多的部位。

一、曲率及曲率半径

曲率（curvature）为与曲面弧长相关的切矢量改变率[1]。某一点的曲率表示曲面的弯曲度：曲率大（陡）则曲率半径（radius of curvature）短；曲率小（平）则曲率半径长，即曲率与曲率半径成反比（图1-1-1）。角膜中央区前表面曲率半径为7.7～7.8mm，后表面曲率半径为6.22～6.80mm。

二、屈光力

角膜的屈光力或K值以屈光度（diopter，D）为单位，与曲率的关系为：$K=(n-1)/R$。1表示空气的屈光指数，n为球面材料的屈光指数，R为曲率半径，单位为米（m）。因此屈光力与曲率半径成反比：屈光力越大，曲率半径越小；屈光力越小，曲率半径越大。空气、泪膜、角膜组织、房水的屈光指数分别为1.000、1.336、1.376及1.336，与角膜的前、后表面曲率半径共同决定角膜总体屈光力的大小。其中，空气-泪膜所形成

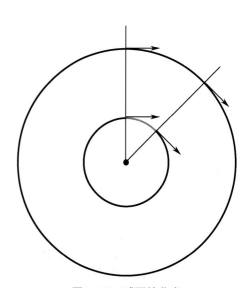

图1-1-1　球面的曲率

大小不同的两个同心圆切矢量改变相同（箭头），而弧长不同。小圆的曲率半径短、曲率大

的屈光力约为＋44D、泪膜－角膜为＋5D、角膜－房水为－6D。为方便计算,多数角膜曲率计及角膜地形图按照角膜的总体屈光指数1.3375,计算角膜的总体屈光力。假如角膜前表面的曲率半径$R=7.7$mm(即0.0077m),则角膜的屈光力$K=(1.3375-1.0)/0.0077=43.83$D。

三、高度及高度图

角膜地形图上的高度(elevation),是一个相对于参考面(reference plane)的距离,单位为微米(micron,μm)(图1-1-2)。按照此参考平面,顶点的高度为0,越向周边高度差越大。

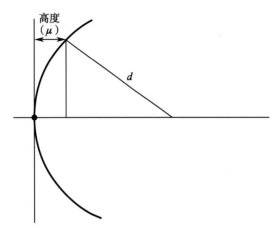

图 1-1-2　μ表示角膜上与顶点相切参考平面的高度,d表示该点至参考轴的距离

实际应用中,角膜地形图会根据角膜前、后表面的原始形状给出一个最佳拟合参考球面(best fit sphere,BFS),高于BFS的部分用暖色调显示,而低于BFS的部分用冷色调显示,重合部分用绿色显示,即角膜的高度图(图1-1-3)。角膜的前、后表面各有其BFS,其中以后表面的变化能够更早地显示临床前期圆锥角膜。

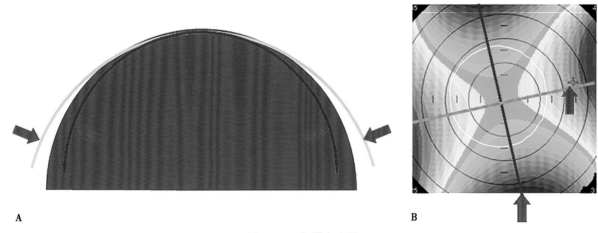

图 1-1-3　角膜高度图

蓝色箭头所指为平坦子午线方向的球面,红色箭头所指为陡峭子午线方向的球面。

A. 角膜的两个曲面与最佳拟合参考球面;B. 高出部分用暖色调显示,而低下部分用冷色调显示,重合部分显示为绿色

根据前表面的高度图,与理想的参考球面相比,可以计算出实际角膜前表面的形态与理想参考球面的差异,通过特定的算法系统得出所要用激光消融的角膜组织厚度,这就是角膜地形图引导个体化角膜屈光手术的理论基础(图1-1-4)。

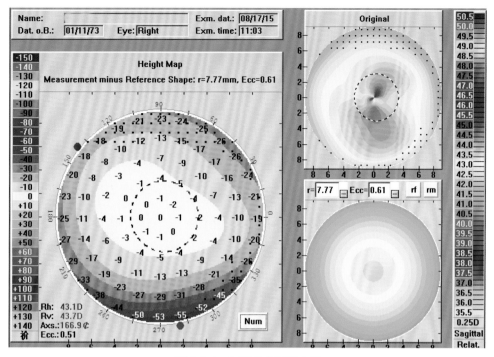

图 1-1-4 角膜前表面高度图

右上为原始的轴向（矢状）曲率图，右下为理想的参考球面，其顶点曲率半径为7.77mm，偏心度为0.61；左侧高度图显示与理想参考球面相比，需要去除的角膜高度（厚度）

第二节　角膜的非球面性及球面像差

正常角膜，只有在中央约3mm区域内，角膜曲率基本一致，为球面形（sphere）。但实际上当测量范围扩大至8～10mm时，角膜前表面的形态为非球面性（asphericity），从消除球面像差的光学成像角度，理想的角膜形态为横椭球面形（prolate），即中央陡峭、至周边越来越平坦（图1-2-1）。

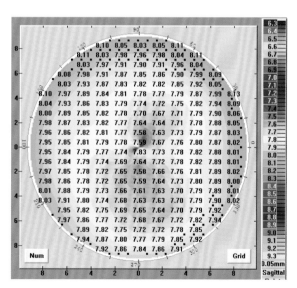

图 1-2-1　角膜前表面矢状（轴向）曲率图

显示角膜曲率半径从中央至周边越来越大，即角膜曲率越来越平坦

可以用不同的形态因子（shape factor，SF），如圆锥参数（conic parameter）p、非球面系数（coefficient of asphericity）Q 值、偏心率（eccentricity，Ecc）e，描述角膜的非球面性，其中比较常用的为 Q 值与偏心率 e，$Q=-e^2$，即 Q 值为偏心率 e 的平方，符号相反（表 1-2-1、图 1-2-2）（详见第十二章）。

表 1-2-1　不同形态因子间的转换公式

	p	Q	e	e^2
$p=$	/	$1-Q$	$1-e^2$	$1-e^2$
$Q=$	$p-1$	/	$-e^2$	$-e^2$
$e=$	$\sqrt{1-p}$	$\sqrt{-Q}$	/	$\sqrt{e^2}$
$e^2=$	$1-p$	$-Q$	e^2	/

正常角膜的 Q 值在 $-1\sim0$ 之间，平均为 -0.26，不同的人种略有差异[2]。各种类型的角膜屈光手术矫治近视术后，角膜中央变平，Q 值朝正值方向改变，角膜变为竖椭球面形（oblate）[3]。矫治近视屈光度越高，改变越显著，导致正性球面像差（spherical aberration）的增加，可导致明环境（小瞳孔）下的阅读视力下降、暗环境（大瞳孔）下的近视性漂移，并可影响视觉质量（图 1-2-3）。Q 值调整的准分子激光切削模式，可在一定范围内减缓 Q 值朝正值改变的趋势，相对改善术后的阅读（近）视力，结合单眼视方案，可补偿因调节力不足引起的老视。

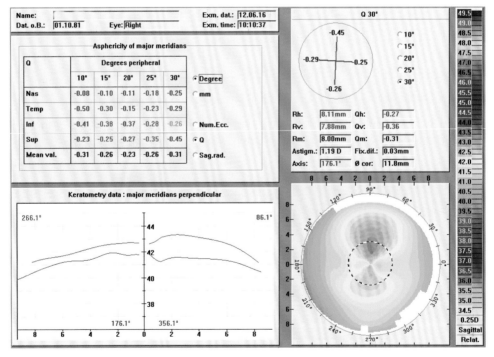

图 1-2-2　正常角膜的非球面形态

右下为原始的角膜矢状（轴向）曲率图；右上为距角膜顶点30°范围内水平向角膜曲率半径（Rh）及 Q 值（Qh）、垂直向角膜曲率半径（Rv）及 Q 值（Qv）、平均角膜曲率半径（Rm）及 Q 值（Qm）、散光大小及轴向、角膜横径；左上为不同子午线平面（鼻侧与颞侧、下方与上方）距角膜顶点不同范围的 Q 值及平均 Q 值；左下为8mm直径范围内，主子午线垂直面的平坦（蓝色）及陡峭（红色）曲率变化曲线

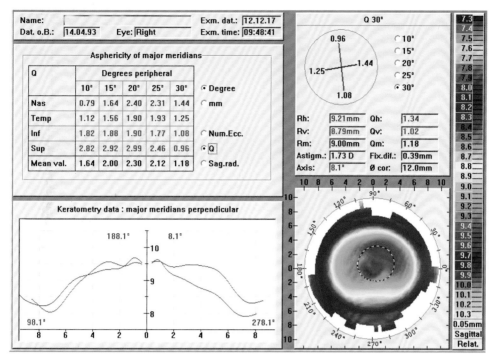

图 1-2-3 近视角膜屈光术后角膜形态（右下），不同测量范围内的 Q 值均为正值（左上）

第三节 角膜散光

角膜上两条互相垂直主子午线，即最平坦及最陡峭子午线上的屈光力之差，即为角膜散光。垂直方向屈光力较高为顺规性（with the rule，WTR）散光；水平方向屈光力较高为逆规性（against the rule，ATR）散光；而 30°～60° 或 120°～150° 方向屈光力较高为斜向散光（oblique astigmatism）。角膜散光是人眼散光的主要来源，出生后随着年龄的增长，散光度数及轴位也会发生持续性的改变[4]。

既往常用角膜前表面散光来估算总体角膜散光（total corneal astigmatism，TCA），但与角膜屈光力类似，角膜散光也具有前表面及后表面两部分，以前表面散光为主，随年龄增长度数及轴向变化相对较大，一般向逆规性散光转变，而后表面散光则相对稳定，但对总体角膜散光也有显著影响[5]。在正常角膜，后表面散光与前表面散光即柱镜度的符号相反，轴向基本一致，比如：前表面散光为顺规性散光，则后表面为逆规性散光（图 1-3-1）。因此，屈光手术中，当总体角膜散光为顺规性散光，假如不考虑后表面的因素，则容易过矫；而当总体角膜散光为逆规性散光时，则容易欠矫。

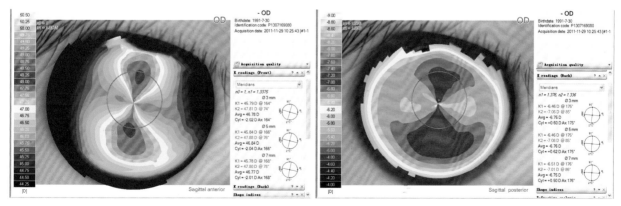

图 1-3-1 右眼角膜前表面（左）与后表面（右）的轴向曲率图，显示 3mm、5mm、7mm 区域的 K 值、散光度（cyl）及轴向

此外，还需注意角膜测量区域范围的不同，其散光大小及轴向也不尽相同，对于形态不规则的角膜，差异尤为显著（图 1-3-2）。这可以解释某些角膜散光病人在不同的瞳孔大小状态下，其验光散光值可能会发生变化。

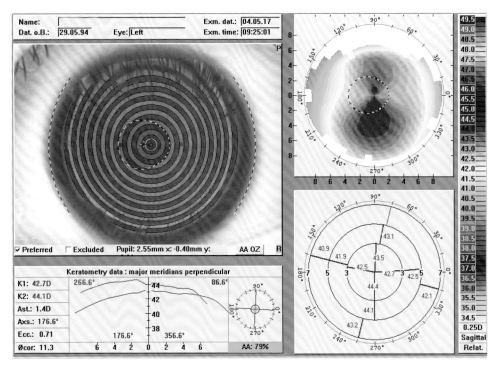

图 1-3-2　角膜前表面地形图,显示不同测量区域(3mm、5mm、7mm)最平坦角膜屈光力及最陡峭角膜屈光力的差值不同,其轴向也存在变化

第四节　正常角膜的规则性与不规则性

角膜地形图分析表明,40% 以上的正常角膜存在不规则形态,表现为曲率的不对称,尤其是上下不对称[6]。像差 Zernike 多项式表述为 3 阶的垂直彗差(coma),假如角膜上方比下方更为陡峭,则为正性垂直彗差;反之则为负性的垂直彗差(图 1-4-1)。角膜形态的规则性是相对的:即使角膜地形图形态规则,也存在一定量的较高阶像差(higher order aberration),如彗差、三叶草(trifoil)、四叶草(quadrifoil)等。这些不规则或高阶像差,假如用常规的对称性激光切削模式,术后依然存在,可能会影响矫正的效果,导致视觉质量难以达到完美的状态(图 1-4-2)。借助角膜地形图引导的个性化准分子激光切削模式,在消除近视、散光(低阶像差)的同时,可进一步消除角膜的不规则(高阶像差),从而改善术后的视觉质量[7]。

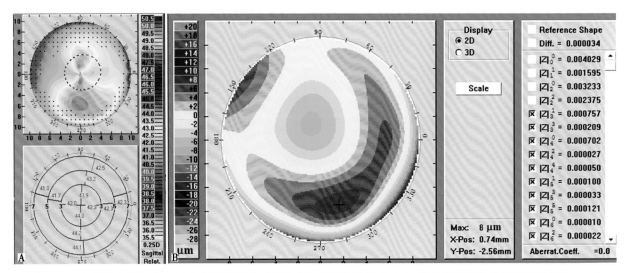

图 1-4-1　角膜前表面矢状(轴向)曲率图显示上下不对称,下方更为陡峭(A);像差图显示为负性垂直彗差增加(B)

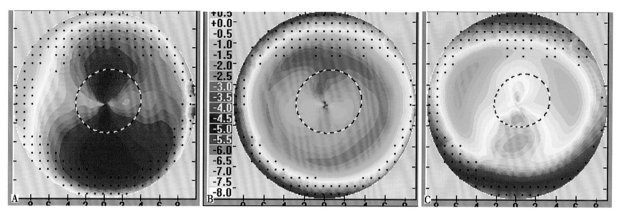

图 1-4-2　术前角膜前表面上下不对称、形态不规则（A），常规准分子激光均匀消融或飞秒激光切割模式（B），术后形态依然不规则（C）

第五节　角膜的顶点、kappa 角与中心定位

角膜曲率顶点（corneal apex）是角膜中曲率最陡的点，而角膜顶点（corneal vertex）是在基于 Placido 盘测量的地形图中，最靠近 Placido 盘投影中心的那个点，与视轴和角膜的交叉点最为接近。角膜地形图仪参照轴（topographer axis），即 CT 轴（cornea topographer axis）应穿过此点并垂直于角膜平面的光轴（图 1-5-1）。

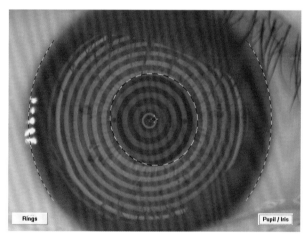

图 1-5-1　右眼 Placido 盘投影角膜地形图
角膜顶点（红圈）、瞳孔及瞳孔中心（十字），光线照明下瞳孔缩小，中心多数向鼻上方偏移

但角膜顶点这个理论上最理想的参考点，在实际测量中并不容易获得。在实际测量过程中，嘱咐被检查者观察注视点，地形图的参照轴通常为被测量者的视轴，即注视点与被检查者的黄斑中心凹的连线。正常人眼普遍存在一定程度的 kappa 角（angle of kappa），即视轴与光轴存在一定差异。由于假定存在的光轴无法直接测量，通常用瞳孔中线轴代替，其与视轴（注视目标与黄斑中心凹连线）存在的夹角，就是kappa 角，但实际情况更为复杂（图 1-5-2）。

当用点光源照射角膜时，假如反光点位于瞳孔正中央，瞳孔中线与视轴重合，即为零 kappa 角；当反光点位于瞳孔中线鼻侧，给人以轻度外斜视的印象，此为阳性 kappa 角（正 kappa 角）；当反光点位于瞳孔中线颞侧，为阴性 kappa 角（负 kappa 角），给人以内斜视的错觉，但如果对被检查者进行交替遮盖检查，其眼球并无移动。kappa 角是人眼的生理现象，其大小并不影响人眼的正常视觉质量。但 kappa 角越大，视轴与光轴的偏移程度越大，对于基于参照轴的角膜轴向曲率图影响越大。

临床治疗中通常需要对 kappa 角进行修正，当角膜屈光手术以角膜顶点作为中心定位点，而非瞳孔中心时，术后的视觉质量更好。

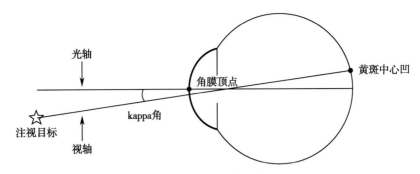

图 1-5-2　kappa 角示意图

角膜假定的光轴和视轴与角膜的交点不在同一位置

第六节　角膜的光学区及其测量

角膜的光学区(optical zone),是指角膜中央与视网膜黄斑中心凹成像相关的区域,覆盖整个入射瞳孔(entrance pupil)。光学区的大小及规则性直接影响视力及视觉质量。瞳孔的大小决定了所需角膜有效光学区(useful optical zone)的大小,因此光学区大小是否足够,往往与瞳孔大小有关[8,9]。

角膜屈光术后,可以利用术后角膜前表面轴向曲率图、切向曲率图,手术前、后轴向或切向曲率差异图等,进行光学区大小的测量及形状观察[10]。不同类型的地形图,所测得的光学区直径大小及形态也不尽相同。采用轴向曲率图测量光区大小,与激光切削光学区大小的理论值最为接近;而采用切向曲率图,则较理论值偏小(图 1-6-1)。

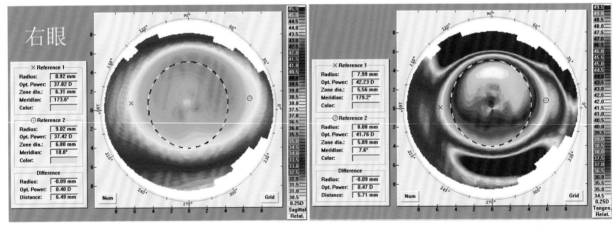

图 1-6-1　右眼光区设计为 6.5mm 的近视及散光飞秒激光辅助 LASIK 术后 1 周,角膜前表面轴向曲率图(A)显示光区横径为 6.49mm,切向曲率图(B)显示为 5.71mm,显著小于设计值

总之,在角膜屈光手术前,熟悉角膜的形态学与光学特征,有助于更好地进行个性化的角膜屈光手术方案的选择与设计;也有助于更好地客观反映并理解术后各种光学并发症,并指导进行恰当的处理。

(陈跃国)

参 考 文 献

1. Roberts C. Corneal topography: A review of terms and concepts. J Cataract Refract Surg, 1996, 22(5): 624-629.

2. Fuller DG, Alperin D. Variations in corneal asphericity(Q value)between African-Americans and whites. Optom Vis Sci, 2013, 90(7): 667-673.

3. Molchan RP, Taylor KR, Panday VA, et al. Retrospective analysis comparing the preoperative and postoperative "Q" values for 2 different lasers in refractive surgery. Cornea, 2015, 34(11): 1437-1440.

4. Fan DS，Rao SK，Cheung EY，et al. Astigmatism in Chinese preschool children：prevalence，change，and effect on refractive development. Br J Ophthalmol，2004，88（7）：938-941.

5. Nemeth G，Berta A，Lipecz A，et al. Evaluation of posterior astigmatism measured with Scheimpflug imaging. Cornea，2014，33（11）：1214-1218.

6. Bogan SJ，Waring GO Ⅲ，Ibrahim O，et al. Classification of normal corneal topography based on computer-assisted videokeratography. Arch Ophthalmol，1990，108（7）：945-949.

7. Stulting RD，Fant BS，T-CAT Study Group. Results of topography-guided laser in situ keratomileusis custom ablation treatment with a refractive excimer laser. J Cataract Refract Surg，2016，42（1）：11-18.

8. Yang Y，Thompson K，Burns SA. Pupil location under mesopic，photopic，and pharmacologically dilated conditions. Invest Ophthalmol Vis Sci，2002，43（7）：2508-2512.

9. Camellin M，Gambino F，Casaro S. Measurement of the spatial shift of the pupil center. J Cataract Refract Surg，2005，31（9）：1719-1721.

10. 陈跃国. 三维角膜地形图的临床应用. 北京：人民卫生出版社，2017：24.

第二章

眼球的轴与角膜屈光手术的眼球对位

人眼是将外界光信息转换为电信息的器官，是人体重要的光学器官，物理学家和眼科学者们不断研究人眼的各部分光学功能和属性。基于人眼解剖和物理光学，组建了不同眼球模型，并提出人眼上各种不同的轴线，有些是理论上的轴线，有些则有实际解剖对应。目前激光角膜屈光手术开展广泛，在角膜上恰当的眼球对位能够获得更好的术后视觉质量。在本章内容中，我们将说明人眼不同类型轴的定义和其临床意义，以及在角膜屈光手术中眼球对位的各种尝试和临床结果。目前，依据几种眼球对位进行的屈光手术的临床结果都有相关的研究，彼此之间尚有一定程度的争议。因此，理想的激光矫正系统应能灵活地调整角膜屈光手术的眼球对位，以满足不同类型的临床需要。

第一节　眼　球　的　轴

人眼是一个复杂的光学系统，由屈光系统、起光圈作用的瞳孔和将光线刺激转化为电信号的视网膜组成[1]。屈光系统包括角膜、房水和晶状体。其中角膜和晶状体的前后表面是折射光线的主要界面，即角膜前表面，角膜后表面，晶状体前表面，晶状体后表面。早在一个世纪以前，物理学家和眼科学者们对眼球的光学属性进行了详尽的研究，并提出很多相关的概念。由于人眼的局限性，这四个光学界面并不完全同轴，然而这四个不同轴的光学界面却能极大程度消除整个眼球光学系统的像差，从而使外界的物体在视网膜上成像清晰[1,2]。由于各个光学界面不完全同轴，彼此之间光轴、物理学上的中心轴以及顶点等特异性点或线之间的细微差别，以及与视网膜对应关系的差异，导致了一系列与眼球相关的轴。光线在不同轴线上传导会得到不同类型视网膜成像，而偏离轴线的光线经过屈光系统折射后，将对视网膜成像质量造成一定程度的影响。关于眼球不同的轴的定义，各种文献中进行了大量的说明。但不同文献对眼球的轴的定义可能有一定程度的差异，我们将眼球的轴的主流定义汇总如下：

一、光轴

光轴（optical axis）是光学系统中一条假想的线。在传统的光学系统中，所有的光学元件都是完全同轴和对称的。每个光学界面有一个曲率中心，一条假想中的直线将所有的光学元件的前后表面曲率中心串联在一起。为确保光学系统成像的效果，这些光学元件中心对齐，没有偏斜。这条假想中的直线被称为光轴。入射光线若和光轴重合，在光学系统中光将沿光轴传递。在球面镜组成的光学系统中，其光轴是球面顶点和球面圆心之间的连线。在实验条件下，连接点光源和球面镜反射虚像光点的直线即为该球面镜的光轴。

人眼的光轴是理论上的一条线。人眼的屈光系统由角膜、房水和晶状体组成，包括四个主要的光学界面，即角膜前表面、角膜后表面、晶状体前表面和晶状体后表面。理论上连接四个光学界面的几何中心（geometric center），并垂直于四个光学界面的直线就是光轴（图 2-1-1）。

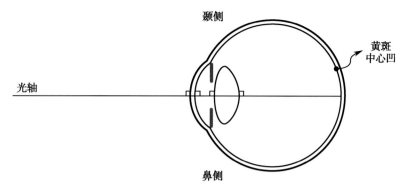

图 2-1-1　光轴示意图

点光源放在眼前，每个光学界面会形成一个反射的虚像。人眼的四个光学界面均接近球面镜，通过观察点光源的在各个光学界面反射虚像形成的光点，可以了解到各个界面的光轴。理论上，在光轴上的点光源在各个光学界面上形成反射的虚像将在一条直线上。但是人眼并非完美的光学系统，实验证明，通常在眼睛的几个界面的反射光点很少在同一位置上，由此，可以推断人眼的屈光系统不是完美的同轴光学系统。因此，物理学上准确定义的光轴在人眼上不存在。在实际操作中，Atchison 等[3]将最接近四个主要光学界面的反射虚像的直线认定为光轴，而 Solomonr[4]将光轴定义为角膜和晶状体几何中心的连线。即便是这样认定的光轴，与视网膜交叉的位置也不在黄斑中心凹，通常位于中心凹的鼻侧略微偏上方的位置。由于理论上的光轴不存在，而实际中使用的光轴定义有分歧并且难以确定，眼球的光轴无法在临床上使用。

二、视轴

视轴（visual axis）是人眼光学系统中常常被提及的一条轴。视轴是指注视点（point of fixation）与黄斑部的连线。视轴从注视点发出，通过人眼光学系统的两个结点，而后指向视网膜黄斑。结点（nodal point）是指理想光学系统中对光线角放大率为 1 的一组共轭点，即通过结点的光线不改变方向（图 2-1-2）。

在 Gullstrand 模型眼（Gullstrand model eye）中，对人眼的屈光系统进行了简化。人眼的前后结点的位置大致在晶状体后表面左右。通过前结点的入射光，将从后结点按原方向射出，到达视网膜的某个位置。根据视轴的定义，视轴不是一条直线，而是由几条分割的直线组成，当人眼注视物体时，光线从注视点射入到前结点，再通过后结点到达黄斑中心凹[5]。为了便于理解，一些学者将两个结点统一为一个[2,6,7]，另外一些学者则直接省略掉结点，即从注视点发出的光线沿着直线传入到黄斑中心[8~10]。

视轴是光线行进的线路，各种颜色的光线通过视轴不改变方向，因此这条轴线上的成像质量最理想。但视轴在临床上使用还有几个问题。第一，视轴的定义包含了眼的前后结点。而结点是理论上的两个点，在解剖上并无对应的位置。第二，由于眼球屈光系统中存在各种缺陷，如散光、彗差和球差等，完美的结点实际上不存在。由于结点的不确定性，理论上存在的视轴，在临床工作中也无法直接使用（图 2-1-3）。

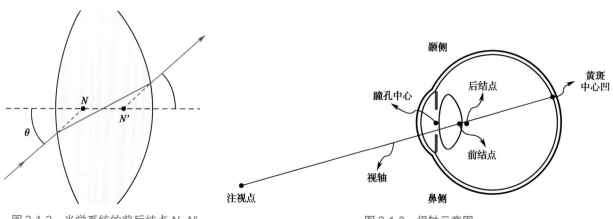

图 2-1-2　光学系统的前后结点 N、N'

图 2-1-3　视轴示意图

三、瞳孔轴

瞳孔轴(pupillary axis)是指瞳孔中心和角膜中央前表面曲率中心的连线。瞳孔轴也可以定义为:从光源的方向看,在瞳孔轴上的光源反射的影像在瞳孔的中心。在临床上,这条轴线非常容易确认。如前所述,点光源在角膜前表面会形成反射的虚像,即角膜前表面的反光点。通过改变点光源的入射角度,使得角膜前表面的反光点恰好位于瞳孔中心,此时角膜反光点和瞳孔中心的连线就是瞳孔轴(图 2-1-4)。

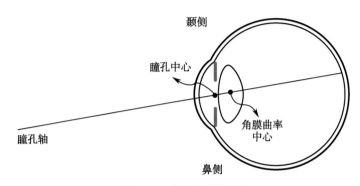

图 2-1-4 瞳孔轴示意图

由于瞳孔轴对应着具体的解剖位置且确认难度小,因此其在临床中运用广泛。但是也需要考虑使用中的一些局限性,如瞳孔中心移位。由于瞳孔中心会随着瞳孔大小的改变而改变,如光线变化、调节状态、散瞳药物状态下或者瞳孔偏位的病人等,瞳孔大小会改变,中心的位置也将改变。因此,瞳孔轴的位置是不固定的。这使得瞳孔轴在临床上运用受到一定程度的限制(图 2-1-5)。

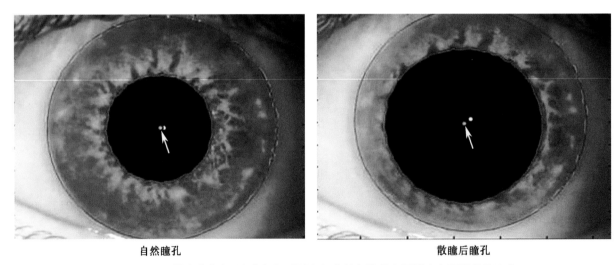

自然瞳孔　　　　　　　　　　　　散瞳后瞳孔

图 2-1-5 不同瞳孔大小,瞳孔中心(箭头)与共轴角膜前表面反光点距离发生变化

四、视线轴

视线轴(line of sight,LOS)是注视点与瞳孔中心的连线。根据理论设计,通过 LOS 的光线,大部分光线将会聚在视网膜黄斑中心凹。所以注视点光线通过入射瞳孔和出射瞳孔的光束决定了视网膜图像的质量,视线轴是波阵面像差检查最重要的参考轴。

LOS 与视轴很接近,两者最主要的区别是,LOS 经过瞳孔中心,而视轴经过结点。LOS 有对应的解剖学位置,这使得 LOS 易于确认。与瞳孔轴一样,瞳孔中心易变化不确定影响了 LOS 的稳定性。各种原因导致的瞳孔中心变化都将影响 LOS 的具体位置,继而影响通过 LOS 的光线在黄斑中心凹的汇聚(图 2-1-6)。

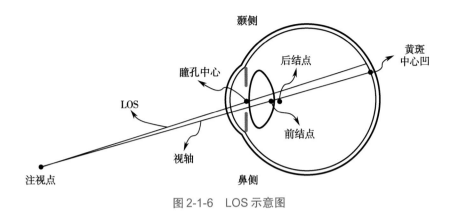

图 2-1-6　LOS 示意图

五、光感受器轴

斯泰尔斯 - 克劳福德效应(the Stiles-Crawford effect)是在 20 世纪初,由英国物理学家斯泰尔斯和克劳福德(W.S.Stiles 和 B.H.Crawford,1933)发现的:通过瞳孔中心的光和通过瞳孔周边的光在视网膜上的同一位置成像,但到达视网膜的角度是不相同的。视锥细胞的敏感度,随这一角度而异,即对通过瞳孔中心直射在视网膜上的光敏感度最高,而对于离中心如 4mm 的周边处入射的光敏感度可减至 1/3 以下。视网膜感光细胞对入射光适应并产生趋光极性,这一现象在中央凹区的视锥细胞十分显著,但在视网膜周边区的视杆细胞上却几乎观察不到,因此,一般认为视杆细胞缺乏这一现象。将一束细小的光线照射到瞳孔不同位置,通过对比敏感度的变化来检测这一轴线,对比敏感度最高的方向即为光感受器轴线的方向。在临床上,特别是在瞳孔中心与传统光轴或者视轴偏离较大时,我们应考虑到斯泰尔斯 - 克劳福德效应以及光感受器轴(photoreceptor axis)对视觉质量的影响。

六、地形图轴

地形图轴(topographic axis)不是眼球传统的轴线,它是地形图检查仪的光轴的延长线在被检查者眼球上的一条直线,也称共轴性角膜反射线。地形图的摄像机和注视点的光源是同轴的,因此,当被检查者注视光源时,摄像机可以同轴地拍摄点光源在角膜前表面的反射的虚像。这个反光点被称为角膜的顶点(vertex)。根据反射原理,地形图轴的延长线将通过角膜前表面曲率中心。同样道理,其他同轴的眼科设备和手术显微镜等,也将此轴线作为基本参考轴线。我们在阅读和使用这类设备的检查结果时,应注意参考轴线以及其是否需要调整。

如图 2-1-7 所示,为常用眼球轴的汇总。

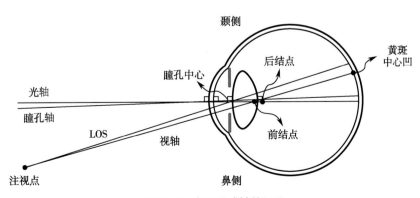

图 2-1-7　常用眼球轴的汇总

第二节　眼球轴线之间的夹角

许多眼球轴线的定义在一百年前就已经提出，但存在一定分歧，有些轴线的定义不够严谨，不同文献上的命名表达也不尽相同。因此，基于这些轴线的夹角的定义就更为混乱。一些夹角的定义是基于实际中不存在的轴线，另有一些夹角含义相同，但在文献中却采用了不同的命名方式。这导致我们在进行文献阅读和临床表述中出现了许多混乱的情况。通常采用的夹角整理如下：

一、kappa 角

kappa 角（angle of kappa）是临床上最为常用的概念。在大多数的文献里，kappa 角为瞳孔轴与视轴的夹角[5]，但也有文献将此夹角定义为 delta 角[11]。也有文献将 kappa 角定义为视轴与光轴的夹角。由于光轴和视轴的定义是基于理论上的模拟眼，临床实践中无法准确定位，在临床实践中，视轴一般用注视点光源时角膜反光点来代替，瞳孔轴或者光轴则用注视点光源时的瞳孔中心来代替（图 2-2-1）。当用点光源照射角膜时，如果反光点位于瞳孔正中央，即瞳孔中心与视轴重合，则 kappa 角为零。假如反光点位于瞳孔中心鼻侧，给人以轻度外斜视的印象，此为阳性 kappa 角（正 kappa 角）；假如反光点位于瞳孔中心颞侧，为阴性 kappa 角（负 kappa 角），给人以内斜视的错觉。

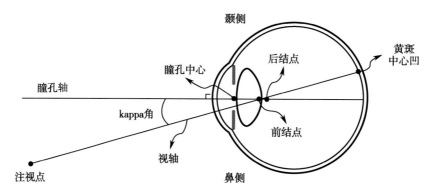

图 2-2-1　kappa 角示意图

由于瞳孔轴与视网膜交叉的位置通常位于黄斑中心凹的鼻侧，绝大部分人为阳性 kappa 角。Heshemi 等[8]的研究结果表明，人眼平均 kappa 角为 5.46°±1.33°，其中男性 5.41°±1.33°，女性 5.49°±1.34°，kappa 角随着年龄增大逐渐减小，约为 0.015°/年。近视眼、正视眼、远视眼的 kappa 角分别为 5.13°±1.50°，5.72°±1.10°，5.52°±1.19°。远视眼大于近视眼。Basmak 等[12]认为正视眼和远视眼的 kappa 角要远大于近视眼：近视度数增加，kappa 角减小。韩国一项研究表明，kappa 角随着眼轴的增长而减小[13]。

由于对 kappa 角的理解不同，不同仪器的测量原理和结果不尽一致。早期有人采用 Orbscan-Ⅱ眼前节分析系统的测量结果[12]，左、右眼的 kappa 角分别是 5.55°±0.13° 和 5.62°±0.10°。而采用 synoptophore 地形图测量结果[14]，左、右眼的 kappa 角分别为 3.32°±0.13° 和 2.78°±0.12°。我们在分析检查结果时应充分注意不同仪器测量结果之间的差别。不同仪器其 kappa 角表达方式也有不同。如 WaveLight Vario Topolyzer 角膜地形图检查 kappa 角时，被检查者在良好注视的情况下，由共轴的摄像机拍摄的角膜和瞳孔的图像。其中视轴与角膜前表面的交点用共轴角膜反光点来代替，而瞳孔轴则用视线轴（注视点与瞳孔中心的连线）来代替，视线轴与角膜前表面的交点为瞳孔中心。在角膜前表面，二者间距为 kappa 角，分别用 x、y 轴来记录两点间的偏离程度和方向（图 2-2-2）。

二、lambda 角

lambda 角（angle of lambda）是瞳孔轴和视线轴（LOS）之间的夹角（图 2-2-3）。常常把它作为 kappa 角的替代。应该注意的是尽管二者之间会互相重叠，但是概念是不同的。Lu F 等[15]认为 lambda 角与眼球

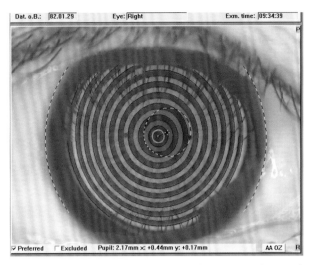

图 2-2-2　Topolyzer Vario 地形图检查 kappa 角显示瞳
孔中心与共轴角膜反光点（角膜顶点）的偏差水平向 x：
+0.44mm；垂直向 y：+0.17mm，瞳孔中心朝鼻上偏移

的水平彗差有关系，小的 lambda 角能利用眼内像差来补偿角膜水平彗差，使得整个眼球的水平彗差维持在比较低的水平。

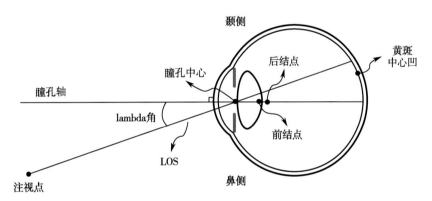

图 2-2-3　lambda 角示意图

三、alpha 角

alpha 角（angle of alpha）为光轴与视轴的夹角。理论上存在的光轴与视轴相交的位置在眼球的结点上，这两条轴线在结点处的夹角称为 alpha 角（图 2-2-4）。alpha 角的正常值为 $4° \leqslant \alpha \leqslant 8°$。

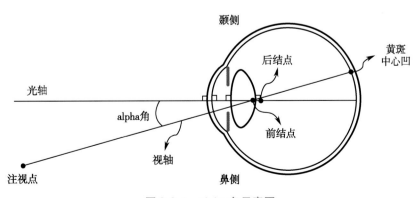

图 2-2-4　alpha 角示意图

图 2-2-5 为上述三个夹角汇总的示意图：

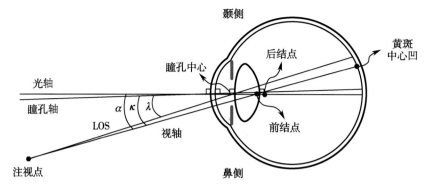

图 2-2-5 kappa 角、lambda 角、alpha 角汇总

第三节 角膜屈光手术的眼球对位

角膜屈光手术近年来在临床广泛应用，其基本原理是改变角膜光学区的屈光力，术后理想的光学效果和视觉质量是屈光医师追求的目标。与屈光手术相关的研究持续进行，手术设备技术日新月异，激光消融频率不断增加，激光消融模式个性化设计不断优化[16,17]。屈光手术的眼球对位是影响屈光手术有效性和准确性的重要因素。随着眼球跟踪技术和虹膜纹理识别系统不断完善，使得消融中心定位的准确性进一步提高，同时对影响视觉质量的瞳孔大小和位移、不同体位时眼球的旋转等因素进行调整和修正[18,19]，期待病人术后获得更好的视觉质量和满意度。

一、消融中心的选择

不合理的消融中心可能导致的偏心消融，给病人术后视觉质量造成较大的困扰，比如眩光、重影、夜视力下降和视物疲劳等。理想的消融中心存在一定的争议。常用的消融中心包括：①以瞳孔为中心即入射瞳中心（incident pupil center），为注视点与实际瞳孔中心连线与角膜前表面的交点，即 LOS 与角膜前表面的交点。优点：容易识别和操作；缺点：忽略瞳孔中心移位，易导致偏心消融。②以视轴为中心，即视轴与角膜前表面的交点，被认为是最理想的消融中心，但实际操作中难以确定。③以共轴角膜反光点中心，指注视点和角膜前表面曲率中心连线与角膜前表面的交点，即地形图轴与角膜前表面的交点，也被称为角膜顶点（corneal vertex）[20,21]；以角膜顶点为消融中心，术后地形图往往显示完美的中心消融形态，但在波阵面检测中可能会发现新引入的像差（主要是彗差）（图 2-3-1）。尽管如此，随着研究的不断深入，基于各种理论基础和手术设备消融中心的优化，目前普遍认为消融中心应从早期的参考瞳孔中心（入射瞳中心），逐渐转变到以视轴或共轴角膜反光点或角膜顶点为中心[10,21,22]。

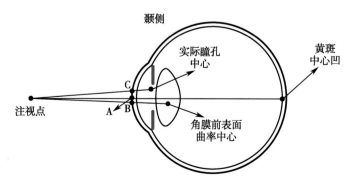

图 2-3-1 眼球的轴与角膜的交叉点

A. 视轴与角膜前表面的交点；B. 共轴角膜反光点，注视点和角膜前表面曲率中心连线与角膜前表面的交点，即地形图轴与角膜前表面的交点，也被称为角膜顶点；C. 瞳孔中心或入射瞳中心，注视点与实际瞳孔中心连线与角膜前表面的交点，即 LOS 与角膜前表面的交点

（一）以瞳孔中心（即入射瞳中心）为中心

由于角膜屈光的作用，临床上所观察到的瞳孔是一个虚像，经角膜放大后成像于角膜和实际瞳孔之间。由于解剖位置简单直观，易于被眼球追踪器定位和追踪，早期的角膜屈光手术通常以瞳孔中心作为消融中心。

Uozato 等[21]在 1987 年的研究认为角膜屈光手术以入射瞳中心作为消融中心，术后视觉效果优于以视轴为消融中心。他们假设角膜反光点为视轴与角膜前表面的交叉点，其与瞳孔中心偏差 0.5～0.8mm。根据他们的研究结果，理想的消融中心为病人注视同轴光线时入射瞳中心，而不是角膜反光点。根据斯泰尔斯 - 克劳福德效应（the Stiles-Crawford effect），视锥细胞对通过瞳孔中心直射在视网膜上的光敏感度最高，视网膜感光细胞对入射光适应并产生趋光极性，选用入射瞳中心作为角膜屈光手术的消融中心更贴近光感受器轴，能有效地刺激视锥细胞。但随着研究进一步深入，发现入射瞳中心并不固定，常受到多种因素如光线、调节和药物等影响使其中心位置发生偏移，Fay[22]等认为瞳孔形态变化时，其中心点发生位移，最大漂移可达 0.7mm。Donnedfeld[23]等认为瞳孔中心漂移最大量为 175μm。因此，入射瞳中心在临床上应用受到一定程度的限制。以瞳孔中心为消融中心的屈光手术导致的偏心消融伴随许多光学并发症，如夜间眩光、重影和鬼影等。后来的许多研究发现[24~26]，相对于入射瞳中心，共轴角膜反光点或角膜顶点作为消融中心的 LASIK 术后效果更优。

（二）以视轴为中心

早期的理论研究认为，视轴与角膜的交点是最理想的消融中心[10, 21, 27, 28]。视轴是注视点和黄斑的连线，视轴与角膜的交点是角膜有效光学区的中心。在临床中，由于角膜厚度、角膜基质床暴露程度等影响，各种角膜屈光手术的有效光学区直径从 3.5mm 至 7mm 不等，而许多人眼在暗光下瞳孔直径有可能超过这个范围，这样有可能导致眩光、重影和光晕等现象。以视轴与角膜前表面的交点作为光学区中心，能最大程度地保障黄斑部的成像质量，减少像差。然而，由于视轴是一条理论上的轴线，解剖上无实际对应的位置，临床中的困难在于无法在角膜上标记出这个点。因此，以视轴为消融中心的定位在临床中的应用同样受到限制。

（三）以共轴角膜反光点或角膜顶点为中心

共轴角膜反光点或角膜顶点，两者都是图 2-3-1 中 B 点的位置，是注视点和角膜前表面曲率中心连线与角膜前表面相交的位置。当眼睛注视点光源时，在眼睛不同光学界面会形成反射虚像。角膜前表面的反射虚像最为明显。地形图的摄像机和注视点的光源是同轴的，因此，当被检查者注视光源时，摄像机可以同轴地拍摄点光源在角膜前表面反射的虚像，也是最接近相机的角膜点。这个反光点被称为角膜的顶点。而角膜曲率顶点指的是平均曲率最大的角膜点（最陡的点也是 K 值最大的点）。临床上，该点具有很好的可重复性，容易寻找确认。另外，以该点作为消融中心，其延长线通过角膜曲率中心，相比瞳孔中心，角膜组织对准分子激光反射对称，减少了不规则消融的可能性，激光消融准确性更好[29]（图 2-3-2）。

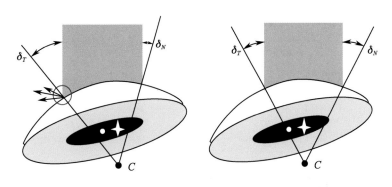

瞳孔中心为消融中心　　　　　　　角膜顶点为消融中心

图 2-3-2　角膜组织对准分子激光反射示意图
角膜组织对准分子激光的反射也影响消融精度，消融中心影响了准分子
激光的入射角度，进而影响了角膜对准分子激光的反射量

以远视球镜消融为例，由于角膜为弧面，以共轴角膜反光点或角膜顶点作为消融中心，消融角膜组织左右对称、深度一致，而瞳孔中心作为消融中心，角膜不同位置的消融量不一致，可能导入较大的彗差（图2-3-3）。

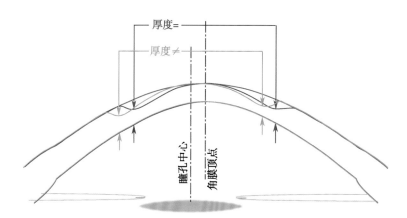

图 2-3-3　瞳孔中心和共轴角膜反光点为中心的远视球镜消融对比

许多学者认为，共轴的角膜反光点接近理论上视轴的方向[8, 30]。Nepomuceno 等用 LADARVision-4000 准分子激光系统为 37 例 61 眼近视病人实施了 LASIK 术，消融中心为共轴角膜反光点，分析了病人术后裸眼视力、术后屈光度、最佳矫正视力、对比敏感度等。术后 44.4% 裸眼视力达到 1.0 或以上，65.6% 的术后屈光度为 ±0.50D，在安全性指标方面，与术前相比，无一例最佳矫正视力下降 2 行或以上。Nepomuceno 等认为以共轴角膜反光点为消融中心的角膜屈光手术是安全有效的。Chan 等[31]对 12 例 21 眼远视病人实施了 LASIK 术，消融中心为共轴角膜反光点。共轴角膜反光点离入射瞳中心平均距离为 0.34mm±0.24mm，偏鼻侧。在分析了术后裸眼视力、术后屈光度、最佳矫正视力、对比敏感度等结果后，Chan 等认为共轴角膜反光点作为远视 LASIK 手术的消融中心是保证术后理想视觉效果的关键。de Ortueta 等[32, 33]将角膜屈光手术消融中心设定为角膜顶点，取得了良好的术后效果。他们认为角膜顶点是理想的消融中心。

由于准分子激光的跟踪系统均基于瞳孔中心定位的消融，在以往没有地形图引导的情况下，常常采用人工手动调整。在临床实际操作中，瞳孔跟踪系统先追踪到瞳孔中心的位置，再根据术中显微镜下观察的同轴反光点的位置，将消融中心调整至共轴角膜反光点或接近反光点的位置。角膜反光点的位置和注视光源的角度、检查者的位置、医师的主视眼、双眼平衡、显微镜系统等有关系，确保医师的观察眼、患眼和显微镜系统和点光源共轴是关键，否则，角膜反光点可能出现较大偏离，从而影响手术效果。随着角膜地形图引导技术的发展和临床应用，术中通过瞳孔识别精准对位可实现以角膜顶点为消融中心的自动调整，大大提高了手术的精确性。

2015 年我国专家共识指出，以角膜顶点或视觉中心为中心对角膜基质床进行准分子激光消融，必要时消融中心需要调整移位[34]。强调了个性化调整消融中心，方能获得更满意的术后效果。

二、眼球旋转的修正

在手术前的检查中，如屈光度、角膜地形图等，病人通常采取坐位。而进行屈光手术时，病人通常是仰卧位。当病人由坐位转换为仰卧位时，眼球会发生一定程度的眼球旋转（cyclotorsion）[19, 35, 36]。根据多个研究的结果，人眼旋转角度平均为 2°～4.4°，而旋转角度的最大值为 6°～10°[35～37]。传统的准分子激光系统，其瞳孔跟踪系统无法测量眼球的旋转，通常忽略了眼球旋转的修正。对于散光眼来说，不考虑眼球旋转的角膜屈光手术可能会导致术后明显的低阶和高阶像差，影响术后视觉质量[35]。

由于瞳孔跟踪系统的局限性，最新的准分子激光系统增加了虹膜识别系统（iris recognition system）。

术前进行角膜地形图检查,病人取坐位,拍摄并分析患眼虹膜纹理,传输至准分子激光系统。术中病人仰卧位时,虹膜识别系统再次拍摄患眼的虹膜,与术前角膜地形图的检查结果对比,计算出病人在坐位和仰卧位的眼球旋转角度,进行修正后再进行准分子激光消融。Wu F 与 Yang Y 等[35]对比研究了虹膜识别和无虹膜识别的波阵面像差引导的 LASIK 术后效果,与传统的无虹膜识别的 LASIK 相比,在术后 3 个月时,有虹膜识别的 LASIK 术后裸眼视力更好,高阶像差更低、对比敏感度更优。虹膜识别系统能有效地修正眼球旋转带来的影响,获得更好的术后视觉质量。

第四节　以角膜顶点为消融中心调整示例

以 WaveLight Vario Topolyzer 角膜地形图和 EX500 准分子激光系统为例,说明以共轴角膜反光点或角膜顶点作为消融中心的操作步骤。通过严格的术前检查、核对数据,并根据数据的重复性,选择自动或者手动的方式调整消融中心。如果术前地形图数据重复性好,术中 EX500 成功识别并匹配术前地形图数据,EX500 将自动调整眼球旋转和消融中心。如果术中无法匹配术前地形图数据,根据术者经验手动调整。

一、术前角膜地形图检查获得 kappa 角

病人取坐位,头位端正,下巴放置于颌托上,须确定病人双眼位于同一水平线。嘱病人眨眼后睁大眼睛,迅速采集图像,重复 4~8 次(图 2-4-1)。

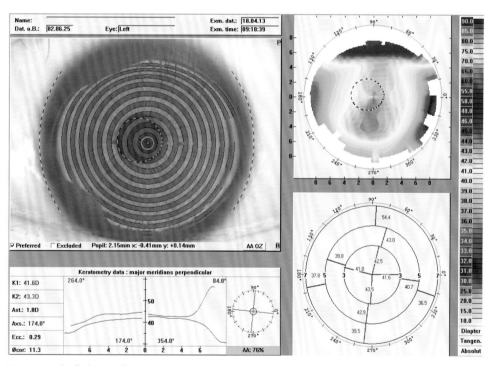

图 2-4-1　角膜地形图检查,采集 kappa 角和虹膜纹理数据用于消融中心调整及眼球旋转的补偿

二、核对数据

删除质量不好的检查结果,对比检查结果的重复性,尤其要注意瞳孔大小、形态及位置,选择 4 幅以上的结果传输至准分子激光仪(图 2-4-2)。如检查结果的重复性不够好,则在术中选择手动调整消融中心。

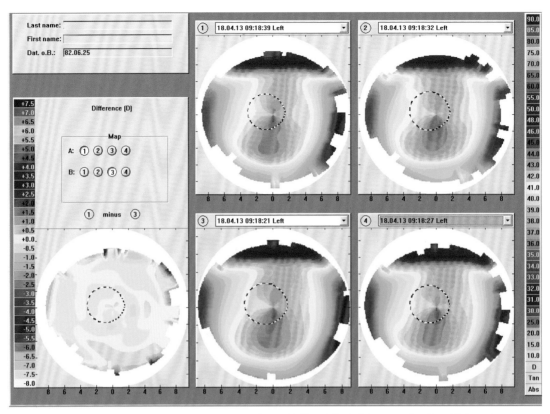

图 2-4-2　对比地形图数据，保证良好的检查重复性，注意瞳孔大小、形态、位置基本一致

三、术中消融中心的调整

（一）自动调整 kappa 角

1. 病人平躺，头位摆正，调整头部位置至双眼位于同一冠状面上。

2. 激光消融前嘱病人双眼睁开注视指示灯光源，放下跟踪器进行瞳孔和虹膜识别。此时应调暗或关闭室内照明灯以及手术野照明灯，以便使术中瞳孔大小与术前检查的瞳孔大小相匹配（图 2-4-3）。

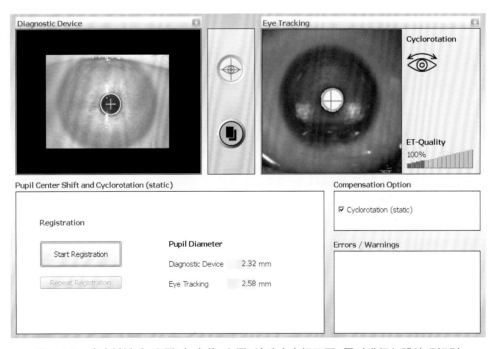

图 2-4-3　术中掀瓣后（右图）与术前（左图）瞳孔大小相匹配，同时进行虹膜纹理识别

3. 对虹膜纹理识别成功后，自动调整眼球旋转补偿角度（图 2-4-4）。

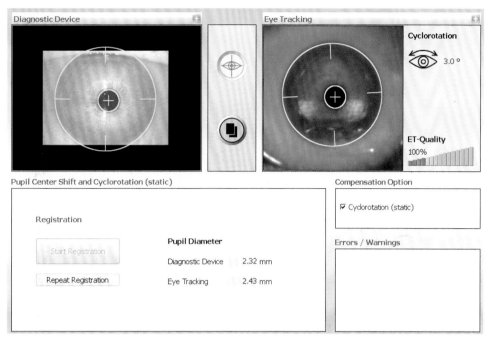

图 2-4-4　成功识别虹膜纹理后，自动进行眼球旋转调整，图中显示旋转调整 3.0°

4. kappa 角调整如在地形图引导的消融模式下，将 100% 自动调整，其他模式下根据经验调整 50%～75% 即可（图 2-4-5）。

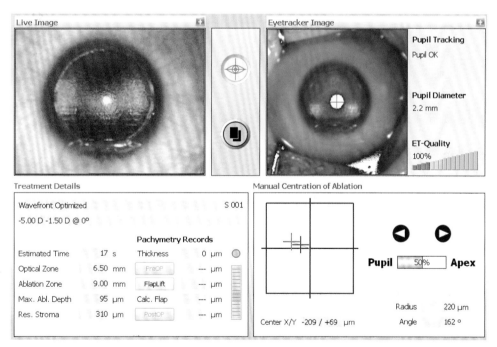

图 2-4-5　波阵面优化消融模式（常规）下 kappa 调整可选择 50%、75% 或 100% 调整，根据经验一般选择 50% 或 75% 的调整，大多选择 75%

（二）手动调整 kappa 角

当所采集传输的地形图由于受到眼睑遮挡或发生重复性不好的情形，术中不能顺利进行瞳孔和虹膜纹理匹配时，就需要手动调整 kappa 角（图 2-4-6～图 2-4-9）。

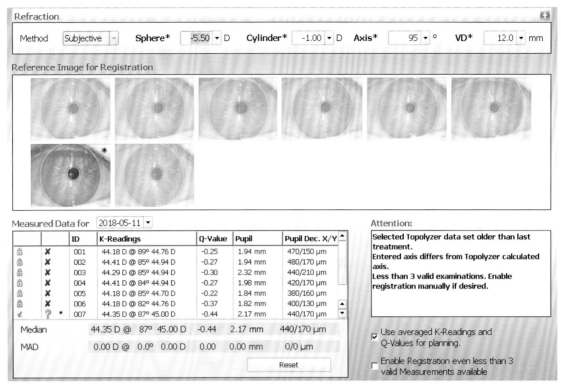

图 2-4-6 由于眼睑遮挡,所传检查结果无法用于 kappa 角的自动修正

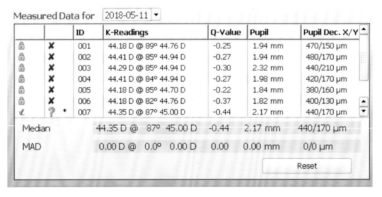

图 2-4-7 对比检查结果,选择 kappa 角结果的中位数:注意符号均为正值 440/170,计算调整量(总 kappa 角的 75%)为 + 330/ + 128

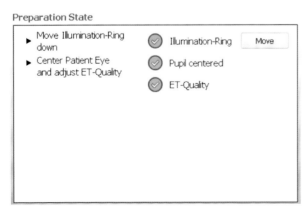

图 2-4-8 放下跟踪器,成功识别瞳孔

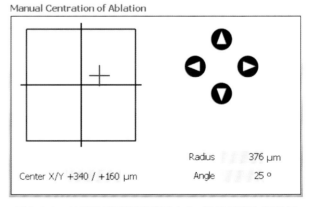

图 2-4-9 按箭头手动调整消融中心,注意符号和调节量

　　总之，完美的激光消融中心应包括眼球旋转补偿以及 kappa 角调整。术前地形图检查良好的重复性是基础，术中瞳孔大小相匹配和虹膜纹理识别是关键。如地形图检查数据不可用，但检查发现 kappa 角偏大时，应进行人工 kappa 角调整，避免光区偏心。

（王　华）

参 考 文 献

1. Mosquera SA，Verma S，Mcalinden C. Centration axis in refractive surgery. Eye & Vision，2015，2（1）：4.

2. Chang DH，Waring GO 4th The subject-fixated coaxially sighted corneal light reflex：a clinical marker for centration of refractive treatments and devices.. American Journal of Ophthalmology，2014，158（5）：863-874.

3. Atchison DA，Smith G. Chapter 4—Axes of the eye. Optics of the Human Eye，Oxford：Butterworth-Heinemann. 2000：30-38.

4. Solomon R，Barsam A，Voldman A，et al. Argon laser iridoplasty to improve visual function following multifocal intraocular lens implantation. Journal of Refractive Surgery，2012，28（4）：281-283.

5. Lancaster WB. Terminology in ocular motility and allied subjects. American Journal of Ophthalmology，1943，26（2）：122-132.

6. Gatinel D，EI Danasoury A，Rajchles S，et al. Recentration of a small-aperture corneal inlay. Journal of Cataract & Refractive Surgery，2012，38（12）：2186-2191.

7. Mrochen M，Kaemmerer M，Mierdel P，et al. Increased higher-order optical aberrations after laser refractive surgery：a problem of subclinical decentration. Journal of Cataract & Refractive Surgery，2001，27（3）：362-369.

8. Hashemi H，Khabazkhoob M，Yazdani K，et al. Distribution of angle kappa measurements with Orbscan Ⅱ in a population-based survey. Journal of Refractive Surgery，2010，26（12）：966-971.

9. Kermani O，Oberheide U，Schmiedt K，et al. Outcomes of hyperopic LASIK with the NIDEK NAVEX platform centered on the visual axis or line of sight. Journal of Refractive Surgery，2009，25（25）：98-103.

10. Pande M，Hillman JS. Optical zone centration in keratorefractive surgery. Entrance pupil center，visual axis，coaxially sighted corneal reflex，or geometric corneal center？Ophthalmology，1993，100（8）：1230-1237.

11. Alvaro ME. Importance of the angle delta in localizing intraocular foreign bodies：report of illustrative case. Archives of Ophthalmology，1939，22（6）：1078-1082.

12. Basmak H，Sahin A，Yildirim N，et al. Measurement of angle kappa with synoptophore and Orbscan Ⅱ in a normal population. Journal of Refractive Surgery，2007，23（5）：456-460.

13. Choi SR，Kim US. The correlation between angle kappa and ocular biometry in Koreans. Korean Journal of Ophthalmology，2013，27（6）：421.

14. Basmak H，Sahin A，Yildirim N，et al. The angle kappa in strabismic individuals. Strabismus，2007，15（4）：193-196.

15. Lu F，Wu J，Shen Y，et al. On the compensation of horizontal coma aberrations in young human eyes. Ophthalmic & Physiological Optics：the Journal of the British College of Ophthalmic Opticians，2008，28（3）：277-282.

16. Arba-Mosquera S，De OD. Geometrical analysis of the loss of ablation efficiency at non-normal incidence. Optics Express，2008，16（6）：3877-3895.

17. Arba-Mosquera S，Verma S. Analytical optimization of the ablation efficiency at normal and non-normal incidence for generic super Gaussian beam profiles. Biomedical Optics Express，2013，4（8）：1422-1433.

18. Lundström L，Unsbo P. Transformation of Zernike coefficients：scaled，translated，and rotated wavefronts with circular and elliptical pupils. Journal of the Optical Society of America A Optics Image Science & Vision，2007，24（3）：569-577.

19. Smith EM Jr，Talamo JH. Cyclotorsion in the seated and supine patient. J Cataract Refract Surg，1995，21（4）：402-403.

20. Duke-Elder S. System of Ophthalmology. Vol Ⅴ：Ophthalmic Optics and Refraction. St. Louis：CV Mosby，1970：135-137.

21. Uozato H，Guyton DL. Centering corneal surgical procedures. American Journal of Ophthalmology，1987，103（1）：264-275.

22. Fay AM，Trokel SL，Myers JA. Pupil diameter and the principal ray. J Cataract Refract Surg，1992，18（4）：348-351.

23. Donnenfeld E. The pupil is a moving target: centration, repeatability, and registration. Journal of Refractive Surgery, 2004, 20(5): S593.

24. Okamoto S, Kimura KM, Ikeda N, et al. Comparison of myopic LASIK centered on the coaxially sighted corneal light reflex or line of sight. Journal of Refractive Surgery, 2009, 25(10 Suppl): S944-S950.

25. Wu L, Zhou X, Chu R, et al. Photoablation centration on the corneal optical center in myopic LASIK using AOV excimer laser. European Journal of Ophthalmology, 2009, 19(6): 923-929.

26. Okamoto S, Kimura K, Funakura M, et al. Comparison of wavefront-guided aspheric laser in situ keratomileusis for myopia: coaxially sighted corneal-light-reflex versus line-of-sight centration. J Cataract Refract Surg, 2011, 37(11): 1951-1960.

27. Guyton DL. More on optical zone centration. Ophthalmology, 1994, 101(5): 793-794.

28. Mandell RB. Optical zone centration in keratorefractive surgery. Ophthalmology, 1994, 101(2): 216.

29. Soler V, Benito A, Soler P, et al. A randomized comparison of pupil-centered versus vertex-centered ablation in LASIK correction of hyperopia. American Journal of Ophthalmology, 2011, 153(4): 591-599.

30. Reinstein DZ, Gobbe M, Archer TJ. Coaxially sighted corneal light reflex versus entrance pupil center centration of moderate to high hyperopic corneal ablations in eyes with small and large angle kappa. Journal of Refractive Surgery, 2013, 29(8): 518-525.

31. Chan CC, Boxer W. Centration analysis of ablation over the coaxial corneal light reflex for hyperopic LASIK. Journal of Refractive Surgery, 2006, 22(5): 467-471.

32. De OD, Arba MS. Centration during hyperopic LASIK using the coaxial light reflex. Journal of Refractive Surgery, 2007, 23(1): 11.

33. De OD, Schreyger FD. Centration on the cornea vertex normal during hyperopic refractive photoablation using videokeratoscopy. Journal of Refractive Surgery, 2007, 23(2): 198.

34. 中华医学会眼科学分会角膜病学组. 激光角膜屈光手术临床诊疗专家共识(2015年). 中华眼科杂志, 2015, 51(4): 249-254.

35. Wu F, Yang Y, Dougherty PJ. Contralateral comparison of wavefront-guided LASIK surgery with iris recognition versus without iris recognition using the MEL80 Excimer laser system. Clinical & Experimental Optometry, 2009, 92(3): 320.

36. Chernyak DA. Cyclotorsional eye motion occurring between wavefront measurement and refractive surgery. Journal of Cataract & Refractive Surgery, 2004, 30(3): 633-638.

37. Swami AU, Steinert RF, Osborne WE, et al. Rotational malposition during laser in situ keratomileusis. American Journal of Ophthalmology, 2002, 133(4): 561-562.

第一节　散光的主要来源与类型

散光（astigmatism）是由于眼球各屈光面在各径线（子午线）的屈光力不等，从而使外界光线不能在视网膜上形成清晰物像的一种屈光不正现象。1801 年，Thomas Young 最早发现眼睛存在散光。散光可引起的临床症状包括视力减退、视物变形、视疲劳、单眼复视、头痛、头晕和恶心等。

理论上，整个眼屈光系统中任何界面（如角膜前表面、后表面、晶状体前表面、后表面）的不规则或者基质的不均匀（如晶状体、玻璃体）都可能引起散光，但最常见的是角膜散光。而角膜散光主要由角膜前表面曲率不等所致，包括先天性、外伤性和手术源性散光等。

临床上，常见的散光类型有：

1. 先天性散光　最为常见，关于人群中散光的患病率文献中报道结果差异较大，一般认为，婴儿中多存在生理性的顺规性散光，随年龄增加会逐渐降低。一项研究显示，中国人学龄前儿童中 55.8% 存在 0.5D 以上的散光[1]。除年龄外，流行病学研究还显示，散光的患病率还与种族、地区、性别等因素相关[2, 3]。

2. 外伤性角膜散光　外伤性角膜撕裂常引起明显的散光，即使是细致的缝合修复后也不例外。当角膜发生撕裂伤时，沿着伤口，角膜的曲率半径变长，使角膜变平，从而导致散光。一般认为，超过 1/3 角膜直径的撕裂伤有明显的散光，而不超过 1/3 角膜直径的撕裂伤散光的发生率较低，且可获得较好的裸眼视力。

3. 白内障术后散光　在大切口白内障手术年代，术后引起的散光是相当常见的，有报道，术后 1 年以上的病人，28% 的眼散光超过 1D。主要原因包括切口压迫、切口松弛、切口对合不良等。随着小切口超声乳化手术的逐渐普及，手术切口产生的散光常常减小到 0.5D 以内，但术前已存在的散光逐渐成为术后散光的主要来源[4]。

4. 角膜移植术后散光　穿透性角膜移植术后的散光一直是角膜移植手术后影响视力恢复的主要问题。供体角膜组织的稳定或固定，供、受眼组织的切除，受体角膜缝合、伤口愈合和缝线拆除等因素均影响术后散光。研究表明，采用机械环钻的穿透性角膜移植术后平均角膜散光高达 4.5～5.0D，飞秒激光辅助的穿透角膜移植可有效降低术后散光[5]。

5. 其他散光　例如晶状体不全脱位、倾斜、部分先天性白内障等都可能引起晶状体源性散光。睫状肌各方向收缩不均匀亦可引起睫状肌源性散光，等等。

第二节　散光的手术矫正

1869 年，Snellen 首次报道了在角膜陡峭轴上做切口以减少白内障手术后散光的方法，而专门为矫正散光而进行手术的，则最早见于 1894 年 Bates 的角膜楔形切除术。后来也有一些学者提出了多种矫正散光的手术方法，但多因手术后结果的不可预测性或严重的术后并发症而未被广泛接受。现代散光手术归功于显微手术技术的出现和 Gills、Troutman、Gayton 等人的大量工作,得以较为精准地矫正散光[6]。特别是近年来角膜地形图、断层扫描图、准分子激光及飞秒激光、Toric 人工晶状体等技术在屈光手术领域的应用,散光矫正手术疗效得到了进一步提高。以往的散光手术主要针对伴有临床症状的高度散光。随着现代屈光手术越来越安全有效,人们对视觉质量的要求也越来越高,散光引起的视觉质量问题也越来越得到重视,轻度散光、白内障术后残留散光、不规则散光等也逐渐被列入散光手术的适应证。近年来,随着可植入式隐形镜(implantable contact lens,ICL)等有晶状体眼人工晶状体和白内障人工晶状体的发展,通过眼内屈光手术矫正散光也越来越普遍。

一、散光性角膜切开术

在散光矫正手术发展过程中,散光性角膜切开术(astigmatic keratotomy,AK)即角膜松解切开术占有极其重要的地位,即使现在激光手术成为主流,角膜切开术因其操作简便、对设备要求低、不切削角膜组织及不直接损伤光学区等优点,仍具有一定的临床价值。特别是飞秒激光的应用,使其疗效有了进一步提高。

(一) 手术原理

角膜可被近似地视为一个"弹性半球",在角膜上做切口可引起与之垂直的方向松解,长度增加,弯曲度降低(图 3-2-1)。这个效应最著名的应用是放射状角膜切开术(radial keratotomy,RK),术中做若干条放射状切口后,周边角膜周长增加,由于牵拉松解间接地引起中央角膜变平,达到矫正近视的目的。而 AK 中角膜切口的松解效应方向指向角膜中央,通过松解切口使该径线角膜曲率半径增大、变平,屈光力降低,同时与其相垂直径线的角膜曲率半径减小,由平坦变为陡峭,屈光力增加,而两条相垂直径线屈光度变动的总效应,使角膜散光获得矫正,这也是角膜松解切开矫正散光的基本原理(图 3-2-2)。需要指出的是,AK 只能矫正规则散光。

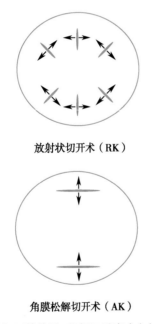

放射状切开术(RK)

角膜松解切开术(AK)

图 3-2-1　角膜切开的作用:沿切口垂直方向松解变平(箭头)

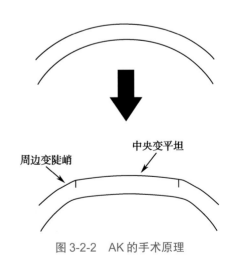

周边变陡峭　　中央变平坦

图 3-2-2　AK 的手术原理

角膜松解切开的效应是使垂直于切口方向的径线变平,同时,其垂直方向的径线也会变陡,这种现象称为"偶联效应(coupling)"(图 3-2-3)。这两个方向曲率变化的比值(偶联比)与切口形状、方向、数量、位置和长度等有关。如果偶联比为 1:1,则术后屈光度的等值球镜不变,否则,等效球镜会发生改变(通常为远视增加),弧形切口和小于 3mm 的短横切口的偶联比接近 1:1,切口尽可能靠近角膜缘也有助于维持 1:1 的偶联比。当然,也可根据屈光度实际情况选择具有合适偶联比的手术设计方案。

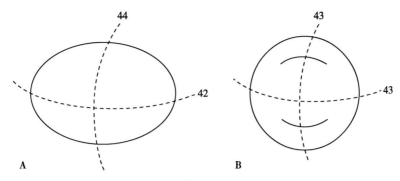

图 3-2-3　角膜松解切开的偶联效应

A. 切开前，水平及垂直向角膜曲率分别为 42D 及 44D；B. 切开后，角膜曲率均为 43D

（二）适应证

AK 适合矫正 6D 以下的角膜散光。对于角膜有瘢痕或有角膜手术史者，预测性会下降。

（三）手术设计

AK 经历了数十年的发展，出现了多种手术设计方法（图 3-2-4）。目前常用的有弧形切开术（arcuate cut）和 T 型切开术（T-cut），同时可以联合放射状切口。

AK 的手术效应与以下几个因素有关：

1. 切口形状　例如平行、横形、弧形和梯形等。

2. 切口位置　两条切口间的区域称为"光学区（optical zone）"，光学区越小手术效应越强，但过小的光学区会导致视觉质量下降等问题，一般不应小于 6mm。在角膜移植术后的病人，AK 切口应避免与角膜原切口和瘢痕交叉。

3. 切口长度　长度越长，手术效应越强。但切口太长也会导致预测性降低等问题，弧形切口一般不应超过 90°，平行切口长度不宜超过 5mm。

4. 切口深度　深度应达到切口处角膜厚度的 95% 或以上，切口过浅会导致手术效应明显下降。

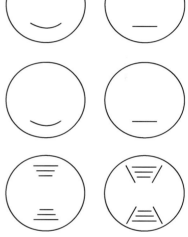

图 3-2-4　AK 手术切口的各种方案

5. 切口数量　一般来说，切口数量越多矫正效应越强，但并不是成比例变化。

6. 年龄　年龄越大，手术效应越明显。

一般地，光区为 7～8mm 时，在陡峭径线作一对深约 2/3 角膜厚度、弧长为 45° 的角膜切口，可减少散光 3～4D，弧长 60°，可减少 5～6D，切口延长至 90°，可减少 6D 的散光。关于 AK 手术有多位学者制定了相应的算法系统（nomogram），例如 Lindstrom AK 算法系统（表 3-2-1）[7]。

表 3-2-1　Lindstrom AK 算法系统显示不同年龄的预期手术矫正效应

年龄 / 岁	预期手术矫正效应 /D				
	45° × 1 或 30° × 2	60° × 1	90° × 1 或 45° × 2	60° × 2	90° × 2
20	0.80	1.20	1.60	2.40	3.20
30	1.00	1.50	2.00	3.00	4.00
40	1.20	1.80	2.40	3.60	4.80
50	1.40	2.10	2.80	4.20	5.60
60	1.60	2.40	3.20	4.80	6.40
70	1.80	2.70	3.60	5.40	7.20
75	1.90	2.85	3.80	5.70	7.60

（光学区 7mm，钻石刀设定为光学区角膜厚度 100%）

在手术设计中,不仅要考虑散光的矫正,还应考虑到因为偶联效应引起的球镜变化。例如,病人术前角膜 $K1$ = 44D@90°,$K2$ = 42D@180°,即存在 2.00D 的角膜散光。表 3-2-2 显示,同样是矫正 2.00D 的散光,不同手术设计可引起不同的屈光变化。如图 3-2-5 所示几种常用手术设计的偶联比。临床上,可根据白内障术后残留屈光度进行手术设计,在矫正散光的同时也可矫正球镜的欠矫或过矫。

表 3-2-2 不同偶联比引起的屈光度变化

陡峭径线变化	平坦径线变化	偶联比	术后 K 值	散光矫正效应	等值球镜变化
−1.00D	+1.00D	1:1	43/43	2D	0
−0.50D	+1.50D	1:3	43.5/43.5	2D	+1.00D
−1.50D	+0.50D	3:1	42.5/42.5	2D	−1.00D

角膜缘松解切开术(limbal relaxing incision,LRI)是角膜松解切开的一种特殊类型,可矫正 2.5D 以下的中低度散光,由于其并发症少,夜间视力好,操作简便容易掌握,甚至可以在裂隙灯下完成,在临床中应用更加广泛,特别是联合白内障手术用于矫正术前散光。LRI 手术切口位于角膜缘,深度通常设置为 600μm,国外有固定深度的 LRI 专用钻石角膜刀,令手术操作更加简便、安全。许多学术或商业机构还提供线上 LRI 计算工具,如 http://www.lricalculator.com。

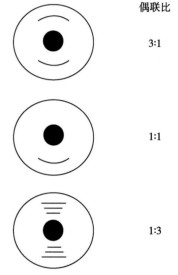

偶联比

3:1

1:1

1:3

图 3-2-5 不同手术设计的偶联比

(四)手术方法

一般采用专用的钻石刀,在表面麻醉下进行。手术步骤包括:

1. 确定视轴 让病人注视显微镜光源,角膜顶点反射光稍鼻下方为视轴位置,可用针头作标记。

2. 确定光区 以视轴为中心,用环钻或光区定位器在角膜上皮面作压痕。

3. 确定散光轴 根据术前标记或用手术角膜计确定散光轴,根据所需矫正的散光度数以陡峭径线为中心标记所需切开角膜的长度。

4. 调整钻石刀 深度为角膜切开区域最薄处厚度的 95%。

5. 用固定镊子或巩膜固定环固定眼球,按标记线在陡峭径线角膜光区两侧分别作角膜切开。

6. 冲洗切口 用平衡盐液冲洗切口内部的上皮、血液及纤维组织碎屑等,以免术后创口愈合不良。

7. 可结膜下注射庆大霉素 2 万单位和地塞米松 2.5mg,戴角膜绷带接触镜或包眼。

8. 术后用抗生素滴眼液 1 周。

与钻石刀相比,采用飞秒激光进行 AK 手术可精确控制切口的深度、长度和位置。另一个优势是飞秒激光切口实际上并未完全切透,切口内尚有部分组织桥连接,因此可以在术后根据需要再打开部分或全部切口,达到术后对疗效进行微调的目的。飞秒激光 AK 的设计可参照与钻石刀手术相同的算法系统。具体操作步骤因飞秒激光机而异,可参阅设备相关资料。

(五)并发症及处理

1. 角膜穿孔 一般为微小穿孔,仍可小心完成手术,通常无明显不良反应。但应注意术后观察,预防感染。若角膜穿孔较大,应立即缝合角膜,待创口愈合后再手术。

2. 欠矫及过矫 与许多因素有关:病人术眼条件、手术量的计算、手术操作技巧等均对其有影响。术前精确设计手术方案,术中细致操作可减少欠矫及过矫的发生。

3. 感染 手术时穿破角膜、术后换药不注意消毒、术前存在炎症等均可导致,严重者可致眼内炎,应引起足够重视。一旦发生感染,应给予大量抗生素局部和全身应用。

4. 其他少见并发症 脉络膜渗出、术后眩光、视力波动等。

二、角膜楔形切除术

与角膜松解切开相反，楔形切除术（wedge resection）是通过切除部分角膜并缝合，缩短角膜径线，令其变陡峭（图3-2-6）。这种术式预测性较差，恢复慢，仅用于矫正角膜移植术后或角膜外伤后引起的严重散光。楔形切除术矫正散光的程度主要取决于切除角膜组织的宽度，通常每切除0.1mm宽，可产生约1D的矫正量，作1mm宽的楔形切除，可矫正约10D的散光。角膜切除范围通常为0.5～1.5mm，超出此范围易导致不规则性散光。

手术中以原角膜植片瘢痕为界或用光区定位器确定光区，然后在角膜平坦径线光区上作90°弧长的角膜切开，而后在光区外作角膜组织的楔形切除，深度为所测角膜最薄处厚度的95%，切除宽度由所需矫正的散光量决定，用10-0尼龙线间断缝合角膜，缝合深度应达后弹力层，在手术角膜计下调整缝合松紧度，使达到1/3～1/2的过矫，埋藏线结。术后抗生素点眼1周，激素点眼6～8周。术后2～3个月可选择性拆除最陡散光径线上的1～2针缝线，以后每3～4周拆一次线，一旦得到满意的结果，可长期保留其余缝线至1年左右。角膜楔形切除术的缝线张力较大，应注意避免过早拆线导致矫正效应降低。

术后并发症：除欠矫、过矫外，有轻度的植片水肿和皱褶，局部植片排斥等。

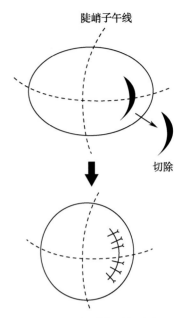

图3-2-6　角膜楔形切除术

三、角膜热成形术

（一）手术原理

起初以矫正远视为目的的角膜热成形术（thermokeratoplasty）也有相当长的历史，最早采用加热探针，后来又有人尝试用钬激光，20世纪90年代末还出现了用射频电流为加热源的"传导性角膜成形术（conductive keratoplasty，CK）"，并被FDA批准用于治疗老视。

角膜热成形术也可用于矫正散光，原理是通过局部加热使角膜胶原发生皱缩，产生牵拉力，导致屈光力的改变。以CK为例，在平坦子午线上做一个或数个治疗点，可通过治疗点局部角膜胶原皱缩使该径线变陡峭，达到矫正散光的目的。术中可以通过手术显微镜上的散光计测量结果，适当增加治疗点以达到最佳疗效。

角膜热成形术的最大缺点是屈光回退，随着术后角膜胶原再生和重塑，1～2年后大多数的治疗效应都减退或消失。相关的临床研究不多，亦无公认的算法系统。

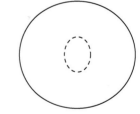

角膜散光，环形灯投影呈椭圆形

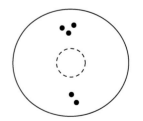

治疗后，环形灯投影呈圆形

图3-2-7　CK矫正角膜散光

（二）手术方法

手术在表面麻醉下进行，手术显微镜需配备环形灯以便术中观察角膜散光变化。通常在角膜平坦子午线方向的中周部开始，将探针垂直插入角膜，踩脚踏开关。注意观察环形灯在角膜上投影的变化，可在平坦子午线附近设置多个治疗点，使环形灯投影呈圆形（或轻度过矫）（图3-2-7）。

四、激光角膜消融术

准分子激光最早在1987年应用于角膜屈光手术时，只能矫正近视，并不能矫正散光。但很快就出现了可矫正散光的机器。当时的技术是使用大光斑或裂隙扫描对角膜进行圆柱形消融（ablation）。当矫正复合散光时，球镜的矫正和柱镜的矫正是分步进行的。现代准分子激光机多采用飞点扫描技术，球镜和柱镜的矫正可以同时进行（消融区呈椭圆形）。散光矫正手术中散光轴的正确定位非常重要，而采用传统手术方法往往出现散光轴定位的偏差。这些误差的来源包括坐位检查与手术中卧位时因眼球旋转（cyclotorsion）出现的差异、术中开睑器压迫所致眼球偏转、术中头位倾斜等因素。现代虹膜纹理识别定位等新技术有效地消除了这些影响，使散光轴定位更加准确。由于激光角膜手术的精确性高，目前已成为矫正散光的主流手术。

五、不规则散光的手术矫正

角膜松解切开术和常规的准分子激光消融术只能矫正角膜的规则散光。然而，角膜外伤、炎症、手术等往往导致角膜的不规则散光，引起矫正视力和视觉质量下降。对于角膜不规则散光的矫正比较复杂，应分析其产生原因，并采用相应的手术方式，以求达到安全有效的目的。

1. 治疗性激光角膜消融术（phototheraputic keratectomy，PTK）　对于局部角膜病灶或瘢痕引起的不规则散光，特别是在病变已经引起明显的角膜不规则，无法获得可靠的角膜地形图检查结果时，PTK 可有效地降低角膜表面的不规则性。特别是跨上皮 PTK（transepithelial PTK，tPTK），即应用准分子激光直接消融角膜上皮及病灶，可获得更好的疗效。

2. 个性化角膜激光手术　病变或正常角膜往往或多或少含有一些不规则散光的成分，如何矫正这部分不规则散光，以进一步提高视觉质量，日渐受到人们的重视。角膜地形图引导（topography guided）或波阵面像差引导（wavefront guided）的个性化角膜激光手术，是当代手术矫正角膜不规则散光最为常用且最为有效的方法。

第三节　散光及其手术疗效的分析方法

散光具有大小和方向，可以用矢量（vector）来表示。散光的计算和分析比较复杂，曾有多位学者提出各种计算方法，但都存在一定的局限性而未得到广泛应用。目前，应用比较多的是由 Thibos 和 Alpins 提出的分析方法。通常 Thibos 法更适合于对散光进行客观的描述性分析，而 Alpins 法则提供更多关于散光的信息，更适合评价手术引起的散光变化。

在分析手术疗效时，散光的大小（绝对值）是可以直接进行计算均数等运算的，但对于方向（角度）的运算就复杂得多，对于方向不能取其算术均数，需用矢量运算的方法进行计算。

由于散光轴向的变化周期为 180°，因此不能直接使用三角函数进行计算。通常可先将角度乘以 2，使倍角后的轴向周期成为 360°，则可用三角函数进行计算，最后再将结果除以 2，得出最终结果。如图 3-3-1 显示了转换前后各矢量的关系，也称为倍角矢量图（double-angle vector diagram，DAVD）。

对矢量可进行加减运算，计算时需在正交坐标系上将矢量分解为两个相互垂直方向上的分量，并在这两个方向上分别进行加减运算，然后再通过勾股定律合成计算出结果矢量（图 3-3-2）。例如：

$A = 2.00\text{D}$，$\alpha = 18°$，$B = 1.50\text{D}$，$\beta = 121°$；矢量 $A + B$ 的计算过程如下：

$x_A = A \times \cos(\alpha) = 2.00 \times \cos(18°) = 2.00 \times 0.951 = 1.902$

$y_A = A \times \sin(\alpha) = 2.00 \times \sin(18°) = 2.00 \times 0.309 = 0.618$

$x_B = B \times \cos(\beta) = 1.50 \times \cos(121°) = 1.50 \times (-0.515) = -0.773$

$y_B = B \times \sin(\beta) = 1.50 \times \sin(121°) = 1.50 \times 0.857 = 1.286$

$x_C = x_A + x_B = 1.902 + (-0.773) = 1.129$

$y_C = y_A + y_B = 0.618 + 1.286 = 1.904$

$C = \sqrt{x_c^2 + y_c^2} = \sqrt{1.129^2 + 1.904^2} = 2.214$

$\kappa = \arctan(y_C / x_C) = \arctan(1.904/1.129) = 59°$

需注意在计算过程中出现特殊情况的处理，例如 45° 倍角后成为 90°，使用正弦函数或反正弦函数时会出现错误。在实际应用中，可以把角度加上一个非常小的数字（如 0.000 000 001），避免出现恰好 90° 的情形。

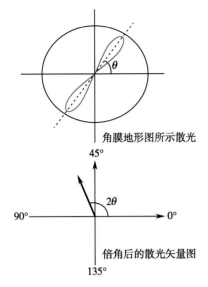

图 3-3-1　倍角矢量图

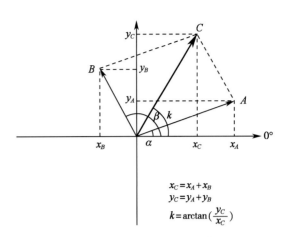

图 3-3-2　散光的矢量计算

一、Thibos 矢量分析法

Thibos 法的基本原理是将屈光度视为三个相互垂直的笛卡尔坐标 (x, y, z) 空间内的一个矢量,或者说,将屈光度视为 x、y、z 轴上三个透镜屈光度的组合(图 3-3-3)。这三个轴向分别代表球镜 M 和 Jackson 交叉柱镜(J_0: $90° \sim 180°$ 方向,J_{45}: $45° \sim 135°$ 方向)。由于散光被分解为相互垂直的两个分量,可以用常规线性方法对它们分别进行统计学分析,如计算均数、变异度、可信区间等。

在计算过程中,最好将屈光度转换为正散光,避免解释分析结果时混淆。

对于角膜散光的计算过程如下:

1. 平均角膜屈光度 $M = (K_s + K_f)/2$(注:K_s 和 K_f 分别为陡峭和平坦子午线上屈光力,下同)。

2. 最大正屈光度子午线方向(θ)。

3. $0°$ 子午线方向的矢量分量 $J_0 = [-(K_s - K_f)/2]\cos(2\theta)$。

4. $45°$ 子午线方向的矢量分量 $J_{45} = [-(K_s - K_f)/2]\sin(2\theta)$。

5. 总散光矢量 $APV = (J_0^2 + J_{45}^2)^{1/2}$。

6. 总模糊矢量(也称为 MOD)$B = (M^2 + J_0^2 + J_{45}^2)^{1/2}$。

对于验光屈光度计算,M 为等值球镜,即 $M = $ 球镜 $+$ 柱镜 $/2$。

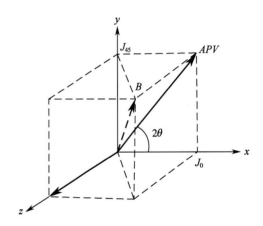

图 3-3-3　Thibos 散光矢量分析法

例如,术前屈光度为 $-4.50DS/-2.00DC \times 170$,术后屈光度为 $-0.50DS/-0.50DC \times 20$,分析散光矫正疗效如下:

术前:按要求将屈光度转换为正散光,即 $-6.50DS/+2.00DC \times 80$

$M_{pre} = -6.50DS + 2.00DC/2 = -5.50D$

$J_{0\text{-}pre} = -(2.00/2)\cos(2 \times 80°) = 0.94D$

$J_{45\text{-}pre} = -(2.00/2)\sin(2 \times 80°) = -0.34D$

用相同方法算出术后屈光度为 $-1.00DS/+0.50DC \times 110$

$M_{post} = -1.00DS + 0.50DC/2 = -0.75D$

$J_{0\text{-}post} = -(0.50/2)\cos(2 \times 110°) = 0.19D$

$J_{45\text{-}post} = -(0.50/2)\sin(2\times110°) = 0.16\text{D}$

然后，对 J_0 和 J_{45} 两个分量分别计算手术引起的变化，再根据勾股定律计算出总的手术引起散光变化：

$Jcc = [(J_{0\text{-}post} - J_{0\text{-}pre})^2 + (J_{45\text{-}post} - J_{45\text{-}pre})^2]^{1/2} = \{(0.19-0.94)^2 + [0.16-(-0.34)]^2\}^{1/2} = 0.901\text{D}$

总散光值为 $2\times Jcc = 2\times0.901 = 1.80\text{D}$

轴向 $= \arctan[(J_{45\text{-}post} - J_{45\text{-}pre})/(J_{0\text{-}post} - J_{0\text{-}pre})]/2 = \arctan(0.5/-0.75)/2 = -17°$

即手术引起的散光为 $1.80\text{DC}\times(-17°)$（也即 $1.80\text{DC}\times163°$）。

本手术目标是矫正 2.00D 的散光，即手术存在 0.20D（或者说 10%）的欠矫。由此可以作为修正散光算法系统的参考依据。

临床中常常需要对两个屈光度进行相加、相减，或计算多个屈光度的均值等，都可使用 Thibos 分析法进行计算。将各屈光度分别分解为 M、J_0、J_{45} 后，对其进行计算，然后再合成为新的屈光度。

在非常罕见（不应发生）的情况下，比如 LASIK 术中输错数据，将 $-3.00\text{DS}/-1.75\text{DC}\times3$ 误输入为 $-3.00\text{DS}/-1.75\text{DC}\times30$，并且已经完成了激光切削才发现错误。此时该怎么办？当然，可以终止手术，将来根据术后的验光度数再进行补矫，但更好的办法是用 Thibos 矢量分析法计算出残留的屈光度误差，在角膜厚度等条件许可的情况下，立刻进行激光补矫，可将损失降到最低。在本例中，术前屈光度的 M、J_0、J_{45} 分别为 -3.87、0.87 和 0.09，实际手术矫正屈光度的 M、J_0、J_{45} 分别为 -3.87、0.44 和 0.75，其差值分别为 0、-0.43 和 0.67，换算成屈光度即为 $-0.75\text{DS}/1.50\text{DC}\times62$。理论上，立刻追加激光切削这个屈光度即可达到手术目的（注意角膜床剩余厚度，必要时需要缩小光学区）。

二、Alpins 矢量分析法

由澳大利亚眼科学家 Noel Alpins 于 1993 年提出，着重于分析手术前后散光的变化，计算出许多重要客观参数，尤其适合用于比较不同手术方式、评价手术疗效等方面，近年来得到广泛采用。应用 Alpins 法还可以对不规则散光中 1°～180° 和 181°～360° 范围内的两条半子午线分别进行分析[8]。

Alpins 分析法中有以下三个基本矢量：

1. 目标散光矫正量（target induced astigmatism，TIA）　手术目标矫正量，通常为术前散光值。

2. 手术引入的散光变化量（surgically induced astimatism，SIA）　手术中实际产生的散光变化值。

3. 目标与实际矫正量之矢量差（difference vector，DV）　如果目标散光值是 0，DV 即为术后残留的散光值，即 TIA 与 SIA 的矢量差。

这三个矢量在一个平面上的关系，可以用高尔夫球的推杆动作来比喻，最容易理解（图 3-3-4）。假设球停在位置 A，将球推入球洞（O）所需的运动距离和方向（AO）即为 TIA，若实际推杆后球停到了位置 B，球的实际运动的距离和方向（AB）即为 SIA，而此时球与球洞的距离和方向（BO）则为 DV。

同样，在用三角函数进行运算分析前，需先将角度乘以 2，计算得到角度结果后再除以 2。在倍角后，由上述三个基本矢量可以算出一系列重要参数，用于评价散光手术的疗效：

1. 散光矫正指数（correction index，CI）　SIA 与 TIA 之比。CI 的理想值是 1，过矫时 CI 大于 1，欠矫时 CI 小于 1。值得注意的是，CI=1 并不一定意味着手术成功，因为 CI 只是比较散光的大小，并未考虑其

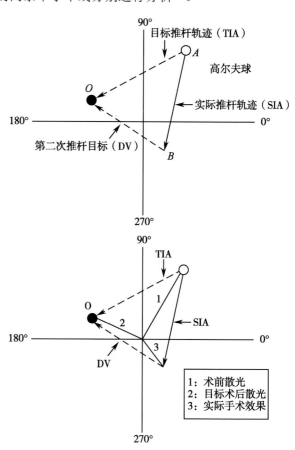

图 3-3-4　高尔夫球推杆与散光矢量的关系

方向。

2. 调整系数(coefficient of adjustment,CA) CI 的倒数,表示欲达到理想 CI 值所需调整的系数,可用于算法系统的调整。

3. 误差幅度(magnitude of error,ME) TIA 与 SIA 之差,即 ME = SIA − TIA。ME>0 表示过矫,ME<0 表示欠矫。

4. 误差角度(angle of error,AE) SIA 与 TIA 两个矢量之间的夹角。AE>0 表示 SIA 位于 TIA 的逆时针方向,AE<0 表示 SIA 位于 TIA 的顺时针方向。

5. 成功指数(index of success,IS) DV 与 TIA 之比,理想值为 0。

6. 变平效应(flattening effect,FE) SIA 在 TIA 轴向上的效应,即 FE = SIA × cos(2 AE)。

7. 变平指数(flattening index,FI) FE 与 TIA 的比值,代表 TIA 轴向上散光矫正的相对值,理想值是 1。

8. 散光矩(astigmatism torque) 由于 SIA 与 TIA 轴向差异所引起的散光变化,这部分变化不仅对矫正 TIA 无效,还可能引起轻微的新散光。正的散光矩位于 SIA 逆时针 45°,负的散光矩位于 SIA 顺时针 45°。

其中,IS、FI、CI 是综合评价散光手术疗效最重要的三个指标。

用与上文相同的病例,术前屈光度为 −4.50DS/−2.00DC×170,术后屈光度为 −0.50DS/−0.50DC×20 进行说明。

同样,为避免计算中出现混淆,将屈光度转换为正柱镜,即术前屈光度为

−6.50DS/+2.00DC×80,术后屈光度为 −1.00DS/+0.50DC×110。

TIA = 2.00DC×80°

DV = 0.50DC×110°

计算 SIA:

$X_{TIA} = TIA \cos(2\theta) = 2 \times \cos(2 \times 80) = -1.8794$

$Y_{TIA} = TIA \sin(2\theta) = 2 \times \sin(2 \times 80) = 0.6840$

$X_{DV} = DV \cos(2\theta) = 0.5 \times \cos(2 \times 110) = -0.3830$

$Y_{DV} = DV \sin(2\theta) = 0.5 \times \sin(2 \times 110) = -0.3214$

$X_{SIA} = X_{TIA} - X_{DV} = (-1.8794) - (-0.3830) = -1.4964$

$Y_{SIA} = Y_{TIA} - Y_{DV} = 0.6840 - (-0.3214) = 1.0054$

$SIA = (X_{SIA}^2 + Y_{SIA}^2)^{1/2} = (-1.4964^2 + 1.0054^2)^{1/2} = 1.80$

SIA 轴向 = $\arctan(Y_{SIA}/X_{SIA})/2 = \arctan(1.0054/-1.4964)/2 = -17°$ 即手术产生的散光为 1.80DC×163°

由此可计算出该手术的其他参数:

CI = SIA/TIA = 1.80/2.00 = 0.9(小于 1,表示欠矫)

CA = 1/CI = 1/0.9 = 1.11(表示需增加 11% 的矫正量方可达到足矫)

ME = TIA − SIA = 2.00 − 1.80 = 0.2(实际与目标矫正量幅度相差 0.2D)

AE = −17° − 80° = −97°(83°)

IS = DV/TIA = 0.50/2.00 = 0.25(散光矫正的成功指数为 1 − 0.25 = 0.75,即 75%)

FE = SIA × cos(2AE) = 1.80 × cos(2 × 83°) = 1.75D(取绝对值,表示在目标矫正轴向上的效应为 1.75D)

FI = FE/TIA = 1.75/2.00 = 0.875(表示在目标矫正轴向上可达 87.5% 的效果)

在临床研究中,例如评价某种手术方法的疗效,往往需要对多个样本进行总体分析。多个样本的矢量应分别分解为 x 和 y 两个相互垂直方向上的分量,并对此分别进行计算,最后再合成为总的矢量。另外,上述参数往往为非正态分布,对这些参数进行统计学分析时要注意选用合适的方法,比如非参数检验(nonparametric tests)。

(王 铮)

参 考 文 献

1. Fan DSP，Rao SK，Cheung EYY，et al. Astigmatism in Chinese preschool children：prevalence，change，and effect on refractive development. British J Ophthalmol，2004，88（7）：938-941.

2. Wang LL，He MG，Ellwein L. Prevalence of astigmatism in school-aged children：a multi-country refractive error study in children. Invest Ophthalmol Vis Sci，2014，55：3640.

3. Hashemi H，Fotouhi A，Yekta A，et al. Global and regional estimates of prevalence of refractive errors：Systematic review and meta-analysis. J Curr Ophthalmol，2017，30（1）：3-22.

4. Bradley MJ，Coombs J，Olson RJ. Analysis of an approach to astigmatism correction during cataract surgery. Ophthalmologica，2006，220（5）：311-316.

5. Farid M.，Steinert RF，Gaster RN，et al. Comparison of penetrating keratoplasty performed with a femtosecond laser zig-zag incision versus conventional blade trephination. Ophthalmology，2009，116（9）：1638-1643.

6. Bonnie An Henderson，James P. Gills. A Complete Surgical Guide for Correcting Astigmatism. 2nd ed. Thorofare：SLACK，2011.

7. Lindstrom RL. The surgical correction of astigmatism：A clinician's perspective. Refract Corneal Surg，1990，6（6）：441-454.

8. Alpins NA，Goggin M. Practical astigmatism analysis for refractive outcocmes in cataract and refractive surgery. Surv Ophthalmol，2004，49（1）：109-122.

第四章

主观及客观的视觉质量分析

视觉质量（visual quality）是一种较视力更高层次的视觉能力，是对人眼光学成像系统所观察的对象更为全面的视觉感知的评估和测量。

个性化角膜屈光手术的基本理念是根据不同的个体、不同的需求和不同的角膜形态、屈光等特性在矫正视力的同时尽可能保留角膜原有最佳的视觉、光学性能及生物力学特性，并在原有光学特性基础上优化[1]。随着科学技术的进步，仪器的发展、革新，角膜屈光手术矫正屈光不正的方法得到了广泛接受及肯定[2]。然而，以往的基础研究和临床实践表明，角膜屈光手术后视光学方面的并发症发生率仍较高[3]，为10%～15%，主要表现为屈光回退、眩光、光环及光晕、单眼复视、双眼平衡失调、对比敏感度下降、夜间视力不良、昼夜失衡及远近失衡等[4]。同时，随着与日俱增的手术量和人们对手术的接受程度升高，对视觉质量有更高要求和需求的病人也成比例增加。因此，角膜屈光手术前后视觉质量的评估和分析不仅在手术的安全性、手术设计的科学性合理性、减少术后视觉功能不良及光学并发症等方面凸显出其重要性，同时对提升病人术后视觉满意度等也有重大意义[5]。

人眼视觉形成是视觉生理系统和心理物理系统相互作用的复杂过程，其形成质量也受视敏度、像差、散射、对比敏感度、眩光敏感度等一个或多个因素影响[1]，因此视觉质量的评估也应该从不同角度综合考虑，评价方法也各不相同，总体来说可分为两大类，即主观评价法和客观评价法。主观评价法也称心理物理学法，它既反映屈光系统成像质量，又能评价人眼的视觉生理系统功能，但往往受外界环境及病人的认知能力、心理状态、配合程度等主观因素的影响而缺乏可靠性。客观评价法则基本不受各类主观因素的影响，能够较准确地反映人眼光学系统的成像质量。

第一节　主观视觉质量分析方法

目前临床上常用的主观视觉质量评价方法有：视力、对比敏感度、病人主观感受，及其他间接评估方法如双眼视及优势眼、泪膜质量等。

一、视力

视力（visual acuity，VA），也称视敏度，反映了人眼辨别物体细节的能力，主要分为远视力、近视力、未矫正视力（即裸眼视力）、最佳矫正视力、静态视力、动态视力和周边视力等[1]。裸眼视力的提高是角膜屈光手术的首要目标，也是术后疗效的随访观察和评估的关键指标，直接影响病人对手术的满意度。

屈光手术后绝大多数病人的视力可明显提升。单纯的裸眼视力不能达到理想值或有所下降可见于手术后早期的恢复过程，或屈光度的欠矫、过矫，屈光度的回退也可出现视力的下降，但此类多可以通过戴镜矫正[6]。不能通过简单方法矫正的最佳矫正视力低于术前最佳矫正视力，可见于一些手术并发症，如角膜的炎症反应、糖皮质激素性高眼压、角膜表面不规则等，后者可以通过配戴硬性角膜接触镜而使视力有所提高。手术中出现的各种并发症，例如角膜瓣直径过小或不规则，激光的不规则切削也可使手术后的视力受到影响。远期出现的裸眼视力及最佳矫正视力下降与白内障、年龄相关性黄斑变性等相关，个别也与不良的用眼习惯等有关。总之视力是衡量屈光手术的基本指标。

目前最常用的视力检查仪器是视力表。视力表所测视力通常为中心视力,即反映视网膜黄斑中心凹的功能。使用综合验光仪可以很好地评估不同距离的调节视力及对比敏感度视力,能更好地反映病人的动态视力水平。可根据术前的远、近视力不同及屈光度的不同采取不同的手术方法,如近视矫正手术,远视矫正手术。必要时,手术设计还要检测远、近视力平衡问题。对于近视病人,在获得良好的术后远视力的同时,还应兼顾舒适的近距离阅读习惯。因此,需要个性化设计,对年龄较大、近视度数较高、有长时间近距离阅读习惯或需要的病人可通过近视力的测定,保留部分近视度数,或通过 Q 值调整引入负性的角膜球面像差,可获得相对舒适的近视力及良好的术后视觉质量。

然而,部分病人尽管术后获得了较佳的裸眼视力,但仍会主诉视物不清、虹视、眩光、夜间视力差等,此时单纯的视力检查已不能很好地评估病人的视功能情况,需借助其他检测指标综合评估。

二、对比敏感度函数

对比敏感度函数(contrast sensitivity function,CSF)或对比敏感度是指在平均亮度下辨别两个可见区域对比度差别的能力,可反映人眼综合分辨能力。由于视力仅反映黄斑对高对比度、小目标的分辨能力,而现实生活中,人眼所观察的对象多是由大小、形态、对比度、光照强度不同的物体组成,因此,对比敏感度相比视力更能全面客观地评价视功能。角膜形态结构完整及矫正视力良好的屈光不正病人可具备较好的对比敏感度函数。角膜屈光手术后角膜形态发生变化,个别病人基质床表面不规则、角膜瓣与基质床之间原有光学折射路线改变引起散射的存在、偏心切削、泪膜质量下降等,对比敏感度均会呈现不同程度的下降。研究显示屈光手术后早期各空间频率下对比敏感度可出现下降,但随着时间的推移对比敏感度逐渐恢复至术前水平甚至高于术前水平[7,8]。角膜屈光手术后,通常低对比度视力比高对比度视力变化明显[9],与某些病人术后夜间视力下降可能存在一定关系。另外,对比敏感度受角膜表面的非球面性及切削面光滑性的影响,过多的组织切削也可能会造成术后对比敏感度下降。

对比敏感度测量常采用心理物理学方法。对比敏感度仪是通过病人辨认调制光栅以描绘出相应的对比敏感度曲线进行测量评估。用对比敏感度测试表的方法相对简单,多用于临床测试,包括 Vistech 对比敏感度系列卡,如 CSV-1000 对比敏感度测试表(图 4-1-1)、Pelli-Robson 对比度表以及低对比度测试等。

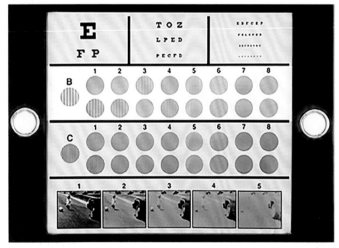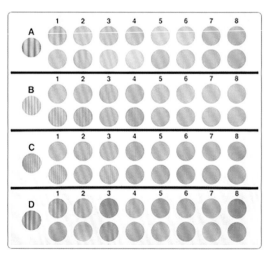

图 4-1-1　CSV-1000 对比敏感度测试表

人眼对比敏感度不仅受离焦、散光等低阶像差的影响,还受各种高阶像差的影响。不同测试环境及瞳孔直径下对比敏感度结果亦不相同。对比敏感度随屈光度变化,在高频部分更加显著。散光的存在会导致特定空间频率对比敏感度的下降,反应在对比敏感度曲线上即特定空间频率上出现"凹陷"。高阶像差对高频部分的对比敏感度影响较大。暗光下球差的增加可明显影响低对比度视力,即球差越大低对比度视力越低。因此,应根据病人术前预矫屈光度、散光大小、瞳孔直径、角膜厚度、像差大小等采用个性化手术方式,同时术中尽量避免偏心切削和不规则散光的引入等,可相对有效地提高手术后对比敏感度。

三、病人主观感受

病人主观感受往往是评价病人主诉视觉质量优劣的依据,可提供其他临床参数以外更重要的信息。主观感受量化评价多采用量表问卷调查的形式[10],为手术方式的选择、预防措施的实施等提供很好的辅助信息,但由于主观因素过强,容易受环境因素、个人主观意识、认知能力等的影响而出现偏差。尽管如此,病人主观感受亦可为医生提供第一手资料,为指导进一步治疗,以及寻找可能存在的导致视觉质量下降的原因提供重要线索。屈光矫正者生活质量量表(quality of life impact of refractive correction,QIRC)是比较常用的角膜屈光手术后视觉质量评估量表。该量表包含了视功能、症状、便利性、经济成本、健康忧虑和舒适感等,分数越高,术后效果越好[11]。屈光状态视觉概况(refractive status vision profile,RSVP)是专门设计用于屈光手术后病人的量表,对视功能及屈光不正相关的生活质量的改变比较敏感,且对屈光手术尤为敏感[12]。美国国立眼科研究所研发的屈光不正生活质量调查表(National Eye Institute Refractive Error Quality of Life instrument,NEI-RQL-42)(见附录),包括总体评价、术前与术后的视觉质量对比、术前与术后的视觉症状等项目,根据不同程度分不同等级,内容全面详细,可以比较客观地反映病人的整体感受,问答时需告知病人根据实际情况和真实感受作答[13, 14]。值得注意的是,调查问卷和量表并非绝对真实可靠,主观因素影响较大,对屈光手术并发症相关的视觉质量并非很敏感,因此尚需借助其他评估指标加以甄别。

四、其他间接评估方法

(一)双眼视及优势眼

双眼视(binocular vision)又称为双眼单视(binocular single vision,BSV),是指外界物体在双眼视网膜相应部位分别成像,经视觉中枢的分析而成单一物像的过程。双眼单视功能分为三级:同时知觉、融合、立体视觉。双眼平衡失调指单眼视力良好,但双眼同时视物时会产生头晕、视疲劳、视物模糊甚至阅读困难等。屈光不正病人裸眼视力较低,双眼视功能在一定程度上有所下降。角膜屈光手术提高了术后裸眼视力,相应也可改善双眼视功能,提高术后的视觉质量。然而,极少部分病人术后会出现复视、头晕、视疲劳等主诉,考虑与双眼视功能下降或手术前即存在双眼视功能异常有关。术前准确的显然及散瞳验光、双眼调节和集合功能检查以及相应的眼肌检查可有效避免术后双眼视功能下降的发生。针对术前双眼屈光参差较大的病人应配合视觉训练可有效改善术后不适。

优势眼又称主导眼(dominant eye),为双眼视功能上占主导地位的眼,幼年时期已形成,并且很难发生改变,一旦变化,易产生视疲劳等主观不适症状。为避免此类主观不适的发生,角膜屈光手术需保持主导眼前后一致,手术设计尽量使双眼平衡,或者主导眼略占优势。主导眼的判断方法常用的有拇指法与卡片法,亦可采用Worth四点灯检查法等。

(二)泪膜质量评估

泪膜对维持角膜的光学特性具有重要作用,因而也成为视觉质量变化及检测的重要一环。泪膜的异常可引起干涩、异物感、视物模糊、视力下降、屈光回退甚至高阶像差的增加或者对比敏感度的下降,从而影响视觉质量。

角膜屈光手术后角膜神经损伤、表面规则性下降、局部微环境变化以及术后药物使用等原因均不同程度地改变了泪膜的稳定性。研究显示,角膜表层及板层手术均会不同程度地造成干眼症状的发生,但不同的手术方式发生程度不同,同一手术方式不同的手术设计发生程度也不相同[15]。有研究表明,在角膜板层手术,制作角膜瓣蒂的位置因对角膜表层神经切断的影响不同对术后干眼的发生及程度有明显影响。因此,对术前干眼检查各项指标偏低者,可考虑角膜鼻侧蒂代替上方蒂,以减少角膜表层神经的切断导致术后干眼发生的可能性,因为角膜表面神经在水平较垂直方向更密集。此外,干眼也与个人敏感性、用眼习惯及心理因素有关。因此应重视及预防干眼的发生,个性化地设计手术方案的每个细节,避免造成过多的角膜表面神经的损伤,保持角膜表面的完整性和光滑性,术后尽量选择不含防腐剂的滴眼液,亦可适当加用人工泪液对眼表加以保护。

传统的干眼检查方法有泪河高度、泪液分泌试验、泪膜破裂时间、眼表面荧光素染色或虎红染色等。随着技术的发展，泪膜的厚度、分层及成分分析检查也相应而出，可以较全面地评估泪膜质量。

另外，在关注泪膜质量的同时，也需关注角膜知觉及敏感性检查，其对角膜屈光手术后神经修复的随访观察至关重要，对术后干眼的干预治疗起指导作用。其检查简单易行，常采用 Cochet-Bonnet 角膜知觉检查计，正常阈值不超过 19mg。

第二节　客观视觉质量分析方法

客观视觉质量分析方法因可重复操作、受环境及人为因素影响干扰相对较少而使结果更真实可靠，但也有一定的局限性，有时不能充分真实地反映病人的主观真实感受。目前常用的客观视觉质量分析方法有波阵面像差、散射、调制传递函数及点扩散函数等方法及其他间接评估方法如 Q 值、角膜光密度测量等。

一、波阵面像差

波阵面像差（wavefront aberration）是通过瞳孔的光线传输光程在非理想光学状态时发生改变而使光学成像发生偏离，变形的波阵面与理想球面之间形成的光程差，是影响视网膜成像的最主要因素之一。像差的增加，尤其是高阶像差的增加可明显降低对比敏感度。

正常人眼像差与年龄、瞳孔大小、眼别、屈光度、泪膜质量等密切相关，其主要分为低阶像差和高阶像差，低阶像差约占人眼总像差的 85%，较高阶像差影响大。屈光手术主要通过改变低阶像差而提高视力，在低阶像差被大部分矫正后，高阶像差的影响即凸显出来，加上手术本身及术后角膜修复等的影响，均可导致术后高阶像差相对增加，从而产生视物模糊、眩光、复视、夜间视力差等视觉质量的下降。高阶像差的增加与预矫正屈光度间存在明显关系，屈光度越高，手术后高阶像差变化越明显，其中以球差和彗差增加更为显著。角膜屈光手术瓣膜愈合过程及瓣蒂的位置引起的上皮重塑及角膜表面的不平整，可引起与蒂方向一致的彗差的增加。水平彗差可造成对比敏感度降低，虽然随时间有恢复趋势，但研究显示角膜瓣制作引起的像差改变可能与光学并发症如眩光、光晕及复视有关[16]。

角膜屈光手术后角膜结构重塑或结构不稳定可能使角膜中央变平，周边变陡峭并增厚而使球差增加或诱发术后角膜扩张而使球差、彗差、三叶草等增加，病人可出现星芒、眩光等不适。不同的制瓣方式也可影响手术后的高阶像差。研究显示，应用机械刀制瓣法较飞秒激光制瓣引入的像差更多[17,18]。虽然有研究显示瓣的大小不会对术后像差造成影响，但是激光切削及伤口愈合反应等可明显影响像差变化，从而引起视觉质量的下降。此外，激光发射后，切削区周边能量的丢失和减弱会形成所谓的余弦效应致使角膜球差增加，也会引起视觉质量的下降[19]。激光的切削还可导致光学区边缘的切削区与非切削区角膜屈光力突然发生改变，从而引入球差等高阶像差，切削深度越大，术后高阶像差增加越大[20]。

部分角膜屈光手术病人术后主诉白天或明亮环境下视力良好，而傍晚或夜间视力相对较差，或者白天或明亮环境下视力较差，而傍晚或夜间视力相对较好等术后昼夜失衡问题。通常与角膜光学区设计有关。光学区过小（<5.5mm）或者光学区与瞳孔大小比例失衡可造成术后夜间视力差，而光学区过大（>7.0mm），虽然对夜间视力影响较小，但因切削组织过多引入了过多的像差而使白天的视觉质量相对较差。因此，个性化的手术设计至关重要，可根据术前瞳孔大小，调整光学区及过渡区，对术前瞳孔较大者，手术设计时可适当扩大光学区或过渡区，反之，则相应减少。另外，个性化手术如波阵面像差引导的角膜屈光手术，在手术过程中恰当和准确的波阵面像差矫正可以减少原有的高阶像差或新像差的引入，提高视网膜成像清晰度和视觉成像对比度[21,22]。

目前测量人眼波阵面像差的光学系统种类较多，根据不同的测量原理，以及测量的不同部位等主要分以下几种：

1. 以 Hartmann-Shack 原理为基础的像差仪　是一种光学出射型、客观、单程的瞳孔面波阵面像差测量仪器。被测量光束从人眼中反射出来,被波阵面传感器上的屏幕后规则排列的开孔分成许多细光束,测量出细光束中心坐标对于理想平面波坐标偏移量,通过简单的几何关系可计算出入射光束的像差(图 4-2-1)。

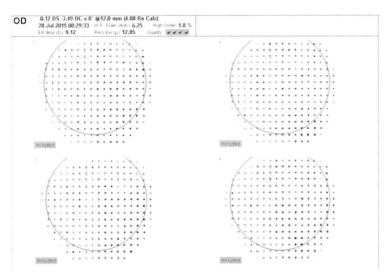

图 4-2-1　以 Hartmann-Shack 为原理的像差仪检查结果图

2. 以 Tschering 原理为基础的视网膜成像型像差仪　是一种客观、入射型和视网膜成像型的像差仪。其基本测量原理是通过成像装置捕获被划分成许多并行细光束的入射光在视网膜上分布位置,并与理想简化眼模型计算得到的理想坐标位置对比而得出实际人眼像差的大小。

3. 以 Ray-tracing 原理为基础的视网膜成像型像差仪　即光线追随像差仪,是将多个光点按照顺序先后投射到视网膜上,并记录为像点,然后与理想成像点做比较,两者之间的差距即为其像差。

4. 以 Scheiner-Smirnov 原理为基础的视网膜成像型像差仪　是一种光线追迹方式、入射型测量仪,根据不同设计有主观型和客观型之分。主观型通过测量光束在当前瞳孔位置的斜率重构波阵面像差值。

5. 以视网膜检眼镜双程技术为原理的像差仪　采用裂隙光带从不同角度进行扫描,由于存在不同的屈光度,经视网膜反射回来的光带亦不同,从而获得不同的屈光度图像,经换算可得出像差图。

在诸多原理的像差测量中,目前以 Hartmann-Shack 波阵面像差仪最为常用。瞳孔的大小决定了所测波阵面的面积,因此测量装置应置于暗室内以保证大瞳孔下的采集。在计算与比较时也应考虑瞳孔直径大小的统一。人眼调节也会影响像差测量的精确度,因此测量时应注意监测基于自然瞳孔状态下的人眼像差,同时比较显然验光与波阵面测量的球镜度,测量前避免近距离阅读,测量时告知病人直视无限远处等。

根据像差的来源分为:

1. 全眼像差　眼球作为光学系统,由于各个光学介质表面形态、相对位置及屈光介质指数变化等表现出来的总体像差即为全眼像差。由于人眼光学系统主要是由角膜和晶状体组成,因此全眼像差主要是由角膜和晶状体的像差累加组成。

2. 角膜像差　由于角膜自身形状以及表面存在的不规则性而出现的像差即角膜像差,其占全眼像差的 80% 左右,一般为正向球差及彗差。

3. 晶状体像差　晶状体表面曲率的变化和折射率的变化造成的像差即晶状体像差,一般为负向球差,可有效地补偿角膜存在的正球差。

此外,角膜前、后表面高阶像差在各个分析直径范围内呈现出一定的补偿或叠加作用[23](图 4-2-2)。

角膜中央区三阶至七阶像差及总高阶像差中补偿作用所占的比例较高,且高阶像差的阶数越高,补偿作用越明显,人眼通过角膜后表面高阶像差对角膜前表面高阶像差的这种补偿作用,有效地减小了中轴区及 4mm 范围内角膜的高阶像差,从而提高了中轴区的视觉质量,以使人眼尽可能达到最佳视觉状

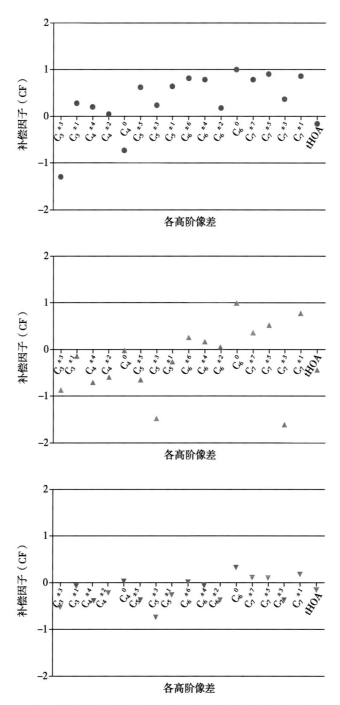

图 4-2-2　2mm、4mm、6mm 分析直径内角膜前、后表面三阶至七阶像差及总高阶像差的补偿因子（CF）

态。但随着分析直径的增大，这种补偿作用逐渐减弱，叠加关系所占的比例逐渐增高。而对人眼视觉质量有较大影响的球差则在一定程度上表现为对夜间视觉质量有益的补偿机制。角膜前、后表面像差的补偿因子（compensation factor，CF），计算公式为：

$$CF = 1 - \frac{整体角膜像差}{角膜前表面像差}$$

此外，色像差即色差（chromatic aberration），对视觉质量也有一定影响。色差的产生是由于屈光介质的折射率随着波长的变化所产生的色散而引起。人眼本身存在相对较大的色差，其对视网膜成像的清晰度产生一定影响，尤其当单色像差矫正后，色差即成为影响视觉质量的主要因素。色像差可分为轴向色差（longitudinal chromatic aberration）和横向色差（lateral chromatic aberration）。轴向色差是由于人眼光学介质对不同波长的折射率不同而引起的各波长间光焦度的差别；横向色差是由通过瞳孔中心的主光线中不同波长的光线交于视网膜上不同位置点而引起的像差。横向色差对视觉质量产生的负面影响要弱于轴向色差,然而引入横向色差会显著降低复色光的对比敏感度,也易产生色复视即重影等现象。色差对角膜屈光手术后视觉质量的影响尚待进一步研究。

像差对人眼的视觉质量影响相对复杂。虽然多数情况下,像差越高对视觉质量影响越大,但一定程度上,像差总值大并不意味着人眼视觉质量必然会受到明显影响,单独某项像差值的增高也并不意味着对视觉质量的影响就必然增大,因此,应借助其他评价指标进行综合评价[24]。

二、眼内散射

散射(scatter)是指光线通过不均匀光学介质时,部分光线偏离原来方向而分散传播的光学现象(图4-2-3)。

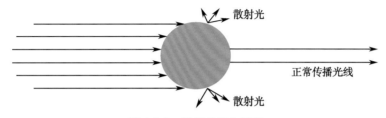

图 4-2-3 散射的发生机制

眼内散射是指光线经过人眼屈光系统后,由于屈光介质非常小的不规则而导致光线偏离原方向传播,引起视网膜成像模糊的光学现象[25]。其影响的视觉范围较像差等相对较大,可通过降低对比敏感度,引起幕罩样眩光而影响视觉质量。同时散射也是术后失能性眩光产生的主要原因。角膜屈光手术后由于伤口愈合反应、细胞增生、纤维排列紊乱、异常组织的堆积等影响光线的正常传播而使术后散射增加。另外,角膜瓣复位后与基质床间难以完全贴附,术后中央上皮细胞层的增厚以及角膜瓣与基质床交界处的细胞密度降低均可造成角膜屈光指数的不均一,从而引起散射的增加[26~29]。

散射通常可分为前向散射和后向散射。

1. 前向散射　是光线经眼屈光介质向视网膜方向散射的部分,为影响视觉质量的主要部分。

2. 后向散射　是指向光源的散射部分,通常用于观察眼内组织结构的情况,如裂隙灯检查。

根据物理学原理,散射光的强度和方向取决于光学介质的性质及入射光的波长和方向。角膜源性散射约占1/3,且随年龄变化而变化(图4-2-4)。

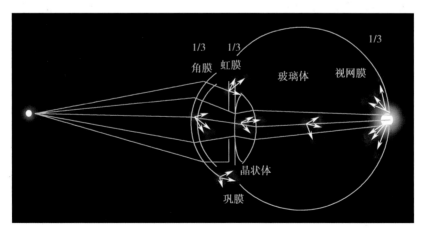

图 4-2-4 正常人眼散射的来源

近视眼眼内散射分布呈正态分布,平均值为0.93±0.17,范围为0.38~1.39(图4-2-5)[30]。

测量方法包括反应时间检查、简单的笔式火炬眩光检查,以及直接补偿法、对比补偿法、双通道系统及Hartmann-Shack传感器。临床上比较常用的是对比补偿测量法,即采用C-Quant视网膜散射光测量仪,简单快捷精确度高,结果常用对数形式表示,值越小表示散射光计量值越小,视觉质量越高。另一相对比较常用的测量方法是双通道系统,它是一种客观评价散射的光学技术,通过分析视网膜反射像得到人眼的点扩散函数,再根据点扩散函数的周边区域分布,获得散射光的大小,其对于眩光源距离视轴角度较大时,可靠性较低,应用受到限制。

角膜屈光手术前可根据散射值的测量结果发现细微的角膜结构异常,也可据此采用个性化角膜屈光手术如角膜地形图引导的角膜屈光手术,以达到较好的术后视觉质量。

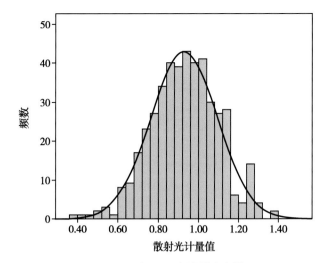

图 4-2-5　近视眼眼内散射分布情况

三、调制传递函数及点扩散函数

(一)调制传递函数(modulation transfer function,MTF)

又称空间对比传递函数或空间对比敏感度函数,反映了光学系统,如人眼屈光系统对不同空间频率的传递能力,它既与人眼的像差有关,又与衍射效果有关,在评价人眼的成像质量方面具有一定的客观性和可靠性。调制传递函数的高频区描述物体的细节,中频区反映物体的层次,低频区描述物体的轮廓。因此,MTF 值是人眼对不同精细程度的光学系统的反映,MTF 越大即越接近 1.0,成像质量越高。角膜屈光手术后,MTF 有所增加[31],考虑与以下因素有关:① MTF 反映的是综合视觉,既包含低阶像差也包含高阶像差;②人眼的高阶像差对视觉质量的影响仅占 10%~20%;③手术使低阶像差大部分或完全消除。

不同手术方式 MTF 增大程度亦不同,比如波阵面像差引导的 LASIK(WFG-LASIK)所引起的术后MTF 改变,大于传统的 LASIK(图 4-2-6)。

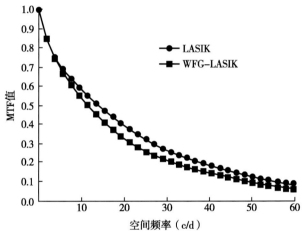

图 4-2-6　LASIK 与 WFG-LASIK 术后不同空间频率下的 MTF 值曲线

(二)点扩散函数(point spread function,PSF)

是指点状物体在视网膜成像的光强度分布,其综合了像差、衍射和散射三种因素对视觉质量的共同影响,因此能够较为全面地评估角膜光学质量。PSF 形成的光斑面积越小,视网膜成像越好;光斑光强度越高,表明点光源经过光学系统后光能量损失减少,视网膜成像越好。

同样,MTF 及 PSF 易受瞳孔直径及像差的影响而有所变化。瞳孔对 MTF 的影响可通过正弦波的变化来表示。在无像差存在时,瞳孔直径直接影响 MTF,在高空间频率,其随瞳孔直径增加而增加。球差通常对 MTF 的影响大于彗差,提示在行角膜屈光手术时,在面对同等值的球差和彗差时,应以消除球差为主,可能会有效提高光学质量,这也是一些个性化激光切削手术的重要理论基础,例如 Q 值引导的角膜屈光手术,Q 值优化的角膜屈光手术,主要目标就是根据个体选择性地减少手术源性球差的产生,提高手术后的视觉质量。

目前,双通道视觉质量分析系统(optical quality analysis system,OQAS)是临床测量 MTF 及 PSF 的手段之一,其原理是双通道技术采集点光源的像,间接通过模拟得出视网膜的成像。MTF 截止频率表示人眼 MTF 曲线在空间频率达到该频率的值时即达到分辨率极限,MTF 值趋近于 1,其值越大,光学质量越好。在同一瞳孔直径下,有像差光学系统的点扩散函数的中心峰值与无像差光学系统的点扩散函数的中心峰值的比值称为斯特尔比率（Strehl ratio，SR）。在 OQAS 系统，SR 的表达通常用 MTF 曲线下面积表示，SR 越高光学质量越好。然而，该系统无法定量分析各高阶像差。因此需与其他评价指标相结合综合评判。

四、其他间接评估方法

（一）Q值

Q 值描述了角膜形状从中央到周边曲率变化趋势，是目前描述角膜非球面性较为常用的参数。由于角膜屈光手术后角膜表面形状的改变，改变了其表面非球面性，Q 值也会相应发生变化，间接影响光学成像和视觉质量。正常人眼角膜 Q 值与屈光度、年龄、球差等具有一定相关性，由于绝大多数正常人眼的角膜前表面 Q 值为负值（−0.23 或 −0.26 左右），因此具有一定的矫正正球差的作用。当 −1<Q<0 时，角膜呈横椭球面形（prolate）；Q=0 时角膜呈球面形；Q>0 时角膜呈竖椭球面形（oblate）。

角膜 Q 值在近视性角膜屈光手术后通常会向正值方向改变，使术前横椭球面形的角膜向竖椭球面形角膜转化。而在某些时候，如疾病或角膜特殊手术后会导致负值加大，负值越大提示角膜中央区越陡峭，即存在圆锥角膜的可能，可对角膜屈光手术术前筛查起到辅助作用。另外，通过 Q 值调整的角膜个性化切削，可使术后角膜形态趋于正常，从而在一定程度上降低术后球差的引入，进而提高视功能和视觉质量[32]。术后角膜前表面 Q 值变化量与切削深度、剩余基质床厚度呈正相关，提示术前近视度数较高者可考虑采用 Q 值引导的手术，以减少手术中 Q 值变化引入的球差而造成的术后视觉质量的下降。角膜 Q 值的获取临床上多采用角膜地形图分析系统，Q 值与屈光度、眼轴长度、眼压等有一定相关性，测量时应综合考虑。

（二）角膜光密度

角膜光密度的描述主要是针对人眼角膜生物组织学方面的特性，与角膜透明度密切相关，其可以描述角膜透明程度。由于角膜纤维随着年龄增加而变硬，因此角膜光密度与年龄存在一定相关性。角膜光密度因可对视力及眼内散射产生一定的影响从而影响视觉质量。角膜光密度也可以作为角膜炎症反应的评判指标，研究发现，角膜发生炎症反应的区域光密度较正常角膜组织光密度增加。角膜屈光手术后早期，部分病人可出现不同程度的炎症反应，如弥漫性层间角膜炎（diffuse lamellar keratitis，DLK）、角膜上皮下雾状混浊（haze）等，均可不同程度地导致角膜光密度的增加，从而使角膜透明度下降，角膜散射增加，视觉质量下降。利用基于 Scheimpflug 成像技术如 Pentacam 等眼前节分析系统，可获取角膜光密度值（图 4-2-7）。

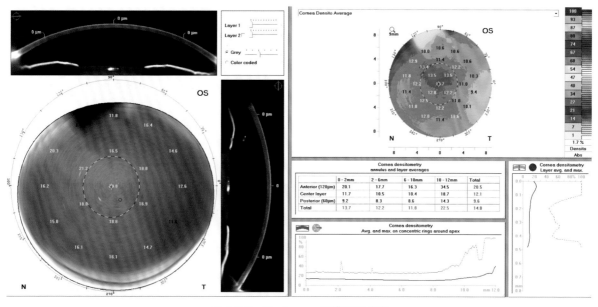

图 4-2-7 Pentacam 角膜光密度图

　　此外，精准医学及人工智能在角膜屈光手术领域的发展及应用对于促进个性化手术的发展有重大意义。年龄、职业、个体的角膜形态特征及任何可能影响最终手术疗效的个性化参数等，都是术后矫正效果的影响因素。未来的精准医学则是对这些影响术后矫正效果的众多因素的综合考虑，并借助人工智能技术，基于所有个体的特性，实现真正的个性化手术[33]。

　　总之，人眼是一个复杂的光学成像系统，在分析人眼视觉成像质量和视功能时，单一的评价分析方法并不能十分准确地评估真实的视觉质量情况，尚需多种评价方法进行综合分析，方可得出较为准确的结果。但无论如何，角膜屈光手术的最终目的是在提高裸眼视力的同时，获得更好的视觉质量。

（王　雁　徐路路）

参 考 文 献

1. 王雁，赵堪兴. 波前像差与临床视觉矫正. 北京：人民卫生出版社. 2011.

2. Kuryan J，Cheema A，Chuck RS. Laser-assisted subepithelial keratectomy（LASEK）versus laser-assisted in-situ keratomileusis（LASIK）for correcting myopia. Cochrane Database Syst Rev，2017，15，2：CD011080.

3. Kato N，Toda I，Hori-Komai Y，et al. Five-year outcome of LASIK for myopia. Ophthalmology，2008，115（5）：839-844.

4. Wen D，McAlinden C，Flitcroft I，et al. Postoperative efficacy，predictability，safety，and visual quality of laser corneal refractive surgery：a network meta-analysis. Am J Ophthalmol，2017，178：65-78.

5. 吕帆，王勤美，瞿佳. 进一步重视屈光手术的安全性和有效性研究. 中华眼科杂志，2005，41（6）：482-485.

6. Moshirfar M，Jehangir N，Fenzl CR，et al. LASIK enhancement：clinical and surgical management. J Refract Surg. 2017，1，33（2）：116-127.

7. Montés-Micó R，Alió JL，Muñoz G.Contrast sensitivity and spatial-frequency spectrum after refractive surgery. J Cataract Refract Surg，2003，29（9）：1650-1651.

8. Montés-MicóR，España E，Menezo JL. Mesopic contrast sensitivity function after laser in situ keratomileusis. J Refract Surg，2003，19（3）：353-356.

9. Montés-Micó R，Charman WN. Choice of spatial frequency for contrast sensitivity evaluation after corneal refractive surgery. J Refract Surg，2001，17（6）：646-651.

10. Kandel H，Khadka J，Lundström M，et al. Questionnaires for measuring refractive surgery outcomes. J Refract Surg，2017，33（6）：416-424.

11. Pesudovs K，Garamendi E，Elliott DB. The quality of life impact of refractive correction（QIRC）questionnaires：development and validation. Optom Vis Sci，2004，81（10）：769-777.

12. Kadkhoda A，Ahani IA，Montazeri A. The refractive status and vision profile（RSVP）：translation into Persian，reliability and validity. Ophthalmic Epidemiology，2006，13（6）：385-392.

13. Berry S，Mangione CM，Lindblad AS，et al. Development of the National Eye Institute Refractive Error Correction Quality of Life questionnaire. Ophthalmology，2003，110（12）：2285-2291.

14. McAlinden C，Skiadaresi E，Moore J，et al. Subscale assessment of the NEI-RQL-42 questionnaire with Rasch analysis. Invest Ophthalmol Vis Sci.2011，52（8）：5685-5694.

15. Dohlman TH，Lai EC，Ciralsky JB. Dry eye disease after refractive surgery. Int Ophthalmol Clin. 2016，56（2）：101-110.

16. Chalita MR，Chavala S，Xu M，et al. Wavefront analysis in post-LASIK eyes and its correlation with visual symptoms，refraction，and topography. Ophthalmology，2004，111（3）：447-453.

17. Kouassi FX，Blaizeau M，Buestel C，et al. Comparison of Lasik with femtosecond laser versus Lasik with mechanical microkeratome：predictability of flap depth，corneal biomechanical effects and optical aberrations. J Fr Ophtalmol，2012，35（1）：2-8.

18. Chen S，Feng Y，Stojanovic A，et al. IntraLase femtosecond laser vs mechanical microkeratomes in LASIK for myopia：a systematic review and meta-analysis. J Refract Surg，2012，28（1）：15-24.

19. Zhang YL，Liu L，Cui CX，et al. Comparative study of visual acuity and aberrations after intralase femtosecond LASIK：small

corneal flap versus big corneal flap. Int J Ophthalmol，2013，6（5）：641-645.

20. Hiatt JA，Grant CN，Boxer Wachler BS. Establishing analysis parameters for spherical aberration after wavefront LASIK. Ophthalmology，2005，112（6）：998-1002.

21. Jain AK，Malhotra C，Pasari A，et al. Outcomes of topography-guided versus wavefront-optimized laser in situ keratomileusis for myopia in virgin eyes. J Cataract Refract Surg，2016，42（9）：1302-1311.

22. Shetty R，Shroff R，Deshpande K，et al. A prospective study to compare visual outcomes between Wavefront-optimized and topography-guided ablation profiles in contralateral eyes with myopia. J Refract Surg，2017，33（1）：6-10.

23. Li X，Wang Y，Dou R. Aberration compensation between anterior and posterior corneal surfaces after Small incision lenticule extraction and Femtosecond laser-assisted laser in-situ keratomileusis. Ophthalmic Physiol Opt，2015，35（5）：540-551.

24. 王雁. 屈光手术后视觉质量和光学质量的提高及有效控制. 中华眼视光学与视觉科学杂志，2012，14（1）：1-4.

25. Van de Huslt HC. light scattering by small particles. Mineols：Dover Publications. 1981：3-5.

26. Patel SV，Winter EJ，McLaren JW，et al. Objective measurement of backscattered light from the anterior and posterior cornea in vivo. Invest Ophthalmol Vis Sci，2007，48（1）：166-172.

27. Wang Y，Li J，Liu YC，et al. Intraocular straylight after thin-flap LASIK with a femtosecond laser versus a mechanical microkeratome. J Refract Surg，2013，29（8）：534-539.

28. Xu L，Wang Y，Li J，et al. Comparison of forward light scatter changes between SMILE，femtosecond laser-assisted LASIK，and epipolis LASIK：results of a 1-year prospective study. J Refract Surg，2015，31（11）：752-758.

29. 李晶，王雁，谢丽丽，等. 准分子激光角膜前弹力层下磨镶术前后散射特征及影响因素分析. 中华眼视光学与视觉科学杂志，2012，14（1）：12-15.

30. Li J，Wang Y. Characteristics of straylight in normal young myopia and changes before and after LASIK. Invest Ophthalmol Vis Sci，2011，52（6）：3069-3073.

31. 王雁，赵堪兴，饶丰，等. 准分子激光原位角膜磨镶术后调制传递函数变化与视觉质量关系的研究. 中华眼科杂志，2009，45（7）：580-586.

32. Koller T，Iseli HP，Hafezi F，et al. Q-factor customized ablation profile for the correction of myopicastigmatism. J Cataract Refract Surg，2006，32（4）：584-589.

33. 王雁，李晶. 正确应对角膜屈光手术发展中的问题及挑战. 中华眼科杂志，2018，54（1）：3-6.

第五章

·····················

像差的理论、测量与表达

传统的角膜激光消融模式通过改变角膜屈光力,矫正屈光不正即低阶像差,提高了病人的术后裸眼视力。但由于残余的高阶像差或因手术过程引入的高阶像差没有得到矫正,特别是暗环境下瞳孔的自然扩大,使高阶像差在大瞳孔状态下变得非常明显,严重影响了病人的夜视力与视觉质量。因此,需要运用像差理论来丰富与提高对视觉的认识,检测出与病人视觉质量相关的问题,并指导相关的屈光矫正手术。

第一节　几何光学中的像差

在我们所熟悉的几何光学中,设计了一种理想状态下的光学系统,系统中的光学元件,如透镜、反射镜等镜面都可看作旋转对称的球面,平面镜则相当于曲率半径无限大的球面镜,设置时使它们有共同的对称轴,这就是系统的主光轴。在几何光学适用范围内,理想的光学系统能够产生与所要观察的物体完全相似的清晰像,传统意义上的视光学问题都是基于几何光学理论来分析与解决的。几何光学中的光是直线,可以利用多种眼的光学模型来认识眼睛的屈光状态,分析其成像过程,理解屈光不正的原理,同时还为屈光手术提供消融原理、计算公式等理论基础。但是,现实世界里的光学系统不可能是完全理想的,其所形成的像与原物体之间也不会完全相似或者达到严格意义上的清晰,也就是说,成像与理想状态或多或少有偏离。

近轴光学,把研究的范围限制在入射光线与光轴之间的夹角 θ 很小的区域,它通常只讨论某一轴线(光轴)具有旋转对称性的光学系统。当夹角 θ 足够小时,从物点发出的所有光线经过光学系统之后都相交于一点,则此点为物点的"完善像",与理想的几何光学系统十分相近。

尽管利用光学系统的近轴区可以获得完美的成像,但是没有什么实用价值。在许多情况下,从各个自然点发出的光束不可能都在近轴区域内,此时的 θ 角比较大,远离近轴区光线的传播光路偏离了理想途径,而不再相交于理想像点,这时,某一个点的成像不再是一个点,而是一个模糊的弥散斑,物平面的像不再是一个物平面,而是一个曲面,而且"像"相对于"物"还失去了相似性,这种成像与真实物体不再相似的现象,就称之为像差(aberration)。像差越大,成像质量越差。

理想的成像要求物点与像点一一对应,而且根据光的可逆原理,使像点与物点之间成为共轭点。因此理想成像具有下列性质:①物方每个点对应像方每一个点(共轭点);②物方每一条直线对应像方每一条直线(共轭直线);③物方每一个平面对应像方每一个平面(共轭面);④光轴上任意一点的共轭点都在光轴上;⑤任何垂直于光轴的平面,其共轭面仍与光轴垂直;⑥垂直于光轴的同一平面内,横向放大率相同;⑦垂直于光轴的不同平面内,横向放大率不等。

由于现实光学系统中存在成像缺陷,使理想成像与实际成像间产生差异,即像差,在几何光学上依据对视觉质量的影响程度分为初级像差和次级像差。

一、初级像差

初级像差(primary aberration)与五个赛德耳系数相对应,因此又称为赛德耳(Seidel)像差,或称经典像差。初级像差包括球面像差（spherical aberration）、彗形像差（coma）、像散性像差（astigmatic aberration）即散光、像场弯曲（curvature of field）和畸变（distortion）。其中，球面像差、彗形像差、像散性像差破坏了点对点的对应，即破坏了光束的同心性。这些像差来自针对傍轴理论最初级的修正，通常由成像系统中偏离傍轴条件的单色光所引起，所以又称为单色像差。此外，由于这些像差都是依据几何光学进行计算，又统称为几何像差。

（一）球面像差

当一个光轴上的物点发出的大角度（远离光轴）平行光线通过一个球面透镜成像时，内、外围光线聚焦的像点在光轴上会产生距离，这种球面镜成像所导致的像差称为球面像差，简称球差（图 5-1-1）。透镜外围的光比内围的光聚焦的像点更靠近球面透镜，就会产生正性球差，反之，外围光比内围的光聚焦的像点更远离球面透镜，则产生负性球差，物体的像在光轴上呈现为对称的圆形弥散斑。像点在光轴上与聚焦平面之间的距离为轴向球面像差（axial spherical aberration，ASA），又称纵向球面像差（longitudinal spherical aberration，LSA）。像点在聚焦平面上与光轴之间的距离为径向球面像差（radial spherical aberration，RSA），又称横向球面像差（transverse spherical aberration，TSA）（图 5-1-2）。

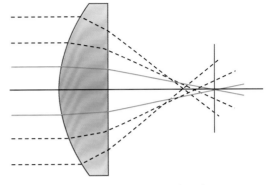

图 5-1-1　球面像差的成像示意图

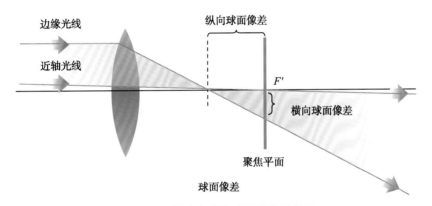

图 5-1-2　横向与纵向球面像差示意图

（二）彗形像差

当一个光轴外的斜光束通过透镜系统时，由于光线入射的透镜部位不同，折射角度产生差异，折射后的光线所形成的多个焦点虽然处于同一个焦平面，但不在同一地点，而且都偏离了光轴，所形成的像在光轴之外呈现为不对称的彗星状弥散斑，或泪滴状的彗形光斑（comatic flare），称为彗形像差，简称彗差（图 5-1-3）。

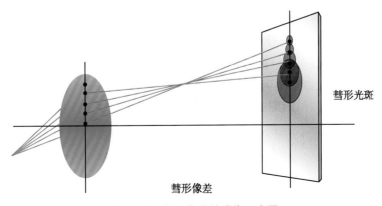

图 5-1-3　彗形像差的成像示意图

彗差与球差之间的差异在于：球差的物点在光轴上，彗差则与不在光轴上的物点有关；球差是由平行光轴的光束产生的，而彗差是由斜向的光束所致。另一个差别是，球差形成的像是沿着光轴对称的，而彗差是不对称的。光学系统的孔径越大，周边光线透过越多，进而产生更多的球差与彗差。彗差的泪滴状弥散斑随着光学孔径的扩大而逐渐增大（图 5-1-4）。因此，可通过缩小光学孔径的方式来改善球差和彗差对成像质量的影响，如果球面像差被消除的话，彗形像差也会减少，但不会消除。同样，人眼可以通过调节瞳孔直径的大小来限制进入眼内的光束，以达到消除或减少球差与彗差的效果。

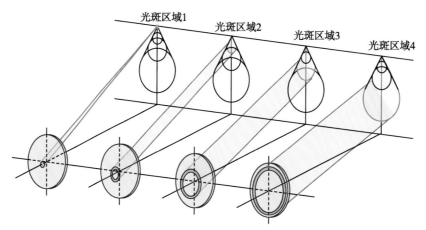

图 5-1-4 随着光学孔径增大，聚焦平面的泪滴状彗形光斑也逐渐增大

（三）像散性像差

当物点的光线通过一个矢向面与切向面屈光度数不等的光学系统之后，不能聚焦成一个像点，而是在相互垂直的矢向面与切向面形成远近不同的两个像点，两个像点之间的距离，称为像散性像差（astigmatic aberration），又称斜散像差（oblique astigmatism）（图 5-1-5）。物点在聚焦平面上的像呈现为椭圆形的弥散斑，对于视光学而言，像散性像差就是指散光。消除斜散像差意味着横向和纵向子午线所形成的像相互重合，可以采用复杂的透镜组合达到矫正的目的。

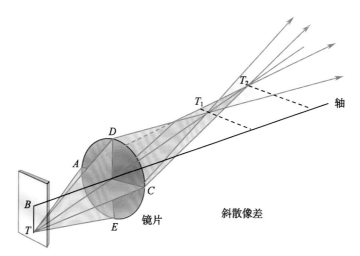

图 5-1-5 像散性像差（斜散像差或散光）的成像示意图

（四）像场弯曲

像场弯曲（curvature of field）简称"场曲"，是指光线经过屈光系统折射之后，成像的焦点从中央向外发生变化，不同离轴区域的清晰像点组成一个清晰成像面，此成像面不再是一个平面，而是一个垂直于主光轴的弧形弯曲面（图 5-1-6）。几乎所有的光学系统都存在像场弯曲的缺陷，如果此弯曲面不能与光学系统的焦平面重合，就会影响成像的质量。由于人眼成像的视网膜呈弧形向后弯曲状，恰好能补偿眼球屈

光系统产生的像场弯曲。现实生活中，在拍摄人员数量较多的团体照时，安排人员弧形排列可以改善像场弯曲导致的相片周边模糊问题。

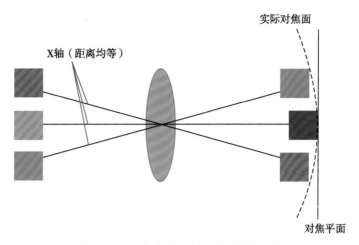

图 5-1-6 像场弯曲（场曲）的成像示意图

（五）畸变像差

畸变像差（distortion aberration）是由于方形物体的周边各物点偏离光学系统中心的距离不同，通过光学系统之后所形成的各点物像，产生了不同程度的棱镜相位移动所致。当光学系统的物像从主光轴向周边移开时，其物像放大率会逐渐变化。同样，物体的不同区域也会因放大率不同的作用而导致成像发生不同的变化，这种放大率变化的结果是像的变形，物体上的直线经过光学系统后发生弯曲。物点离主光轴越远，入射到光学系统的角度也越大，产生的畸变也越大。物像放大率随着入射角度增加而增大时为正畸变，又称枕形畸变（pincushion distortion）。物像放大率随着入射角度增加而减小时为负畸变，又称桶形畸变（barrel distortion）（图 5-1-7）。

畸变的产生，使物与像之间失去了相似性，即外形发生了变化。不过，尽管畸变后的物像有一定比例的变形，但是物像并不模糊，畸变也是初级像差中唯一对成像清晰度没有影响的像差。

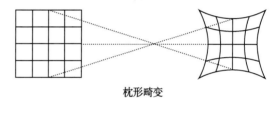

枕形畸变

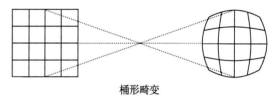

桶形畸变

图 5-1-7 畸变像差的成像示意图

二、次级像差

次级像差（second order aberration）又称为施瓦茨蔡耳德（Schwarzschild）像差，将屈光系统成像的相位用数学方式进一步分解到次低阶，可以得到四项新的像差，它们分别是箭差、次级像散、次级彗差、次级球差。箭差比较特殊，其产生的物像类似箭头的形状，相当于次级的像场弯曲。次级像散、次级彗差和次级球差是分别比相对应的初级像差高两阶的像差，它们对成像效果的影响与相对应的初级像差相似，但影响幅度偏弱。当像差分解成更高阶的时候，经典的初级像差与次级像差已不足以表述，此时就需要物理光学中的 Zernike 多项式等其他方式来表达。

三、色像差

以上对于像差的讨论，只是针对某一个波长的单色光像差，而在日常生活中最常见的是由不同颜色、频率、波长组成的复色光（白光），即混合的七色光。由于同一屈光介质对于不同频率与波长的光线有着不同的折射率，各色光线经过折射之后形成不同的焦距，随之成像的位置、大小也会不同，由此产生色像差（chromatic aberration）的成像缺陷，简称为色差（chromatic aberration）。屈光介质（透镜）对波长较短的光折射率高,对波长较长的光折射率低,由此产生成像焦点位置的变化称为位置色差(chromatism of position),又称纵向色差(longitudinal chromatic aberration)。各色光线随波长变化而成像大小不同称为倍率色差,又称为横向色差(lateral chromatic aberration)(图5-1-8)。

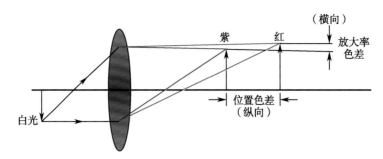

图 5-1-8　色像差的成像示意图

复色光中的冷色光波长较短,折射率高,而暖色光的波长较长,折射率低,因此,冷色光比暖色光的成像位置更靠近屈光介质(透镜),产生位置色差。同样由于折射率差异,冷色光的成像要小于暖色光的成像,此为倍率色差。两种类型的色像差都会影响成像质量,即使在近轴区也不能避免。

当外界的复色光透过人眼屈光系统时,同样会产生成像大小与焦距之差。通常情况下,短波长的冷色光在视网膜前聚焦成像,长波长的暖色光在视网膜后成像,而且暖色光的成像往往比冷色光大,该原理在显然验光中常用于判断屈光欠矫或过矫,即双色试验(duochrome test),又称红绿平衡。色像差是由于屈光介质对不同波长光线产生不同折射而引起,目前尚无理想的方法来矫正色差。

光学设计的一项重要内容就是尽量减少乃至基本消除上述各种类型的像差,从而使光学系统在大孔径和大视场状态下能够良好成像,此时必须对像差进行校正和平衡。通过选取不同折射率和形状的几个透镜组合,对光路中的透镜系统进行优化,达到消除特定像差的目的,以此来提高成像质量。例如:高端照相机的各种昂贵镜头就是一种消像差透镜组,能够显著消除几种像差。

屈光不正病人最先接触的矫正方式是光学镜片矫正,镜片本身也存在球差、彗差、像场弯曲及畸变。设计者可通过缩小镜片的孔径以及消球差透镜组合来消除大部分球差,或者改变透镜的表面形状使其成为非球面镜片,让近轴光线和远轴光线所形成的焦点位置都落在同一个焦平面上,弥散的光斑就会消失,成像的锐度就会明显提高。此外,还可以改变透镜两面的曲率半径,或者在透镜前面加上一个中间光阑来减小或消除彗差,通过球镜与柱镜的组合来消除像散像差,对单一透镜改变外形或采用对称透镜组来减少畸变的影响。

第二节　波阵面像差

一、波阵面与波阵面像差的概念

几何光学认为,光是从点光源发出并向各个方向发散,光的传播呈几何直线进行,对于无限远处来源的光线被认为是平行的线性光束。几何光学中常见的光反射与折射,以及折射后的聚焦现象,都是基于这种线性传播理论。

人类一直对光本质进行不断地探索,对光的认识也在持续刷新。在对几何光学进行探索的同时,人类对物理光学的认识也在不断发展。物理光学在十七世纪出现比较严密的理论,一种是 Isaas Newton 主张的微粒学说,一种是 Christian Huygens 提出的波动学说,微粒说解释了光的反射现象,波动说更好地解释了光的干涉及衍射现象。1865 年 Maxwell 提出光的电磁波理论,随即 Hertz 用实验方法证实了电磁波的反射、折射、干涉及偏振等现象。1905 年 Einstein 提出光的量子学说,解释了光电现象,进一步夯实了电磁波理论。现阶段的研究认为,光是一种具有电磁波本质的特殊物质,具有微粒性与波动性,即波粒二象性。

波阵面（wavefront）和波阵面像差（wavefront aberration）属于物理光学的概念，物理光学认为光线是一种前进中的电磁波，波动理论也完全适用于光的传播过程。在光传播的过程中，必须要考虑光的波动性，光的波源所发出的振动在介质中传播时，相同时间所到达的各个像点所组成的面，称为波面（wave surface）。同一波面上各点振动的相位是相同的，研究者将最前沿的波面称为波前或波阵面，又称为主球面波前。主球面波前上的各个像点又可作为一个个独立的分光源，继续发出振动在介质中传播，其各自形成的波面称为次主球面波前（图 5-2-1）。如果传播路径上的介质均匀且各个方向同性，其形成的波面可以是一个个同心的球面，称为球面波（spherical wave）。当点光源很远时，所形成的球面波很大，球面上的一小部分就与平面十分接近，这种相对局限的波可以称之为平面波（plane wave）。在特定条件下，还可能出现柱面波。波面上某点的正法线方向即为该处波的传播方向，也就是光线的传播方向。

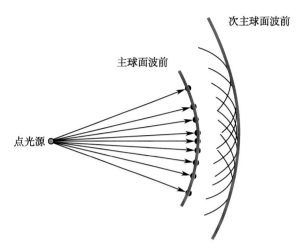

图 5-2-1　波阵面的形成与传播
（图片引自：李耀宇主编《眼波前引导的屈光手术学》）

波阵面的概念，在几何光学中是指相同相位的包络射线（enveloping ray）。点光源向周围发出电磁波的振动过程中，在一些瞬时的状态是相同的，称为相同振动相位。在某一瞬时的振动传播的方向上，同相位的点所形成的面，称为波阵面。波的峰值代表相位超前，而谷值代表相位滞后。在几何光学理想成像的情况下，点光源经过光学系统后所形成的像，应该是一个以理想像点为中心的球面，即理想波面。

由于各种条件的限制，几何光学的理想波面在现实中几乎无法实现。通过仪器实际测量光学系统的波阵面，与理想波阵面相比，二者之间存在的偏差就是"波阵面像差"。同理，眼屈光系统的波阵面像差就是实际测得的波阵面与理想的参考波阵面之间的偏差（图 5-2-2）。如果实际波阵面上的某点位于参考波阵面的前面（相对于光线的传播方向），那么该点的波阵面像差数值就被定义为正值。而位于参考波阵面之后，则被定义为负值；如果某点正好位于参考波阵面上，该点的偏差数值为零。

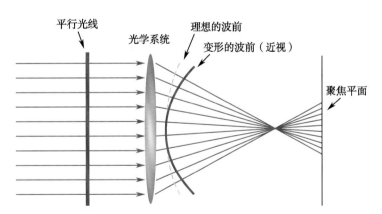

图 5-2-2　实际波阵面与理想波阵面的差异（近视离焦状态）

二、光程与光程差

欲理解波阵面像差，首先需要了解光程（optical path）和光程差（optical path difference，OPD）。光程是指在相同的时间内，光线在真空中传播的距离。在传播时间相同或相位改变相同的条件下，可以把光在某一介质中传播的路程折合为光在真空中传播的相应路程，其数值为光传播的距离乘以传播介质的折射率。如果光线在真空中传播，真空折射率为 1，那么光程等于光传播的距离。如果光线通过非真空介质传播，光程将变长。例如：角膜的折射率约为 1.377，代表光线在角膜组织中传播比真空慢了 1.377 的因子,当角膜厚度为 600μm 时,角膜的光程为:600×1.377=826μm。

当两条光束从同一光源经过两条不同路径时,无论是因为距离不同还是因为距离相同但折射率不同,两条光束将无法同时达到终点,先到的一束光线比另一束光线的相位超前,后到的一束相位滞后,进而产生了光程的差值,称为光程差(optical path difference,OPD)。波阵面像差是实际波面与理想波面之间的光程差。借助于光程差这一抽象概念,可以将光线在不同介质中传播的距离换算为光线在真空中以相同时间所传播的距离,以便于用同一标准来比较不同介质中光线传播状态的不同变化。理想状态下,从瞳孔各点入射眼内的光线可以同时到达视网膜,形成一个理想成像。而实际人眼屈光介质的不完美,光线通过时就会产生不同的路径长度,光程就会发生变化,各条光线的光程与经过瞳孔中心的主光线光程的差值就产生了光程差,即为各条光线的波阵面像差。

第三节 波阵面像差的测量方法

一、历史回顾

早在 1900 年,德国天文学家 Johannes Hartmann 就发明了一种能够测量光线经过发射镜和透镜产生像差的方法,用以找出镜片成像的瑕疵问题。Hartmann 在一个金属圆盘上钻上许多间距相等的规则小孔,将其放在光源与反射镜或透镜之间,并在反射镜或透镜的焦点位置放置一块屏幕记录影像。当光线经过一个完美的反射镜或透镜时,就会在屏幕上记录出一个个间距相等、聚焦规则的光点影像。当屏幕记录影像的间距不等,聚焦不规则时,可测量与计算各种镜片存在的像差。1971 年,Dr. Roland Shack 与 Dr. Ben Platt 在 Hartmann 的基础上进一步改良,采用众多小透镜所组成的数组感应器取代位于镜片焦点位置的屏幕来记录影像,被称之为 Hartmann-Shack 感应器。采用该感应器的测量系统称为 Hartmann-Shack 波阵面测量仪。Hartmann-Shack 波阵面测量技术最早用于天文学研究,随之各种光学仪器、物理技术与计算机参与波阵面像差检查和数据处理,并广泛应用于军事、天文、光学、摄影等领域。

近 20 年来,人眼像差的研究和应用呈现出蓬勃发展的趋势,人眼像差测量从最初冗长烦琐、操作复杂的实验室方法,逐渐发展到如今便于应用和操作的眼科规程。1994 年,德国医师 Dr. Josef Bille 最早将波阵面测量技术用于眼科领域,Dr. Junzhong Liang 和 Dr. David Williams 等人则不断改进和发展波阵面检查的仪器设备,于 1997 年设计出稳定性、重复性以及临床实用价值兼具的全自动波阵面检查仪,并方便、快捷地运用于眼科临床检查。波阵面检测技术的成熟和发展,在准分子激光矫正屈光不正手术中取得了非常好的治疗效果。国外众多准分子激光生产厂家都在致力于开发更加方便、快捷、准确的波阵面检查与手术设备,波阵面像差引导的角膜屈光手术已成为个性化手术的主流方式之一。

此外,波阵面检测技术还成功应用于眼科其他领域,如:角膜接触镜验配、白内障手术、人工晶状体测算、角膜移植、视网膜手术等,以评估各种治疗手段的视觉质量。

二、测量原理与方法

人眼像差测量的实质,是对光线进入眼内所形成的实际波阵面与理想波阵面之间的偏离进行测量。无论是测量视网膜上的光线像差还是瞳孔位置的波阵面像差,都必须考虑人眼单向成像的特殊性,即产生视觉的光必须从眼外射入到眼内的视网膜才能成像。然而人们并不能把波阵面探测器直接放入眼内进行测量,由此决定了眼球像差测量具有一定的特殊性和复杂性,需要采用适合人眼成像特点的测量方法。一台足够精确的波阵面像差仪可检测整个眼球的屈光通路,包括泪膜、角膜前表面、晶状体实质、晶状体后表面、玻璃体、视网膜在内的整个屈光表面 0.05μm 精度范围内的屈光状态,比其他屈光检测系统的精确度高出 20~50 倍。

现阶段的波阵面像差测量技术主要基于两种理论:干涉度量学(interferometry)理论和光线追迹(ray tracing)理论。其中干涉度量学是以光的干涉原理为基础,设计和制造出干涉仪和干涉装置用以各种精密的测量。各种干涉仪可进行天体直径、物质内部结构、光波波长等特殊数据的精密测量。光线追迹理论是用作图法研究光的传播和成像问题，以物点上发出的某条光线为研究对象，并沿着光路不断追踪的方法。

目前，依据上述两种理论的各种客观和主观的心理物理学测量技术应用于眼球光学像差的全面测量，并由此分为两类，一类是客观检测法，主要采用 Hartmann-Shack 原理的出射型波阵面感受器或 Tscherning 原理的入射型波阵面感受器以及光学路径差异型传感器等像差测量仪都属于此类。此类波阵面测量仪基于同一个原理：间接测量出入瞳孔的列阵光线所形成局部波阵斜面，再重新整合这些局部波阵斜面组成完整的波阵面像差。测量装置包括产生光束的光源以及接受波阵面信息，并形成波阵面像差的图像设备。

另一类是主观检测法，即心理物理检查。此类可调节入射型光学像差仪采用 Scheriner-Smirnov 原理进行设计。主观型与客观型检测法的区别在于测量过程中是否需要被测对象作出主观判断，是否对人的主观因素有较大程度的依赖。

这两类波阵面像差仪各有特点，主观像差仪具有测量范围大、准确性好，对人眼无损害，不受人工晶状体和瞳孔直径变化影响等优点。其局限性在于需要病人的配合，矫正偏差的光点耗时长。而客观像差仪具有快速、便捷、采样密度高的优势，但其准确度与重复性容易受到环境照明、头位、眼睑、眼位、泪膜、调节、瞳孔形状等诸多因素的影响。事实上，无论是主观型还是客观型检查都需要被测对象的主观配合，被测者在测量之前，都被要求注视某一个视标，这种注视不可避免地使客观测量过程带有一定的主观性，不当的视标设计和被测者注视能力的差异都有可能导致测量结果的误差。

（一）客观检测法

客观检测法是目前主要的眼波阵面像差测量方法，其中以 Hartmann-Shack 波阵面像差仪最为常用。此外，视网膜成像型像差仪、光线追迹像差仪、空间转换折射仪等都属于客观像差检测仪，其测量方法都是通过检测波阵面倾角的斜率来确定眼球的像差。

1. Hartmann-Shack 像差仪　以 Hartmann-Shack 原理为基础，是一种客观的、出射型、单程的瞳孔面像差测量仪。自 1994 年应用于眼科临床以来，被广泛应用于波阵面像差检查，同时也应用于视觉科学中的自适应光学。

当外界的平行光束进入眼内之后，受到并不完美的屈光间质折射以及像差作用的影响，在视网膜上形成非理想的像点。反之，视网膜上的一个光点经人眼光学系统返回射出，同样由于像差的作用，出射光束也不会是理想的球面波，而是能够反映眼像差状况的变形波面。Hartmann-Shack 像差仪测量此变形波面与理想平面波的差异，等同于测量入射人眼的波面与理想波面的差异。

Hartmann-Shack 像差仪通常采用一束波长 780～860nm 的近红外光作为入射光，应用近红外光有以下优点：①红外光是不可见光，不会引起眼部不适；②对人眼的调节不会产生影响；③对瞳孔直径没有影响；④在眼底形成的反射光波比可见光更强；⑤眼球光学系统的像差对极窄束的近红外光入射过程没有影响，仅对视网膜发出的散射光产生影响。

红外光通过光束分束器形成一个截面半径为 1mm 的窄束入射光，进入眼内后在视网膜上汇聚成一个像点，视网膜的复杂组织结构使之成为一个良好的光反射面。汇聚在该像点的部分光子能量被其反射回来，形成一个以此像点为中心的球面散射光波，再经过人眼光学系统后射出眼球。射出的光波通过网格状排列的微透镜阵列之后，分离为众多细小的光束，每一束细小光束都聚焦到各自所通过微透镜的焦平面上，形成与透镜中心相对应的光点。此时，处于焦平面上的电荷耦合装置（charge coupled device，CCD）接收与识别这些光点信号，从而在接收平面上给出光点的阵列。光波从存在像差的眼球射出所形成的变形波面，经过微透镜阵列聚焦后形成不规则点阵，再通过测量这些不规则点阵列与理想点阵列的偏差来计算波阵面偏差的大小[1,2]（图 5-3-1）。在微透镜阵列的聚焦点已知的情况下，测量与变形波面在任一微透镜的实际聚焦点之间的距离，再通过计算机中的公式计算得出波阵面斜率，每一个微透镜抽样的波阵面斜率再经过波阵面重构形成眼球实际的整体波阵面像差（图 5-3-2）。这种测量波阵面斜率的方法是目前众多像差仪共同遵循的测量原理。

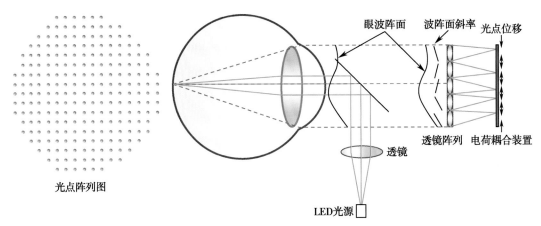

图 5-3-1　Hartmann-Shack 像差仪的测量原理图

红外光线投射入眼内(实线),通过微透镜阵列检测波前倾角的斜率,形成点阵排列

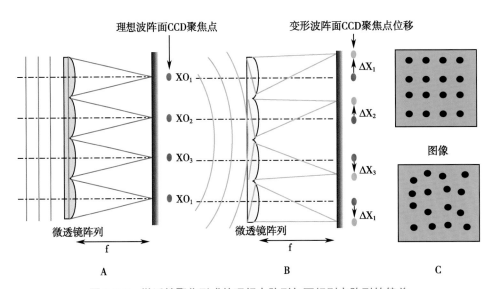

图 5-3-2　微透镜聚焦形成的理想点阵列与不规则点阵列的偏差

A. 微透镜阵列的理想聚焦点阵列;B. 变形波面形成的实际聚焦点阵列;C. 波阵面传感器上的点阵列偏差

　　Hartmann-Shack 像差仪中的一个关键器件就是阵列透镜,其测量精度与透镜的尺寸和个数相关,灵敏度则由微透镜的焦距决定。它的作用是使射出眼球的波面在多个孔径与距离相等的微透镜分割下形成各自对应的子波面,测量出每一个子波面的平均斜率,为拟合整体像差波面提供必要的精度数据。阵列透镜的密度越高,子透镜数目越多,将射出波面切割得越小,测量精度也就越高。由于传统的加工方法不能够做到均匀、高密度地排列各个子透镜,精确性无法保障,进而极大地限制了它的应用。直到 20 世纪 70 年代,随着二元技术和光学微细加工阵列透镜技术的发展,Hartmann-Shack 传感器才在多种光学测量中获得广泛的应用,其中,对光束质量的像差测量被绝大多数像差仪厂家采用,虽然不同品牌的 Hartmann-Shack 像差仪的微透镜参数设计不同,但通过调整微透镜的孔径、密度、焦距的动态范围以增加 Hartmann-Shack 像差仪的测量精度,其原理与目的是相似的[3]。

　　Hartmann-Shack 像差仪主要有下列优点:①充分的光波填充方式对整个瞳孔区都进行取样检测,敏感性非常高;②眼球波阵面像差的测量精度可达微米级;③入射与出射的光波受到的散射影响较小。

　　该检测法的主要缺点在于黄斑下脉络膜的个体差异,光线在黄斑部穿透过深,容易产生干扰性的散射回波。此外,病人的旁中心注视使黄斑部被照亮的程度受到影响,限制了波阵面检测的准确性。Hartmann-Shack 像差仪的分辨率主要受到单个透镜的尺寸所限制,当像差增大到一定幅度,比如圆锥角膜以及角膜激光手术后严重的不规则散光,一般像差仪所采用的 0.5mm 透镜孔径参数无法满足像差的动态变化范围,会出现一些不精确的像差数值。J F Bille 实验室设计的一种新型闭环型自适应光学波阵面像差仪,微透镜尺寸小于 0.01mm,其精度比目前所使用的 Hartmann-Shack 像差仪有了大幅提升。尽管如此,Hartmann-Shack 像差仪的优点仍然是主要的,它仍然是目前最常用的眼球像差测量方式。目前,采用 Hartmann-Shack 原理的主要代表设备有 AMO/VISX、Alcon、BAUSCH & LOMB、Carl Zeiss、Schwind 公司生产的像差仪。

2. Tscherning 视网膜成像型像差仪 是一种客观的、入射型和视网膜成像型的像差仪。其获取的眼球波阵面像差数据是由视网膜上的成像偏差来定义的,故又称为视网膜成像法。其基本原理是:入射进人眼的一束波长为 660nm 的可见光,经过一个类似于早期 Hartmann 屏幕的多个通光孔不透明屏,得到 168 个排列整齐的网格样细窄光束阵列,这些细光束从瞳孔的不同位置同时进入人眼,并经过人眼光学系统折射,每一束光分别在视网膜上的不同区域聚焦并从视网膜返回射出瞳孔。反射的多点图像被焦平面上的 CCD 捕获,得出这些细光束在视网膜上的分布位置(图 5-3-3)。然后与几何光学中常用的 Gullstrand 理想简化模型眼计算得到的这些细光束理想位置进行比较。实际位置和理想位置的点阵图像偏移结果的大小与相对应位置点阵图像的波阵面斜率成正比,从而用数学方式计算人眼的波阵面像差。整个检测过程中,入射光与反射光会两次受到人眼光学系统像差的影响,而我们只关注单程入射的眼球像差,为了避免射出时的人眼像差干扰,CCD 成像系统的范围限制在眼轴附近 1mm 直径的圆形区域,此范围内的入射与出射光受到的眼球像差影响都被仪器所忽略,因此,Tscherning 测量法仍然是单程入射型测量,也因此带来瞳孔中央 1mm 区域数据缺乏的弊端。

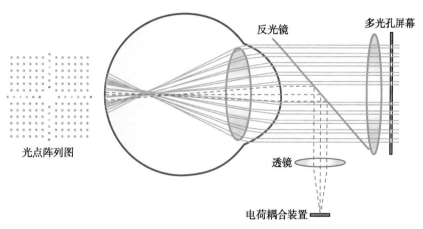

图 5-3-3 Tscherning 像差仪原理图
实线为入射光,虚线为出射光

Tscherning 像差仪的优点是对入射的可见光进行测量,对于黄斑中心凹穿透率低。缺点是很多的投射光束同时入射,且缺少瞳孔中心数据,在眼球像差较大情况下容易引起点阵的光学叠加,导致计算准确度降低。检测屈光度范围局限在 +6.0～-10.0D 之间,对中央岛、偏中心、不规则散光等无法获取相应的有效资料。Tscherning 原理的像差仪在计算光束位置的偏离时,要用到一个理想化的人眼模型,而这个模型是根据眼球的各种屈光状态不断地调整来实现理想化的,这个过程也容易产生误差。Tscherning 检测方式的诸多不足,使之成为临床上应用较少的一种波阵面像差仪[4]。其主要代表设备有 WaveLight 公司生产的 Analyzer 像差仪。

3. 光线追迹像差仪 始于 1997 年,其基本原理是:细窄光束通过一个扫描镜按顺序从瞳孔的不同位置投射入眼,每一条光束受到所经过的不同光路的像差影响,其在视网膜上聚焦形成的图像位置也不一致。每一条光束的实际成像与理想成像之间形成一个局部波阵面倾角,实际成像也会产生与该局部波阵面倾角成正比的移位。像差仪中的 CCD 捕获该光束在视网膜上的图像信息,并通过计算成像实际位置与理想成像位置的偏移得出每一条光束的像差,进而整合所有光束的像差来重建眼球的波阵面像差[5](图 5-3-4)。

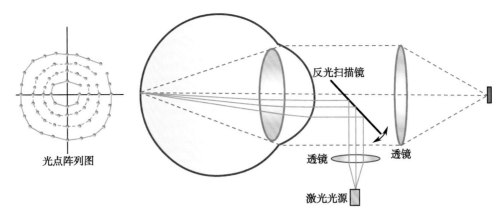

图 5-3-4　光线追迹像差仪原理图
一束束细窄激光源通过扫描镜后，持续投射到视网膜上（实线），其连续的图像被 CCD 相机捕获（虚线）

光线追迹像差仪根据入射光产生的图像移位结果来测算眼球波阵面像差的原理，与 Tscherning 像差仪基本一致。其不同之处在于，Tscherning 像差仪的众多细光束是同时投射入眼的，而光线追迹像差仪通常是将每一束光线当作独立的光线，其 256 条光束是按顺序快速、连续投射入眼，像差仪沿着每一条光束所通过的光路不断追踪并捕获像差数据，每一条光束都要进行重新计算，因此，这种图像捕获的连续性使该方法处理像差数据时的速度比较缓慢。为了避免临床使用的误差，该像差仪需要增加一个位置传感器以及进行更加快速的光束投射。

由于光线追迹像差仪采用连续投射的光源，并逐条进行追迹与计算，使该技术具备非常大的动态测量范围，包括整个瞳孔区的数据都可以使用，不会出现 Tscherning 像差仪的中央区域数据缺失。而且这种按光线投射顺序逐条获取像差数据的方法可以避免光学叠加作用的影响。但是，光源连续投射的特性也使得图像产生的位置对眼球运动非常敏感，当下一条光线在视网膜上被再次成像时，视网膜的位置和形状都可能发生改变。视网膜空间的非一致性影响视网膜反光，进而影响光点的强度分布扭曲，导致测量误差。这种情况在眼球固视情况不佳或像差增大的情况下会比较常见，其精确性被复杂化。目前主要代表设备是 Tracey 公司的 iTrace 视网膜光线追踪仪。

（二）主观测量法

眼球像差的主观测量方法在早期应用较多，目前仅有少数厂家还在使用。主要包括 Scheriner-Smirnov 原理的可调节入射光线折射仪，Scheiner 屈光计原理的可调节入射光线折射仪，以及干涉理论为基础的 Twyman-Green 干涉仪。其中，Scheriner-Smirnov 原理的可调节入射型光线折射仪应用相对较多。

Scheriner-Smirnov 像差仪是基于 Scheriner 圆盘工作原理设计的一种光线追迹方式、可调节入射型的像差检测装置。其获取波阵面像差数据是由一束病人主观调节的光线来补偿像差的方式得以实现的。Scheriner 圆盘的工作原理是：中央的小孔位于瞳孔中心，另外一个小孔处在边缘，人眼通过两个小孔观察远处的物像。如果人眼没有像差，物体通过两个小孔将成像于视网膜的同一个位置。如果人眼有像差，那么通过两个小孔看到的图像将是部分重合或者完全不重合。

Scheriner-Smirnov 像差仪将两束细窄的探测光线射入人眼，其中一束光从瞳孔中心入射，另外一束光则从瞳孔区的不同位置入射来完成各个位置的图像抽样。类似 Scheriner 圆盘工作原理，对于没有像差的人眼，两束光应该聚焦在视网膜的同一个位置。由于人眼并不是理想的光学系统，平行光线从不同的瞳孔位置进入人眼后，由于像差的影响，两条光束在视网膜上成像位置将产生偏移。其中，通过瞳孔中心的光束与视网膜的交点被认为无像差的理想交点，并作为标准参考位置。另外一束光线的成像点与标准位置的偏差，即为此光束所经过的光学路径的像差。

主观型设计的 Scheriner-Smirnov 像差仪在瞳孔面设置一系列不同位置的光束入射点，被测者主观调整这些不同入射点的光束入射角度，使这些周边光束的视网膜成像与瞳孔中心光束的理想成像位置重合。系统通过测量被测者所调整的入射角度，并依据其正切值，就可以得到光束在瞳孔区不同入射位置的波阵面斜率，经过反复多次测量就可得到人眼整体的波阵面像差。

主观像差仪具有测量范围大、准确性好的优势，缺点是需要被测者主观配合，测量结果的可靠性与被测者的配合和理解能力密切相关。测量过程要求被测者完成很多次的点击调整，每眼重复测量数次，一旦配合能力较差，将延长测量的耗时。

主观像差仪的代表设备主要有 Emory 视觉矫正系统、Nidek 的 OPD-Scan 系统、苏州的 Wave Front Refractometer 系统。

（三）其他类型的测量方法

近年来，又有一些新的波阵面检测技术被研发应用。曲率传感器（curvature sensor）、金字塔传感器（pyramid sensor）是基于相位差异（phase-diversity）原理的像差仪，依赖不同位置、不同相位临近区域图像的对比变化获得偏差信息，经强度传输方程计算获得人眼的波阵面像差信息。

曲率传感器的原理是将眼内射出的光线聚焦，并在聚焦透镜焦点的两侧相同距离放置平板，在没有像差存在的理想状态，两个平板上像点的明暗度是一致的，但在人眼存在像差的情况下，两个平板上成像的明暗度产生差异，测量并应用此偏差可以获取人眼的波阵面像差（图 5-3-5）。曲率式传感检测技术主要依赖于平面板成像点的光强变化，与同样为出射型的 Hartmann-Shack 像差测量技术相比，具有更大的测量动态范围和更少的费用。缺点是需要更长的测量时间，以及为了获得最佳的分辨率而增加离焦幅度所造成的传感器敏感度下降，意味着对于高阶像差的测量没有预想中精确[6]。

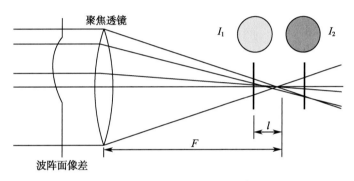

图 5-3-5 曲率传感器测量示意图

另一种基于相位差异原理测量波阵面像差的方法是金字塔传感器，在该系统中，射出眼球的光线经透镜汇聚至焦点，在焦点处放置透明的金字塔样原件，将光线分成四部分，光线通过与出瞳平面透镜共轭的聚焦透镜之后，再投射到 CCD 平面上，由于眼球像差的存在，四幅图像的强度产生差异，应用此差异来计算人眼的整体波阵面像差（图 5-3-6）。

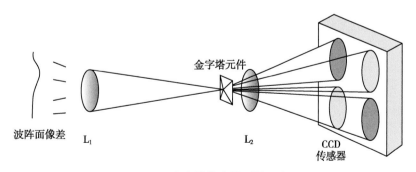

图 5-3-6 金字塔传感器测量示意图

金字塔传感器测量的主要优点是对人眼像差波动范围的易适应性，传感器的动态范围可以修改。此外，在小幅度测量范围内比 Hartmann-Shack 传感器更为灵敏[7]。

除了上述各种主观与客观像差仪之外，获取人眼像差的另外一个方法就是测量眼球各个屈光面形状和相互之间的距离。随着眼前节成像技术的不断进步，利用生物学测量、三维角膜地形图、Scheimpflug 光学扫描成像、光学相干断层扫描成像等装置，已经可以测量角膜与晶状体的前、后表面形状。超声波技术和新近出现的部分相干光测量技术可精确测量人眼各部分的长度以及相互距离,这些数据综合起来可描述个体人眼的像差特征。

第四节 波阵面像差的表达方式

波阵面像差可以用光程差 OPD 来描述,单位是微米。由于无法在人眼内部测量波阵面像差,因此目前多是在光线出瞳的位置获取像差数据。即测量实际波面在出瞳平面的不同位置上相对于理想波面的光程差。根据美国光学学会(Optical Society of America,OSA)标准,推荐采用右手坐标系作为眼坐标系,选用视线轴作为测量与计算人眼光学像差的参考光轴(reference optical axis),用此方法所计算的波阵面像差是以瞳孔中心为笛卡尔坐标系的原点。

波阵面测量记录完成之后,波阵面再现的表示方法有下列几种常用方式:

一、图形表示法

通过像差仪测量获取的人眼像差,可依照理想波面与对应位置的出瞳波面的光程差,以高度不同的 2D 或 3D 图形显示,并以不同的冷暖色调表示光程差的大小和方向,类似角膜地形图,这是最直观的像差表达方式(图 5-4-1)。其优点是比较直观、方便,可对眼像差分布做定性了解。但该方法的缺点是无法对具体的像差数值进行量化。

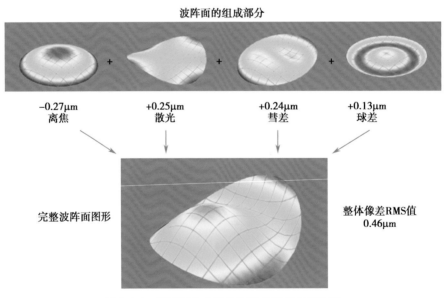

图 5-4-1 眼球整体的波阵面像差及其分解图形

二、数学表达法

数学表达法可以对人眼的像差做定量描述与分析。波阵面像差是位置坐标函数,可应用数学多项式将其展开,以便于描述与分析并量化人眼像差的具体数值。多项式的种类较多,有 Zernike 多项式、傅里叶多项式、幂级数多项式等,目前国际上常用 Zernike 多项式的拟合表示法来对像差进行分解。

(一)Zernike 多项式表达

Zernike 多项式,也称为 Zernike 循环多项式,它是针对圆形瞳孔最常用的正交归一多项式。所谓正交归一是指任何两个不同的 Zernike 像差在单位圆内(圆形瞳孔)积分为零(正交),而任何一个 Zernike 像差的平方在单位圆内的积分为一(归一)。Zernike 多项式的正交归一性质,支持了像差平衡理论。由于人眼的像差图形并不规则,Zernike 多项式可将人眼复杂的像差形状分解成基本形状的组合,便于像差的描述。Zernike 多项式由多个适合描述人眼波阵面像差的三角函数组成,该多项式的一个显著优点是在单位圆内单独各项之间为相互正交,可以将像差分为多阶,各阶又可再分为多项,可对每项进行单独分析[8]。

Zernike 多项式表达方式由 OSA 统一为:双指数表达与单指数表达。双指数表达形式为 Z_n^m,可以同时表示像差阶数(n)与方位角频率(m),可显示多项式种类,有利于精确描述像差。例如:轴散光 Z_2^2,上方 m 为 2,代表方位角频率为 2 次,下方 n 代表阶次为第二阶像差。单指数表达形式为 Z_i,表达方式相对简单。例如:球差表达为 Z_{12},彗差分别为 Z_7 和 Z_8。其中,双指数的前 7 阶,单指数前 35 项最为常用。如果用 Zernike 多项式金字塔表示,代表行的 n 值越大,像差的阶数越高,表示像差的图形越复杂。代表列的 m 值越大,表示像差描述的范围越接近瞳孔的周边(图 5-4-2)。

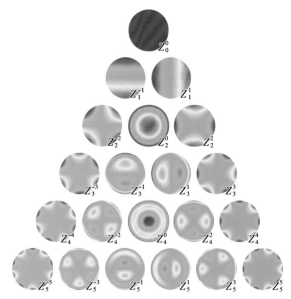

图 5-4-2 双指数表达的 Zernike 多项式金字塔排列,波阵面像差被分解为 5 阶

Zernike 多项式的分阶代表了像差的等级,用 S 表示。零阶像差只有一项,代表一个恒量,对成像质量没有影响。第一阶像差有两项,分别代表眼球向 x 轴或 y 轴的倾斜,与眼睛的位置有关,与光学特性无关,可用棱镜矫正;第二阶像差有 3 项,分别代表离焦(defocus),即近视、远视及规则散光,其中,近视产生的是正性离焦(positive defocus),远视产生的是负性离焦(negative defocus),规则散光(astigmatism)产生垂直与倾斜成分的像差,第二阶像差是影响视觉质量的主要像差。零阶至第二阶的像差在 Zernike 多项式分阶中,又被称为低阶像差(lower-order aberration)。无论采取何种方法,只要消除了低阶像差,人眼的视力会得到明显的提高。分阶中的第三阶及以上的像差,又被称为高阶像差(higher-order aberration)。第三阶像差有四项,分别是水平与垂直彗差,以及水平与倾斜方向的三叶草像差(trefoil)。第四阶像差有五项,分别是球面像差、次级散光和四叶草像差[9](图 5-4-3)。Zernike 多项式分阶可将人眼高阶像差分解至第八阶,对应 42 项像差[10]。像差的阶数越高,像差数值越小,其对不规则表面的描述也更加细节化。同样,通过 Zernike 多项式的复杂数学方法,可将整个眼球光学系统分解成若干个单独部分,并将其拼凑组合成近似的波阵面图形,进而拟合出近似的光学成像表面。

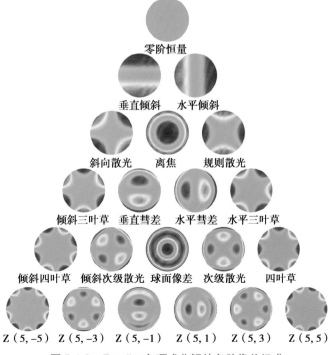

图 5-4-3 Zernike 多项式分解的各阶像差组成

正常情况下，多数人眼的高阶像差并不大，但也有一些人眼由于受到高阶像差的影响，导致最佳矫正视力下降而被认为是弱视。波阵面像差检测可以帮助临床诊断与排除弱视，进而采取波阵面像差引导的手术来进行矫正。

从理论上讲，Zernike 多项式是眼波阵面重建最好的基函数。所谓波阵面重建，是指将所有采集到的波阵面像差数据转换成实际手术时的消融模型。Zernike 多项式虽然可以通过多个表面的叠加形成眼睛表面的复杂像差图形，并进行定量分析，但由 Hartmann-Shack 像差仪采集的众多数据点，并不能全部用来转化成实际手术的消融模型重建，其经过第六阶的 Zernike 多项式转换时只有 40 个可用的数据点，明显降低了它的分辨率。此外，由于 Zernike 多项式对像差的细节有滤波效应，重建的波阵面消融模型相对比较粗糙，图像边缘不为零的边界效应影响了模型的细节，使其无法精确显示第六阶以上的高阶像差。例如：对于一个复杂的人脸表面，虽然经过了第 10 阶 Zernike 多项式重建，人脸的形态逐渐接近，但两者之间的差距依然存在（图 5-4-4）。

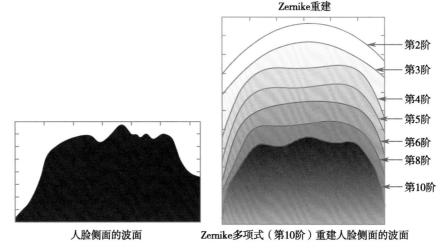

图 5-4-4 人脸表面经过 Zernike 多项式分析的重建

（二）傅里叶表达法

傅里叶数学表达法来源于法国数学家和物理学家 Baron Jean Baptiste Joseph Fourier（1768—1830）。傅里叶表达的核心理论是：一个任意的函数，均可看作是由一系列具有不同周期或频率的基函数的线性组合，傅里叶分析可将一个复杂函数分解成一系列简单函数，也可将一系列简单函数组合成一个复杂函数。同理，复杂函数表达的光学信息通过傅里叶表达法进行分解与组合，转化为比较简单且易于处理的表达方式，求出光学系统对这些简单形式的响应，再综合出光学系统对复杂信息的响应。

复杂的函数通过傅里叶分析分解为一组正弦函数，称为傅里叶级数（Fourier series），用于表达复杂函数和眼波阵面（图 5-4-5）。与 Zernike 多项式相似，傅里叶级数也可以通过一组基函数来完成对眼波阵面的重建。这种方法通过适当调整波长与振幅、增加正弦波频率的方式来描述或构建复杂的人眼像差形状（图 5-4-6），频率越高的正弦波，对像差形态的描述也越精细。

与 Zernike 表达法相比，Fourier 表达法可将 Hartmann-Shack 像差仪采集的所有数据点进行计算，并可以优化取值，且没有滤波效应，其正弦波的边缘皆为零，没有边界效应，重建的波阵面消融模型

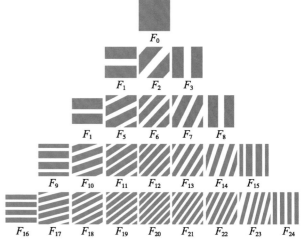

图 5-4-5 从 0 到 4 阶傅里叶级数的金字塔排列：阶数越高，条纹频率越高越密集

边界更加平滑,模型更为精细,能够显示相当于 Zernike 级数第 20 阶的像差细节。同样,对于复杂人脸表面形态的分析,Fourier 多项式通过增加高频率的正弦波,能比较精细地重建人脸的真实形态(图 5-4-7)。

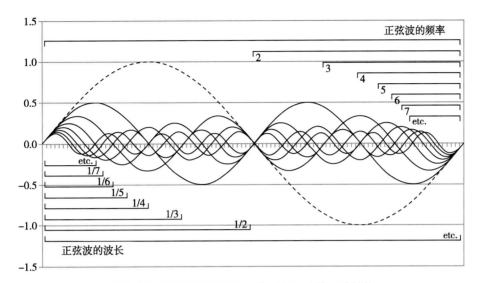

图 5-4-6 不同频率的正弦波描述与重建傅里叶级数

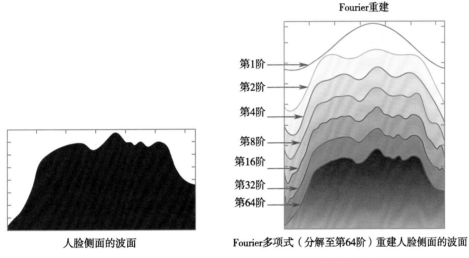

图 5-4-7 人脸表面经过 Fourier 多项式分析的精细重建

Zernike 表达与 Fourier 表达均采用解析函数表述,解析之后的傅里叶级数与 Zernike 多项式都是正交归一的基函数,不同之处在于前者是圆形瞳孔上的正交归一,而后者是矩形瞳孔的正交归一。两种眼波阵面表达法之间的数据可以实现互换,互换的目的是为了进行相互之间的比较,前提是没有误差或尽量减少误差。通过数据互换,人眼的 Hartmann-Shack 像差图像可以用 Zernike 多项式来理解和分析像差的组成,同时又可以利用傅里叶分析来快速处理像差数据,为临床提供各种人眼像差的检查,以及为波阵面像差引导的准分子激光消融重建细致、精确的消融模型。特别是针对术后残余高阶像差的不规则消融面,Fourier 分析在二次增效手术前的波阵面重建细节上有更大的优势。

(三)均方根值表达

虽然 Fourier 级数与 Zernike 多项式能够描述像差的组成和性质,并重建人眼的波阵面像差模型,但仍然需要一个对像差数据进行具体量化的指标。最简单的方法是采用均方根(root mean square,RMS)值,它可以描述出瞳平面上的像差量,单位为微米。

均方根值表达是对出瞳平面上各种像差的值进行统计平均时,经常采用的一种方法。由于不同像差值的方向不一致,其数值可以为正,也可以为负,如果简单使用算术平均,很可能会因为正、负值的相互抵消，导致平均值无法真实反映像差的大小。因此常将 Zernike 多项式的每项像差值平方后再求和，求其平均值，然后再开方，得出其整体波阵面像差的均方根值。RMS 值可以比较准确地反映波阵面图像偏差的大小，同时其单位和量纲均保持不变。

当人眼的波阵面被扩展为一组 Zernike 多项式时，任意一项多项式都可以用 RMS 值的方式表现。除了人眼出瞳区各点像差的整体均方根值之外，由于任意一个 Zernike 多项式都是独立的，因此可以任意组合来计算 RMS 值，也可以用公式分别计算出低阶与高阶像差的均方根值（图 5-4-8）。

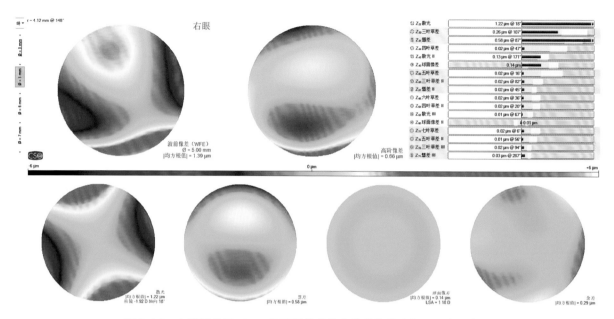

图 5-4-8　角膜像差图，RMS 值可具体数值化整体像差或每一项高阶像差

RMS 值可具体数值化整体像差或每一项高阶像差，并估测出每种像差在总体像差中的占比，但无法展示出像差的独特形态，以及对视功能和视网膜成像质量的影响。因此，采用图像及 RMS 值共同表达人眼的波阵面像差，既能展示出像差的形态又能以数值来衡量像差的大小。

（四）高阶像差的百分比

除了通过多项式分解以及 RMS 值的大小来判断各阶像差对人眼视觉质量的影响之外，还有一个更直观的指标，即高阶像差占比。人眼在正常情况下，该数据应该<10%。当高阶像差的比例占到人眼整体像差的 20% 以上，人眼视觉质量开始下降，此时，需要考虑采用波阵面像差引导的屈光手术来降低其过高的占比。而当高阶像差比例占到整体像差的 40% 以上时，表明角膜存在较为严重的不规则，此时应该考虑角膜地形图引导的屈光手术进行修正。

除了上述评价指标之外，波前分析还可应用特定的计算参数来描述成像质量，其中点扩散函数与调制解调函数比较常用。

（五）点扩散函数

物理光学中，点光源可用点脉冲（δ 函数）来表达，其通过光学系统之后，在聚焦平面形成的光场分布（光点扩散）被称为脉冲响应，可用函数值表达，即脉冲响应函数，又称为点扩散函数（point spread function，PSF）或光学传递函数（optical transfer function）（图 5-4-9）。

如果点光源越少受到光学系统像差和衍射的影响，成像的光场扩散面积就会越小，成像的质量也

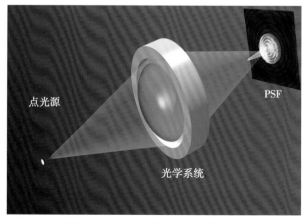

图 5-4-9　点扩散函数（PSF）的示意图

越好；此外，光强度越大，说明点光源通过光学系统之后的能量衰减越少，成像质量也越好。同样，眼的点扩散函数是对点光源在视网膜成像形状进行描述的光强分布函数。理想状态下的人眼 PSF 值主要受到衍射的影响，为衍射受限系统，PSF 在视网膜成像为正圆形的艾里盘（Airy disk），其对称性、完整性、对比度都较高（图 5-4-10）。但是，当人眼一旦存在非对称性像差（彗差、像散像差）时，PSF 的形态将不再对称、能量也变得分散，成像出现不对称扩散。此时，Zernike 多项式分解的各阶像差可用 PSF 来表达，即存在 Zernike 多项式金字塔中某一个高阶像差的眼，所实际看到的点光源影像（图 5-4-11）。

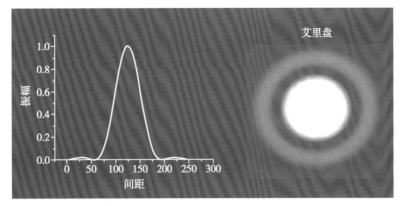

图 5-4-10　点光源的衍射形态

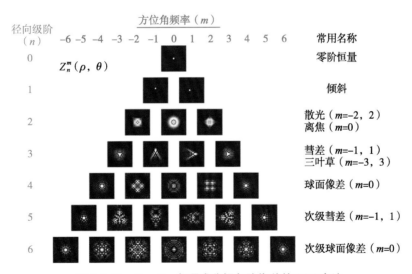

图 5-4-11　Zernike 多项式分解各阶像差的 PSF 表达

点扩散函数是位置坐标函数，可表示为 $P(x, y)$，单位是 μm。其与人眼的瞳孔直径密切相关，扩大或缩小瞳孔直径都会对 PSF 的形态与大小产生影响。随着瞳孔直径扩大，彗差比例将增加，PSF 的光场分布面积也越大，点光源的成像质量下降（图 5-4-12）。但并不意味着瞳孔直径越小其成像质量越好，当瞳孔直径小于 2mm 时，由于受到衍射效应的影响，PSF 反而会增大。

在视觉光学中，通过将 PSF 与视标函数进行卷积运算，可以模拟出人眼存在波阵面像差的情况下，视标在视网膜成像的模糊程度，称为有效模糊（effective blur），用以研究低阶像差的离焦与高阶像差的球差、彗差对视网膜成像的影响（图 5-4-13）。同时还可以借助 PSF 帮助病人准确描述其视物变形、视物"拖尾"等视觉质量问题的主诉。这种方式可以让医生"看到"病人所切身体验的图像变形，并模拟潜在的治疗方法来改变病人的 PSF（图 5-4-14）。

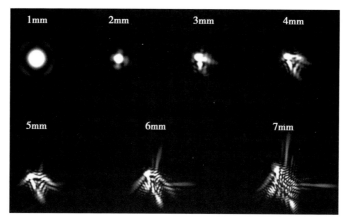

图 5-4-12　不同瞳孔直径的点扩散函数形态

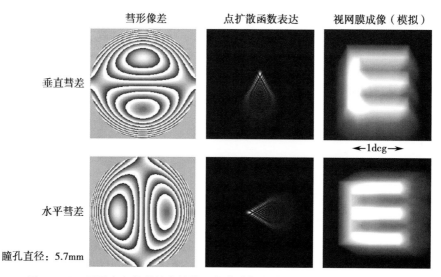

图 5-4-13　不同方向彗差的点扩散函数表达与有效模糊（瞳孔直径：5.7mm）

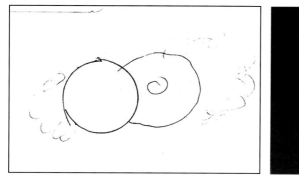

病人绘制的光晕模糊形状

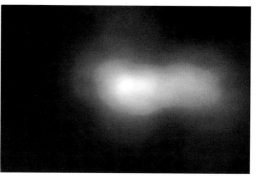

PSF显示的光晕模糊形状

图 5-4-14　点扩散函数对视觉质量的状态重现

（六）调制解调函数（调制传递函数）

视觉光学领域中，物体由一系列不同空间频率、相位、方向的正弦明暗条纹叠加而成。相邻的两条明暗正弦条纹，称为一个线对。相邻的两条明条纹或暗条纹之间的距离，称为一个空间周期，其单位为 mm（图 5-4-15）。一个空间周期对应一个线对，单位距离内（每毫米）所能分辨的正弦条纹的空间周期数量，即 1mm 范围内所包含的明暗条纹数（线对数），称为空间频率（spatial frequency），也称分辨率。空间频率反映的是正弦条纹光栅的疏密程度，单位距离内（每毫米）的线对数量越多，光栅越密集，空间频率越高，反之则越低(图 5-4-16)。空间频率的单位是线对 / 毫米(lp/mm)。在视光学中,常用单位视角内包含的明暗条纹数(cycles/degree,c/deg)来表示人眼能分辨出的空间频率,正常人眼≥30c/deg,其值越大,视觉质量越好。

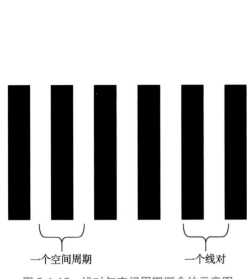

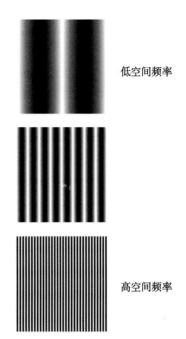

低空间频率

高空间频率

图 5-4-15　线对与空间周期概念的示意图　　　　图 5-4-16　不同空间频率的正弦条纹光栅

正弦明暗条纹的清晰度,常用该条纹的参数调制度 M 值表示,而该条纹通过人眼光学系统在视网膜成像的清晰度,采用参数调制度 M' 值表示。正弦条纹的调制度(清晰度)M 值,与光照度相关,而 M' 值则与光照度以及正弦条纹的空间频率密切相关。当空间频率很低时,单位视角内的条纹数量少,人眼视网膜成像的正弦条纹调制度 M' 值几乎等于 M 值。当空间频率越来越高,单位视角的条纹数量越来越密集时,人眼成像的调制度 M' 值将越来越小。条纹光栅在视网膜成像的调制度 M' 值随空间频率变化的函数,称为调制解调函数,又称调制传递函数(modulation transfer function,MTF)。MTF 函数值可表示为:
$$MTF = M'/M。$$

由于物体是由各种空间频率组成,MTF 值是空间频率的函数,反映了光学系统对不同空间频率的传递能力。因为人眼成像的清晰度不可能超过原有的正弦条纹光栅,所以 MTF 值必定大于 0,小于 1,介于 0 和 1 之间。在某一特定的条纹空间频率下,MTF 值越接近 1,说明人眼分辨该频率正弦条纹的清晰度越高。随着空间频率逐渐增大,成像的 M' 越来越小,MTF 值也逐渐变小。

人眼的 MTF 值主要受瞳孔直径、衍射、和人眼像差等因素的影响,当人眼不存在像差时,只会受到衍射效应的影响,衍射效应与瞳孔直径密切相关,瞳孔直径越大,衍射效应越小,MTF 值越高(图 5-4-17)。而实际情况是,瞳孔直径越大,像差的产生会使 MTF 值降低,不同程度的屈光不正也对 MTF 值有显著的影响。人眼的视觉质量下降首先对精细视觉(高空间频率 MTF 值)产生影响,MTF 值可测量存在像差的光学系统在其成像过程中的高空间频率对比缺失[11,12]。

在视光学实践中,常用图形法表示 MTF 值的变化曲线。坐标轴的 x 轴表示空间频率 F_x,y 轴表示 MTF 值。正常人眼的 MTF 值随着空间频率的增加呈下降趋势,其曲线由低空间频率向高空间频率逐渐接近至 0。MTF 曲线的纵坐标从下到上、从 0 到 1,没有单位,代表人眼成像接近实物状况的百分比。1 代表 100%,MTF 值等于 1 是一个理想状态,现实中是不可能达到的,曲线即使在低频区也只能无限接近 1,但永远不能等于 1(图 5-4-18)。

如图 5-4-18 的 MTF 曲线所示,曲线 a 代表人眼对低频率条纹反应适中,随着空间频率提高,它的衰减过程很慢,说明该眼的视觉质量很好。曲线 b 代表人眼的低频条纹成像清晰度很好,随着空间频率提高，它的曲线衰减比 a 曲线快，说明该眼在高空间频率的视觉质量差于 a 曲线；曲线 c 代表人眼在低频条纹反应较差，随着空间频率增加，它的衰减过程也很快，说明该眼受到像差的影响，视觉质量不佳；曲线 d 代表人眼对低频率条纹的分辨率很差，随着空间频率提高，曲线迅速衰减，表明该眼的分辨率除了受到像差的影响，可能还有其他的眼科疾病存在，视觉质量很差。

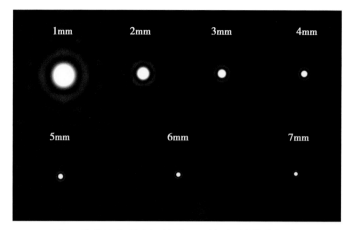

图 5-4-17 理想无像差的人眼为衍射受限系统，衍射效应与瞳孔大小成反比

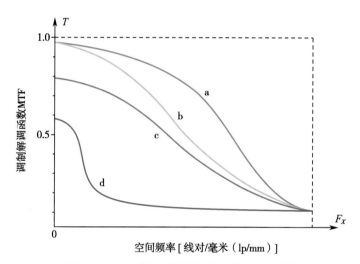

图 5-4-18 人眼在不同空间频率的 MTF 曲线

一般认为，正弦条纹的低频区域描述物体的轮廓，中频区反映物体的层次，高频区描述物体的细节。MTF 值可以衍生出其他的物理量，比如：MTF 面积、MTF 体积等。MTF 值的曲线与坐标横轴、纵轴所围成的空间，称为 MTF 面积，面积越大，代表视觉质量越好。此外，MTF 值的曲线越平直越好，平直性可表明人眼瞳孔边缘和中心部分的成像均匀性。

总之，MTF 所包含的成像信息更全面，对某些眼部疾病造成的视觉损害非常敏感，同时该曲线对判断成像性质更准确，可以客观地评价视觉质量的变化。

（常 征 徐洋涛）

参 考 文 献

1. Platt BC，Shack R. History and principles of Shack-Hartmann wavefront sensing. J Refract Surg，2001，17：S573-577.

2. Liang J，Grimm B，Goelz S，et al. Objective measurement of wave aberrations of the human eye with the use of a Hartmann-Shack wave-front sensor. J Opt Soc Am A，1994，11（7）：1949-1957.

3. Lindlein N，Pfund J，Schwider J. Algorithm for expanding the dynamic range of a Shack-Hartmann sensor by using a spatial light modulator array. Opt Eng，2001，40（5）：837-840.

4. Mrochen M，Kaemmerer M，Mierdel P，et al. Principles of Tscherning aberrometry. J Refract Surg，2000，16（5）：S570-S571.

5. Navarro R，Moreno-Barriuso E. Laser ray-tracing method for optical testing. Opt Lett，1999，24（14）：951-953.

6. Díaz-Doutón F，Pujol J，Arjona M，et al. Curvature sensor for ocular wavefront measurement. Opt Lett，2006，31（15）：2245-2247.

7. Chamot SR，Dainty C，Esposito S. Adaptive optics for ophthalmic applications using a pyramid wavefront sensor. Opt Express，2006，14（2）：518-526.

8. Maeda N. Clinical applications of wavefront aberrometry-a review. Clin Exp Ophthalmol，2009，37（1）：118-129.

9. Roorda A. A review of basic wavefront optics// Krueger RR，Applegate RA，MacRae SM. Wavefront Customized VisualCorrection：the Quest for Super Vision II. Thorofare：Slack，2004；9-18.

10. Thibos LN，Hong X，Bradley A，et al. Statistical variation of aberration structure and image quality in a normal population of healthy eyes. J Opt Soc Am A Opt Image Sci Vis，2002，19（12）：2329-2348

11. Marsack JD，Thibos LN，Applegate RA. Metrics of optical quality derived from wave aberrations predict visual performance. J Vision，2004，4（4）：322-328.

12. Lombardo M，Lombardo G. Applications of wavefront technology. Clin Exp Optom，2009，92（3）：176-186.

第六章

波阵面像差引导的个性化角膜激光消融模式

了解人眼像差的来源、组成及其影响因素，提升对人眼像差影响成像质量的认识，有利于应用波阵面像差技术指导设计个性化的角膜屈光手术方案。

第一节　人眼像差的来源、组成及影响因素

一、人眼像差的主要来源

眼球作为一个屈光系统，由于各个屈光间质的不完美，在屈折进入眼内的光线时同样会产生像差。人眼产生像差的原因是多方面的，包括各个屈光面固有的成像缺陷、调节时的动态变化和各屈光面之间的相互影响。

1. 角膜形态　角膜前表面不是理想的球面，确切地说是非球面。正常状态下，角膜中央 4mm 区域近似球形，曲率最高，因而容易产生球面像差。角膜的顶点并不总处于角膜的几何中心，往往偏向颞下侧，不规则角膜的顶点偏离几何中心可达 2mm 以上。从角膜旁中央到边缘部曲率逐渐扁平，角膜厚度逐渐增厚，曲率半径在各测量点上并不一致，加上先天或后天性角膜疾病、各类角膜手术等，这些角膜的不对称与不规则性都是产生人眼像差的主要因素。

2. 晶状体形态　晶状体前表面较平坦，可代偿大部分的角膜球差。但是随着年龄增加，晶状体增厚、前后囊的混浊、核硬化，导致晶状体前表面不光滑，晶状体不同部位的屈光指数也参差不齐。晶状体的调节除了改变屈光力之外，还可有 x、y、z 轴的偏移。

3. 瞳孔　瞳孔大小随光线与调节而发生改变，瞳孔直径增大，球差与彗差比例会增加。不同人群的瞳孔中心位置存在相当大的生理差异，加上与角膜及晶状体的光学中心不一致，光轴和视轴的偏差使光线的入瞳中心并不在角膜的几何中心对应点上，进而对整体像差产生影响。

4. 角膜或晶状体的折射率　因为疾病发生变化，导致结构成分不均匀，造成折射率不一致，均可造成像差的产生。

5. 泪膜质量不稳定，房水性质变化，高度近视病人的玻璃体变性、液化、混浊、后脱离等屈光间质的异常，也可导致像差改变。

6. 相对位置改变　除了屈光间质的病变与屈光面的不完美，它们之间的相对位置关系也会对人眼整体像差产生影响。眼球的整体像差是不同屈光折射面共同作用的结果，改变任何一个面的形状和位置都会改变整体像差。

二、人眼像差的组成与相互作用

人眼屈光系统中，角膜和晶状体起主要作用，人眼的像差也主要由角膜和晶状体的不规则产生。其中角膜前表面对像差的影响最大，其次为晶状体后表面，此外，泪膜质量对人眼像差的影响也不能忽略。

角膜是人眼屈光系统最重要的介质，角膜像差约占全眼像差的 80%，对人眼视觉质量的影响也最大。

角膜像差一般为负性球差，由角膜中央陡峭、周边平坦的自身形态以及表面存在的不规则性决定。角膜的前后表面均存在像差，角膜整体像差是前后表面共同作用的结果，其主要来源是球差以及散光导致的斜散像差。虽然后表面像差对角膜总体像差的贡献较小，但与前表面像差存在相互作用，可部分补偿角膜前表面的散光、球差与彗差。

角膜像差可以通过角膜像差仪测量，也可通过角膜地形图先获取角膜表面的形态数据，然后应用光线追迹法计算角膜像差。还可根据地形图显示的角膜表面与参考球面的差异，获得角膜各个测量点与参考球面的对应数据点的差异，计算得到角膜波阵面像差的数据[1]。

此外，晶状体前、后表面对人眼整体像差的组成起着重要的作用。正常情况下，透明晶状体的像差呈现为正性球差，主要源于晶状体表面曲率和折射率的变化，其后表面对像差的影响更为明显。晶状体像差随个体差异变化显著，其调节力与正性球差性质可有效补偿角膜存在的负性球差。目前尚无有效的方法测量晶状体像差，一般是通过测量全眼像差与角膜像差之后，间接计算得出晶状体的像差值。

像差对人眼视觉质量的影响相对复杂，要了解像差对视觉质量产生的作用，不仅要掌握各个像差的独立影响，还应理解各个像差之间的综合作用。换言之，人眼像差的整体数值很大，并不意味着人眼视觉质量差，单独某一项像差值的增高只能说明其对整体像差的贡献，却不一定影响视觉质量。有些像差组合在一起具有协同作用，可以提高视觉质量，而有些像差组合则会降低视觉质量，人眼光学系统的补偿功能在其中起着关键作用。

例如，影响光轴外物点的远轴像差，对于正常眼球的视敏度并不会产生很大影响，由于视网膜周边部分不能有良好的分辨力，眼睛通过各方向的转动，使周边模糊成像置于黄斑中心凹上，从而消除远轴像差。事实上，眼睛的精密构造很适于消除各种像差，研究发现大多数年轻人的角膜像差大于全眼像差，角膜前后表面之间的像差存在补偿关系，角膜存在的负性球差与晶状体的正性球差之间也可以相互补偿来改善视觉质量。非对称（散光）角膜产生的像差也可由晶状体补偿。彗差除了可以通过调节瞳孔的直径改善之外，也可以通过其他屈光间质的补偿以维持全眼像差的平衡，角膜水平像差随着光学中心偏移量的大小而有所不同，kappa 角大的病人水平彗差的补偿现象就比较明显，常见于远视屈光不正的病人。眼球的消像差能力随着年龄的增大而逐渐衰减，中老年人的晶状体对像差失衡的补偿作用明显减弱甚至消失。存在于人眼像差的补偿现象分为主动补偿和被动补偿。主动补偿贯穿于整个生命过程的不断适应。其中，晶状体补偿角膜像差就是一个复杂的主动补偿过程，被动补偿仅仅发生在发育的过程中，人眼从婴幼儿到青壮年的正视化就属于被动补偿。此外，当人眼出现大量像差时，视觉中枢系统对像差的神经性补偿作用也不容忽视。大脑通过一系列的神经调整，对复杂像差重新适应与补偿，视觉功能会有所改善。

除了眼球自身的消像差功能之外，传统的眼球像差矫正方法是附加新的屈光面，比如眼镜或者角膜接触镜等，来降低人眼像差。角膜消融手术是通过改变角膜的形状来降低全眼像差，晶状体植入或者置换手术是通过选择特定设计的人工晶状体来矫正像差。

三、人眼像差的影响因素

1. 瞳孔　正常人眼的瞳孔直径小于 2mm 时，像差极小甚至为零，此时衍射作用会影响视觉质量。随着瞳孔直径的增加，像差逐渐增大，像差的大小取决于瞳孔直径。瞳孔直径在 3～6mm 时，人眼像差主要是离焦、散光、彗差和球差等第五、六阶的常规像差。当瞳孔直径大于 7mm 时，影响人眼视觉质量和视网膜分辨率的主要原因是非常规像差，此时人眼会出现夜间或暗环境下的视物模糊与变形，白天或灯光强时上述症状减轻。笔者曾对 30 例（60 只眼）病人在散瞳前后进行波阵面像差检查。结果发现：药物散瞳导致人眼整体像差 RMS 值增大，高阶像差 RMS 值增加了 22%，其中球差与彗差的 RMS 值增加更为明显，高阶像差百分比增加了 16.5%，同时造成了瞳孔中心的移位。

2. 年龄　年龄与高阶像差之间存在正相关性，年轻人群的角膜球差为负值，晶状体球差为正值，角膜像差在全眼像差的占比相对较大，其中一部分可被晶状体补偿。随着年龄的增长，像差成分和比例会因眼睑压迫力、角膜与晶状体形态变化而发生改变，晶状体球差呈负性发展，对角膜像差的补偿作用减少。年龄因素导致的角膜变性或内皮细胞功能下降，使角膜平整性发生变化，彗差的比例增加更为明显。此外，年龄因素使人眼对像差的耐受性逐渐减弱，也是人眼视觉质量下降的原因之一。

3. 调节　人眼的调节可导致低阶像差中的离焦与散光发生改变，球镜度数增加。同时，调节导致的瞳孔直径缩小可以改善球差与彗差对视觉质量的影响，表现为球差从负值方向到零方向，并有向正值方向改变的趋势。

在高阶像差中，角膜与晶状体像差之间存在互补作用，当晶状体在有限范围内调节时，全眼像差不会发生较大的变化。但是过强的调节使晶状体形状与位置发生改变，晶状体球差往正性方向的趋势更加明显，此时全眼像差会随晶状体像差改变而发生变化。

通过像差测量结果中的球差正、负方向的变化，可以帮助诊断人眼是否存在调节痉挛。睫状肌麻痹后，球差从正性向负性方向转化，也可证明调节对人眼整体像差的影响。

4. 泪膜　泪膜的动态变化可直接影响高阶像差的测量结果。严重干眼导致泪膜破裂时间过短的病人，高阶像差会在瞬目后数秒内发生明显变化。针对此类人群，波阵面像差仪获取人眼像差数据时，需提醒病人在拍摄前充分瞬目，必要时滴用低浓度的人工泪液以减少泪膜破裂的影响，检查者需尽量缩短检测时间。进行高阶像差评估时，应特别注意测试时间对测量结果的影响。

5. 其他因素　一般认为，白种人的球差比较大，黄种人和黑人的彗差比较明显，球差比较小。多数女性的球差与彗差比男性大。此外，人眼像差在一天的不同时段会有轻微的差异。

第二节　波阵面像差技术的临床应用

一、术前评估

近 20 年来，波阵面像差技术在眼科领域已经得到广泛应用，其最重要的用途为角膜屈光手术前的检查与评估。主要内容包括：波阵面验光，各阶像差的 2D、3D 图形，均方根（RMS）值，高阶像差占比、Zernike 多项式分解的像差类型、瞳孔形状与大小、点扩散函数等。其中，波阵面验光用于手术前的屈光参数调整与设计时，要参考主观与客观方式的验光结果，以及角膜地形图的具体形态进行综合分析。高阶像差类型、RMS 值和高阶像差占比等，是手术医生判断是否选择波阵面像差引导角膜屈光手术的主要依据。瞳孔大小是术前设定消融光学区的依据，点扩散函数的图形用于判断视网膜的成像状况。

二、视觉质量的评判

术后裸眼视力仅仅是判断视觉质量的一个指标，而非全部指标。波阵面像差技术的另一个重要应用就是对术后视觉质量进行全面客观地分析评判。我们可依据像差测量结果，分析与评估瞳孔变化、眼球旋转、消融偏心对人眼像差的影响，正确理解病人在屈光手术后所出现的夜视力下降、眩光、光晕、重影等无法解释的光学现象，并依据波阵面数据判断二次增效手术的修复效果。利用波阵面像差技术修复首次手术后的不规则角膜，是屈光手术医生必须掌握的基本技能，也是提高术后视觉质量的一个保证。

三、不规则角膜的光学质量分析

圆锥角膜以及眼外伤或各类型角膜移植术后的病人，绝大多数都有明显的角膜不规则散光，此类散光很难用电脑验光仪、检影验光、显然验光等进行准确测量。现代三维角膜地形图能直观显示角膜形态的严重不规则，并用像差的方式进行表示。波阵面像差仪则可通过不规则角膜的像差改变，采用点扩散函数的三维图形模拟病人的视觉效果，并采用 PSF 与 RMS 值动态分析视觉质量的受损特征与程度。需要注意的是，特别严重的角膜不规则可能超出波阵面像差仪的检测范围，使检测结果的重复性与精确性下降。

第三节　波阵面像差引导的个性化角膜屈光手术原理与优势

通过人眼的波阵面像差引导屈光手术已成为目前角膜屈光手术的一个重要发展方向。手术医生们期望借助波阵面技术在矫正低阶像差（离焦、散光）的同时，降低高阶像差的占比，同时使手术过程所引入的高阶像差尽可能地减少。20世纪50年代提出的自适应光学技术被认为可以分析与矫正人眼光学系统的像差，但直到20世纪90年代计算机技术蓬勃发展之后，才在光学研究领域得到普遍应用。

自适应光学（adaptive optics）系统通过波阵面像差仪测量光学系统的波阵面位移，然后利用空间相位转换器（变形镜或液晶透镜阵列）对所测得的波阵面位移量予以补偿。该技术曾长期运用于天文领域的研究与探测，改善天文望远镜观测星系的成像质量。1997年，Liang等人首次采用Hartmann-Shack波阵面感受器来测量人眼的像差，并在实验室内采用自适应光学系统将屈光不正病人的矫正视力提升到2.0，为波阵面技术引入眼科领域打下了良好的基础。1999年，德国Seiler和美国McDonald分别开始波阵面技术引导角膜屈光手术的临床研究。随着专用于角膜屈光手术的波阵面像差测量仪、三维眼球追踪、频率与直径可变的准分子激光光斑飞点扫描、虹膜定位等技术相继被美国FDA批准，波阵面像差引导的角膜屈光手术得以快速发展，用于改善人眼屈光系统像差所导致的视网膜成像质量缺陷。

一、手术原理

波阵面像差测量仪是自适应光学系统的重要组成部分，自适应光学的中心概念是位相补偿（phase compensation）原理，位相补偿也是波阵面像差引导的个性化角膜屈光手术的理论基础。

位相补偿原理来源于波阵面共轭（wavefront conjugation）理论，该理论由天文学家霍勒斯-巴勃考克教授于20世纪50年代提出，采用波阵面共轭或相互抵消的方法，使变形的波面恢复成平面波，用于矫正天文望远镜观测太空星系时地球大气层扰动引起的像差（图6-3-1）。

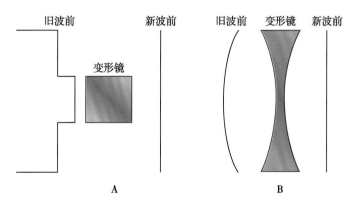

图 6-3-1　波阵面共轭原理示意图

（图片引自：王雁，赵堪兴.《波前像差与临床视觉矫正》）

如图6-3-1所示，A显示的旧波阵面中段发生相位超前的变形，在光路通道中放入一块变形镜，光线在变形镜中的传播速度变慢，光程变长，只要变形镜的厚度适当，旧波阵面中段的超前相位就会消失，形成的新波阵面就是一个平面波。B显示的旧波阵面中间的相位滞后，两边的相位超前，在光路通道中放入一块凹球镜片，旧波阵面中间区域对应的变形镜厚度薄，光线传播的光程稍短，可以抵消中间区域的相位滞后。而两边区域对应的变形镜厚度厚，光线传播的光程稍长，可以抵消两边的相位超前，所形成的新波阵面即为一个平面波。单纯近视病人的波阵面像差图形与图6-3-1 B相似，可以通过配戴凹球镜片抵消像差对视力的影响。

采用波阵面共轭原理进行视力矫正有三种方式：①材料消融法，如角膜屈光手术；②材料添加法，如验光配镜、有晶状体眼人工晶状体植入；③材料交换法，如屈光性晶状体置换。

角膜屈光手术采用材料消融法，术后角膜变薄，光线通过角膜消融区域的光程变短，成像的相位发生改变。当人眼经过仪器测量后显示一定的波阵面像差时，通过波阵面像差引导的准分子激光消融掉与人眼波阵面像差大小一致、符号相同的光程差，达到与变形镜共轭效应一致的效果。当人眼像差为零时，通过人眼屈光系统的理想平面波可以聚焦在视网膜上。

二、手术优势

在波阵面像差的概念产生之前，无论是主观与客观验光，还是医生开具的验配处方，球镜度数、柱镜度数、散光轴向这三个数据的组合代表了眼视光学对人眼屈光状态的全部描述。像差概念的产生虽然早于角膜屈光手术，但高阶像差作为屈光误差的重要组成部分曾一度被忽略。首先是由于眼科医生们认为高阶像差的比例很小，对视觉质量的影响有限，其次是缺乏有效手段对高阶像差进行有效的测量与矫正。

常规准分子激光角膜屈光手术带来的视觉质量问题，越来越受到人们的重视；像差理论与检测方式的快速发展与完善，使波阵面像差引导的角膜屈光手术得以实现。人们发现，虽然波阵面像差引导术后的裸眼视力并不一定显著优于常规术式，但是术后的夜间视力与视觉质量均显著提升。波阵面像差技术与准分子激光角膜屈光手术的结合，开创了真正意义上的个性化角膜屈光手术。

（一）实现真正的个性化矫正

角膜屈光手术的个性化矫正分为广义与狭义个性化两种类型。广义的个性化依据病人的年龄、用眼习惯、工作需要设计手术方案称为功能性个性化，依据角膜曲率、角膜厚度、前房深度、眼轴长度等参数设计手术方案称为解剖性个性化，常规角膜屈光手术大多采用广义个性化矫正方式。而根据病人自身独一无二的光学特性，尤其是高阶像差的大小与分布特点所设计的激光消融方案称为光学性个性化，也称狭义个性化矫正。实现狭义个性化矫正的主要手段即为波阵面像差引导的准分子激光手术。

（二）波阵面验光更加精确

常规显然验光方法的球镜与柱镜度通常以 0.25D 作为级阶刻度，散光轴位则以 5° 为最小调整刻度。而波阵面验光的球镜与柱镜度是以 0.01D、散光轴位以 1° 作为最小刻度，显著提高了验光的准确性。

相对于其他验光方式，波阵面验光在散光及其轴位的检测上有明显的优势。术前检查时，如果显然验光的散光与波阵面验光结果有差异，往往需要依据波阵面验光结果再次对病人的散光和轴位进行重新检查。大多数情况下，病人主观上更接受波阵面验光的结果。波阵面验光的球镜与显然验光结果也有一定的差异，少数病人的球镜度在重复多次波阵面验光结果之间也有差异，这是因为晶状体的调节因素参与了波阵面验光过程。因此，需在暗室中进行充分地适应与放松，以提高波阵面验光结果的重复性。

（三）可矫正高阶像差

显然验光仅仅检查瞳孔中央的屈光度，而波阵面像差仪所测量的是整个瞳孔区的光学状况，除了球镜、柱镜等低阶像差之外，还能获取球差、彗差、三叶草等高阶像差的结果，且像差的阶次越高，细节的描述越精确。鉴于高阶像差对人眼视觉质量的影响，恰当与准确的波阵面像差矫正可以减少原有的高阶像差或手术过程引入的新像差，使术后的视觉质量更好。

（四）减少激光源性高阶像差

传统的准分子激光消融模式基于 Munnerlyn 公式，该消融模式将角膜表面设想为均匀一致的理想球面，近视以凹透镜、远视以凸透镜的球面消融模式，即假设消融前后的角膜前表面均为球面，忽略了人眼的高阶像差与角膜近似横椭球面（prolate）的非球面性质。所矫正的屈光度越高，激光消融量越大，角膜的非球面性改变也越多，术后产生的球差比例也越高。同时，激光消融的光学区域边缘处，随着消融深度的增加，与非消融区存在的形态差异即"阶跃现象（step phenomenon）"也越发明显，同样会不同程度地引入高阶像差。

对于屈光度较高、瞳孔直径偏大且消融光学区较小的病人，传统的激光消融模式所产生的球差大量增加可使视觉质量明显下降。波阵面像差引导的手术及个性化非球面消融模式可使术后的球差增加幅度明显减少或基本不增加球差，可从一定程度上改善手术效果，提高视觉质量。

（五）改善夜间视力

由于光学孔径的增大会导致球差与彗差比例的增加，人眼在夜间或暗环境下瞳孔扩大，视轴周边的光线大量射入瞳孔，使高阶像差明显增加从而导致夜间视力与对比敏感度下降，出现眩光、光晕等症状，许多研究均显示夜间视力障碍与高阶像差的增加有关。

暗环境下的瞳孔大小是决定视觉质量好坏的重要指标。除了瞳孔大小之外，瞳孔的光反应时间、人眼像差的组成也是影响夜间视觉质量的因素。术前的人眼像差测量可在暗室模拟夜间环境，获取人眼屈光度数与高阶像差，按照暗室中的瞳孔直径设计激光消融的光学区与过渡区直径，然后依据暗室环境的高阶像差测量值引导准分子激光消融，同时矫正低阶与高阶像差，有效解决术后眩光等光学并发症，改善夜间视力。

（六）手术光学并发症的二次增效

常规的角膜屈光手术虽然能够解决大多数病人的屈光不正，但在实际工作中也经常遇到术后视力恢复不满意，最佳矫正视力下降，或视力恢复较好，但夜间视力很差，存在眩光、重影和对比度下降等视觉质量问题。此类问题往往无法通过传统的验光配镜与常规手术方式进行矫正与修复。

波阵面像差与角膜地形图检查相结合，可以检测出首次手术的偏心消融、消融区过小、消融区不规则（中央岛、钥匙孔）以及手术源性高阶像差比例增加，针对性地采用角膜或全眼波阵面像差引导的二次增效手术，可以修复首次手术带来的光学缺陷，取得满意的裸眼视力与视觉质量效果。

第四节　手术适应证与技术要求

波阵面像差引导的准分子激光个性化角膜屈光手术的主要目的，是降低术前存在的较大比例的高阶像差，以及减少手术源性高阶像差的引入。

一、适应证

对于首次接受角膜屈光手术的多数病人而言，仅需要波阵面优化的消融模式即可获得减少手术源性高阶像差的效果。在首次手术前如果存在以下情况，可考虑波阵面像差引导的准分子激光消融模式：

1. 6mm 瞳孔直径时，全眼总体高阶像差 RMS 值 >0.3μm，有暗环境或夜间视觉质量下降症状。

2. 近视等效球镜度≤8.0D，远视等效球镜度≤3.0D；散光≤3.0D，显然验光与波阵面验光结果的球、柱镜度偏差≤0.50D，散光轴向偏差<5°。

3. 首次矫正手术后发生欠矫、过矫、屈光回退以及前次手术引入了较大比例的高阶像差。

4. 首次矫正手术后，因为光学消融区过小，不规则消融导致的小光区、光学区偏心、中央岛、钥匙孔等造成术后球差和彗差显著增加，视觉质量差，且波阵面像差检测的结果可靠，重复性好。

5. 暗室内或夜间瞳孔直径偏大的年轻人，以及需要夜间敏锐视觉者。

二、技术要求

将波阵面重建的人眼像差模型准确地转移到角膜上，并对其进行精确消融，技术上需要具备一系列相关要求：可变激光光斑技术、飞点扫描技术、眼球跟踪技术、虹膜定位技术、波阵面像差测量技术等。

（一）激光光斑直径

准分子激光的光斑直径大小是矫正高阶像差的重要参数。角膜消融量相同的情况下，大光斑只需较短的消融时间、较少的脉冲即可完成，但消融面的光滑度与精细度都比较低；而小光斑则需要更长时间与更多脉冲。在个性化手术矫正高阶像差的过程中，角膜局部的一些复杂、细微形态结构需要小光斑的精细打磨，才能获得光滑的消融面。3～5 阶的高阶像差需要直径 <1mm 的光斑才能将其精确矫正，而 6 阶以上的高阶像差则需要≤0.5mm 的光斑。但是过小的光斑会延长手术时间，导致消融面干燥影响手术效果。同时，还对病人固视能力以及眼球跟踪器的识别、校准、反应技术提出了很高的要求。缩短小光斑的消融时间除了相应提高激光脉冲的发射频率之外，可变光斑扫描（variable spot scanning，VSS）技术结合

大小光斑的各自特点,通过光斑位置与大小的改变,实现多种角膜形态的快速、精确消融。

（二）激光脉冲频率

脉冲频率(pulse frequency)是指单位时间内激光器发射的有效脉冲数,单位是赫兹(Hertz,Hz)。缩短激光扫描的时间,需要加快激光发射的脉冲频率。准分子激光仪的技术进步使脉冲频率不断提高,当角膜的某个区域被激光脉冲持续高频率消融时,脉冲之间产生的额外热效应会导致此区域温度增高,已经在临床与实验中证实角膜热效应对消融质量的影响[2~4]。此外,一旦脉冲频率高于跟踪系统的扫描频率和反应延迟时间,会诱发激光消融的定位错误。

除了将脉冲频率控制在一定的范围,可利用智能化热控制(intelligent thermal energy control,ITEC)技术解决高频脉冲消融的热效应。ITEC采用设定好的脉冲排序,动态限制局部激光发射频率,控制脉冲间隔时间与相邻光斑之间距离,即激光光斑较近的区域用较长的时间间隔保护,光斑较远的区域用较短的时间间隔保护。激光脉冲消融的部位是基于此部位是否被ITEC保护来任意选择并不断飞速移动,即飞点扫描的方式,而不是固定在同一部位逐层叠加消融。手术过程中激光脉冲可进行热量动态优化适应分布,意味着角膜上每个区域总有足够时间在激光脉冲间歇时实现冷却,使激光消融的总体热效应最小化。

（三）自动跟踪技术

波阵面像差引导的个性化手术需要激光脉冲在术中准确地定位在角膜的理想位置,并使每个脉冲有效叠加。目前阶段的准分子激光仪配备了红外视频摄像与雷达跟踪等技术。红外视频摄像技术相对于术中慢速的眼球运动具有一定的精确性和稳定性,而雷达跟踪技术相比红外摄像技术,能追踪更快的眼球运动。

扫描频率(scan frequency)是指单位时间内扫描眼球运动的次数,红外摄像扫描频率约60Hz,而雷达跟踪的扫描频率可达4000Hz。从扫描眼球位置并将眼球图像传到图像感受器,再传输到图像处理器,然后再进行脉冲位置校准有一定的延迟时间,在这个过程中,新的眼球运动可能已经产生。有效的跟踪技术需要扫描频率快于跟踪器频率才能保证跟踪系统的正常运行。雷达跟踪系统的扫描速度与眼球运动反馈做出的反应几乎同步,相比红外摄像系统的脉冲校准有更大的优势,可实现激光消融的精确定位。

（四）虹膜定位技术

在波阵面像差引导的个性激光消融过程中,要求对眼球旋转(cyclotorsion)进行实时监测,并尽快作出相应的校准。不同的眼球旋转角度对散光矫正准确性的影响也有差异,旋转角度越大,散光欠矫的概率也越大。

研究发现,眼球旋转本是一种生理现象,人眼可以通过旋转运动(主要是外旋)来实现催眠和情绪紧张时的自我保护。同时还发现由坐位到卧位的体位改变,双眼会同时环绕z轴发生高达10°的内旋转或外旋转,散光与高阶像差与术前检查时所对应的方向与位置都有可能发生偏移(图6-4-1)。此外,术中照明光线的亮暗会改变瞳孔直径的大小,使瞳孔中心发生移位。眼球还有可能发生以x轴为中心的水平运动(level motion)、以y轴为中心的垂直运动(vertical motion)、以z轴为中心的上下运动(up-down motion),一旦激光消融时对位不佳很有可能导致像差欠矫或引入新的像差(图6-4-2)。

虹膜定位(iris registration,IR)技术源于虹膜识别技术。虹膜具有终身稳定性、独特性的特点,即使同一个人的双眼虹膜纹理也有差异。虹膜纹理的唯一性使其在许多领域尤其是身份识别领域得到广泛应用。虹膜与眼球旋转的同步性以及获取虹膜图像的非接触性,使其纹理可以被红外摄像机采集,并通过计算机图像识别与处理技术来对其进行识别与旋转定位。

无论是何种生物识别技术,取样都是实现识别的前提,所以必须通过各种照相设备得到其生物特征性样本。虹膜定位是通过识别和比较术前与术中的虹膜纹理变化来实现的,因此需要在术前通过波阵面像差仪采集虹膜纹理图像与数据,依据计算机图形处理原理在虹膜图像上随机寻找具有特征性的8~24个虹膜数据点作为定位的参考点,然后将这些虹膜可视特征转换成虹膜代码(iris code)模板,并与对应的人眼像差数据一起储存于波阵面像差仪的硬盘中。

以AMO WAVESCAN波阵面像差仪及VISX准分子激光系统为例,波阵面参数设计结果与匹配的虹膜模板信息通过移动软盘或U盘的形式导入准分子激光系统(图6-4-3)。术中通过准分子激光机的摄像系统获得该病人的虹膜信息,准分子激光机的IR软件会对术前与术中采集的所有虹膜参考点进行自动比对、分析和识别。需要注意的是,术前与术中的两次虹膜照相都有可能因为图像模糊而失去特征性,只要其中的绝大多数特征点相同与匹配,IR系统就能完成识别。

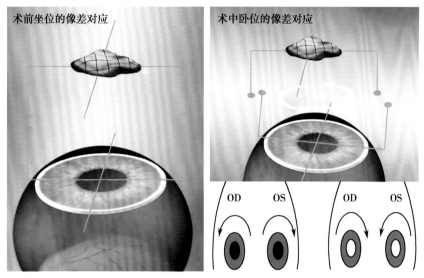

图 6-4-1　体位改变导致眼球旋转与像差的移位

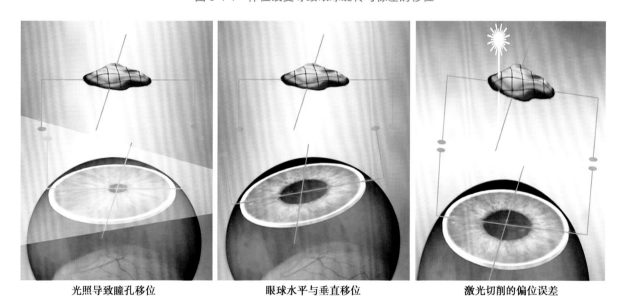

光照导致瞳孔移位　　　　　　眼球水平与垂直移位　　　　　　激光切削的偏位误差

图 6-4-2　瞳孔中心移位,眼球水平或垂直移位,导致术中激光消融对位不佳

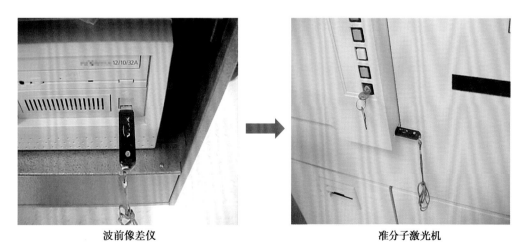

波前像差仪　　　　　　　　　　准分子激光机

图 6-4-3　像差数据与虹膜代码模板通过 U 盘导入准分子激光机

完成特征点的识别之后，IR 系统开始比较不同瞳孔状态下的虹膜特征点位置，根据各个特征点的位置差异，系统中的复杂运算法对瞳孔变形、直径变化、轴向偏差、光线明暗进行补偿，并最终换算为术中瞳孔状态下的旋转角度并加以修正（图 6-4-4）。

需要强调的是，虹膜定位技术只是针对准分子激光开始消融之前的眼球定位与旋转修正，并不能一直监控整个消融过程中的眼球旋转角度变化。为了保证波阵面像差引导的消融精准度，当前除了静态旋转补偿（static cyclotorsion compensation，SCC）技术之外，还有动态旋转补偿（dynamic cyclotorsion compensation，DCC）技术，能够对消融过程中时刻变化的眼球旋转进行旋转跟踪（cyclotorsional tracking）。

此外，由于术前与术中的光线照明不同，直径的变化会导致瞳孔中心的移位，为了避免偏心消融的产生，必须在术中对瞳孔中心进行重新定位。虹膜识别技术是基于角膜缘作为参照点进行瞳孔中心的确定，即术前拍摄波阵面像差时，将角膜缘作为参照物，以瞳孔缘与角膜缘之间的相互位置关系确定瞳孔中心的位置。术中无论光线亮度、瞳孔直径与中心如何变化，IR 系统仍将以术前确定的瞳孔中心作为参照点来进行修正与补偿，并引导准分子激光消融。

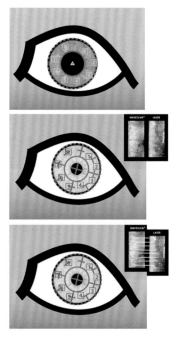

图 6-4-4　波阵面像差仪获取的虹膜模块（上）；术前与术中拍摄的虹膜模块错位（中）；IR 系统对虹膜模块的旋转定位与修正（下）

（五）精确的波阵面测量技术

目前临床上应用的波前像差测量技术已经在第五章第三节叙述，其中最为广泛使用的 Hartmann-Shack 原理的波前像差仪，其主要由红外激光发射系统、透镜组、光栅、电荷耦合装置（CCD 基底相机）以及一台计算机组成。其测量精度受到透镜数目与大小的影响，瞳孔区内对应的透镜数量越多，获取像差阶数与精度也越高。优质的测量与合理的计算方法相结合，可对波阵面像差消融模型进行精确的重建。

第五节　波阵面像差测量的注意事项

精确的像差测量是确保波阵面像差引导个性化手术的关键，术前检查往往会因检查人员的不同、所使用的方法与经验的差异而使测量结果出现偏差。注意细节，可避免人为因素导致的误差。

一、像差测量仪的校准

客观型波阵面像差测量仪常用一个已知像差的模型眼来对系统进行校准和检测，一些像差测量仪会附带一个经过校准的模型眼，模型眼结构包括人造的角膜、晶状体和视网膜，其参数接近统计学意义上的人眼结构。波阵面测量系统需要在测量之前或过程中使用模型眼进行校准，以避免测量的系统误差。模型眼的结构参数是已知的，其优点在于克服了人眼的主观因素和动态调节等因素的影响，用简单的固定方法进行高精度调整，可以用来检测波阵面像差仪的精确性与可重复性，也可用来比较不同客观型像差仪的测量结果。

二、检测环境要求

除了温度 20℃～28℃，湿度 40%～45% 之间的要求之外，检查室应该按照眼科暗室要求设置，这样可以使被检者的瞳孔自然放大，以获取足够多的人眼像差数据。同时，针对瞳孔特别大的病人，需要在检查台上配备一个可调节亮度的台灯，以免特别大的瞳孔（>8.0mm）而无法采集虹膜模块的影像，进而影响术中的虹膜定位。

三、被检者的准备与配合

为了确保检查时屈光状态、角膜表面处于原始状态，检查前需停戴角膜接触镜：软性接触镜停戴≥2周、硬性接触镜停戴≥3周。检查前应在暗室中闭眼休息10～15分钟，以保证足够的暗适应时间，充分放松眼部调节，使瞳孔处于自然放大状态。

不同人群的瞳孔直径变化范围会有很大不同，一般情况下，绝大多数被检者的瞳孔直径在2～7mm之间，少数瞳孔直径特别大的病人，需要在检查时打开台灯，将瞳孔直径控制在8mm以内。不同瞳孔直径下获取的眼球波阵面像差有很大差异。随着瞳孔的增大，有些高阶像差值也是逐渐增大的，在大瞳孔状态测量的像差，可以用来推测小瞳孔下的像差状况，而过小瞳孔状态获取的像差数据偏少，往往无法用于波阵面像差引导的手术。如果测量时的瞳孔直径与理想波阵面设定的瞳孔直径一致，获取的像差值最能反映眼球像差的真实状况。比较不同眼睛在不同瞳孔直径状态下的波阵面像差，是没有意义的，因此，报告波阵面像差的测量结果时，必须同时注明瞳孔大小。

被检者的头部固定与正确姿势在波阵面像差测量中非常重要，顶点距离的设置要求被检者的下颌放置在下颌托上，前额紧贴机器的头靠。头位的左右上下倾斜都会使测量数据与实际值之间产生偏离。测量过程中的人眼调节会使瞳孔直径不断变化，不同调节状态下的测量会得出不同的波阵面像差结果。对于被检者来说，正确的注视视标以放松调节需要一定的训练过程，有时可能需要实施睫状肌麻痹，但需要注意的是，散瞳后引起的瞳孔中心偏移可能会对测量精度产生影响。

检测过程中要注意眼睑与睫毛遮挡情况，如果角膜缘不能充分暴露，可能会导致术中基于角膜缘的虹膜定位不成功。被测者屈光间质的透明度、不同时段的泪膜刷新、心律影响、调节幅度的涨落、是否实施过角膜或晶状体手术等，都会对像差测量结果产生影响。每次采集都需要监测微透镜光斑阵列的质量和光斑缺失情况，如果出现连续的、大片的光斑缺失，通常考虑角膜表面有干燥点或屈光间质不透明，抑或存在严重的角膜不规则。因此，需要排查影响因素，进行多次测量获得重复性最佳的像差值。

第六节　像差结果的选择与参数调整

挑选病人的检查结果对于手术成功是至关重要的一步，因为每一次的波阵面像差检查所获取的球镜度、柱镜度及轴向、高阶像差值与图像都会有一些差异，且与显然验光结果也会有所不同，有时甚至差异很大。这种差异多源于波阵面检测与验光的准确性，以及检测过程中人眼调节影响。从检查结果中进行正确选择，需要把握以下几个原则：

1. 浏览全部的像差图像结果，选择瞳孔中心点、虹膜中心点和角膜顶点一致性最好的图像。并在此基础上选择瞳孔较大，瞳孔上缘遮挡最少，虹膜影像最清晰的多个结果以备选。

2. 从以上多个备选的结果中，再选择高阶像差图像重复性较好的数个结果，进一步缩小备选范围。

3. 再从上述备选结果中，选择波阵面验光与显然验光比较接近的检查结果。选择过程中首先应考虑散光的轴向，其次是散光的度数，最后是球镜的度数。当散光度数很低时，波阵面验光的轴向变化会没有规律，此时需要选择轴向比较一致的结果。

4. 通常各个波阵面像差仪的厂家都会提供各项指标的参考值，像差仪验光值与显然验光、散瞳验光的差异必须在参考值允许的范围内，才能用于重建波阵面消融模型。如果差异超过允许范围，首先需要对存在调节的病人再次进行波阵面验光和显然验光，然后以波阵面验光的结果为起点，参考散瞳验光结果，重新进行显然验光。一般情况下，波阵面验光的结果往往更能够真实反映人眼的屈光状态。

5. 如果差异值明显超出允许值范围，且经过反复检查仍无法缩小差异，则不适合接受波阵面像差引导的手术。

像差结果选定之后，通常需要对手术参数进行调整。手术室的温湿度与海拔高度、年龄、职业特点、用眼习惯、角膜厚度、角膜瓣的制作方式、角膜干湿度、手术医生习惯等均是影响个性化手术结果的潜在可变因素。调整的具体要求如下：

1．在波阵面验光的基础上适当增减矫正的度数　球镜的调整应尽量控制在波阵面验光结果的±0.75D范围内，特别是针对偏心消融、中央岛等不规则角膜的二次增效手术，过高的球镜调整范围会改变波阵面消融的整体形态。此外，没有特殊情况一般不要调整柱镜的度数。

2．算法系统的百分比调整（percentage adjustment）　有些像差仪可进行算法系统的百分比调整，其调整范围是±10%，该调整是针对整体波阵面形态的调整，不仅仅是球镜度数的调整，不会改变整体消融形态，不影响最大消融深度。手术者需要对病人术后3～6个月的视力与验光结果进行回顾性分析与总结，确定算法系统的调整值范围。

3．针对球镜与柱镜度数的调整　主要用于屈光欠矫与过矫的调整，不宜与算法系统调整同时使用。

4．误差的判读　不要将所有波阵面像差屈光度与显然验光结果的差异归结为像差测量的误差，造成这些差异的原因在于主观的显性屈光影像清晰度与全部视觉像差矫正的综合屈光相似值之间的差距。波阵面像差引导手术的目的是解决低阶与高阶像差，而不仅仅是针对屈光不正的矫正。

5．光学区的设置　消融的光学区与瞳孔直径不匹配是造成术后眩光、光晕、对比敏感度下降的原因之一。间隙分值（fractional clearance，FC）对光学区的设置具有重要的参考价值。FC为预设消融光学区与瞳孔直径之比，当FC<1时，消融区比瞳孔直径小，当FC>1时，消融区已超出瞳孔直径。设置消融光学区的大小是手术参数设计的关键步骤，研究显示，当FC=1.17时，即消融光学区覆盖暗室瞳孔直径超过17%时，高阶像差相当于FC=1时的50%；而暗室瞳孔直径大于消融区约9%时，高阶像差比FC=1时增加50%。因此，术前设置消融光学区时，FC至少大于1，才有可能减少术后视觉质量不良症状的出现，FC值越高，术后高阶像差减少得越明显。然而，FC值并不能无限制地增加，除了会增加更多的消融深度，研究还显示，FC>1.2时，高阶像差并不会成比例地减少。需要注意的是，单纯增加FC值比缩小光学区加扩大过渡区的治疗效果更好。

第七节　像差引导方式的选择

人眼像差主要由角膜和晶状体的不规则产生，其中角膜像差占全眼像差的80%左右，角膜前表面对像差的影响最大，对人眼视觉质量的影响也最大，其次为晶状体后表面。所以，波阵面像差引导的手术也可以分为全眼与角膜波阵面像差引导两种方式。

虽然全眼像差引导的个性化手术能够获得很好的像差矫正效果，但是全眼波阵面分析对于不规则角膜的认识与矫正只有一定的参考价值，因为它存在着某些局限性。首先，大部分全眼波阵面像差仪受到瞳孔直径大小的限制，无法检测到完整的角膜像差，其次是角膜像差有可能被晶状体像差或人眼调节所补偿。如果角膜存在严重的不规则，手术医生试图在角膜表面矫正全眼像差，可能会引起角膜表面不规则状况加重[5]。

多数情况下，显然验光的散光与角膜地形图散光的大小和（或）轴向均有差别，严重的角膜不规则可能会超过全眼像差的测量限制。如果针对散光的治疗只参考了显然验光与全眼波阵面验光数据，直接结合全眼波阵面像差引导而忽略角膜像差，试图将一个全眼的屈光性散光"雕刻"到一个散光大小和（或）轴向有很大不同的角膜上，就会产生比治疗前更大的角膜散光[6,7]。术后残余的2阶散光像差和3阶彗差，在暗环境更大的视场范围下会损害视敏度和对比敏感度。

相比全眼波阵面分析，角膜的波阵面测量与分析不会受到调节、瞳孔大小以及眼内像差的干扰，能够提供角膜全面（8.0～8.5mm范围）、特异、准确的信息。根据这些信息，可以对明显或微小角膜不规则散光进行分析。部分厂家提供的角膜像差数据是基于角膜地形图的高度数据转换成角膜的波阵面像差数据，使用RMS值来评价角膜的光学质量，经过处理后的角膜像差数据可转换成正确的激光消融方案。

首次手术前，角膜像差的RMS值与全眼像差RMS值的比值大于85%，或病人在首次手术前没有视觉质量问题，术后出现重影、眩光、光晕、对比敏感度下降等视觉症状，角膜地形图与像差仪的检测发现绝大多数像差来源于角膜前表面的不规则，如偏心消融、中央岛、钥匙孔等，以上这几种情况首先应该考虑角膜像差即角膜地形图引导的个性化矫正。

如果波阵面验光、显然验光、角膜地形图显示的散光度数、轴向一致性较好,角膜散光形态非常规则,角膜像差在全眼像差中的占比在80%以下,则可以选择全眼波阵面像差引导的个性化矫正。

第八节　手术过程中的注意事项

一、环境要求

手术室的温度应该控制在20~25℃,相对湿度控制在40%~50%之间,达到要求才可以开机测试与手术。层流与空调的出风口位置固定,风向要避免吹向角膜消融面,以免引起角膜表面的干燥,或干扰激光脉冲消融角膜后的羽烟对后续脉冲的影响。

二、设备要求

准分子激光机要求具备可变光斑、小光斑飞点扫描、眼球跟踪、虹膜定位、眼球旋转补偿等技术的新型激光治疗仪。每个品牌的准分子激光机都有与其相匹配的波阵面像差测量仪,由于不同品牌采用各自不同原理的测量方式,波阵面像差测量结果的差异性很大,且相互间没有统一的判断标准,所以无法实现共享与连接。

三、角膜瓣的质量

正确选择角膜瓣蒂部的位置,避免角膜瓣蒂部的偏位或过于靠近瞳孔区,尽可能减少制瓣过程造成的新像差引入。目前LASIK手术制作角膜瓣的方法包括微型角膜刀制瓣与飞秒激光制瓣,虽然对何种制瓣方式更容易引起术后高阶像差尚存争议,但飞秒激光可设置更大的角膜瓣直径,制瓣过程中还可调整中心与光学中心的偏位,获得预期的尺寸、厚度与蒂部位置,角膜瓣表面更加平滑、厚度均一、边缘更整齐,引入新像差的可能性更少。

四、良好的固视

有必要嘱咐病人在术前进行一段时间的固视训练,同时,还要改进注视目标的大小、亮度、形状、位置、颜色、焦点、稳定性、闪烁频率等指标。

注视目标的方向应尽量与视轴方向保持一致。注视目标的距离应该使病人不需要进行调节就能看清。有时需要调暗术中照明,以提升注视目标的对比度,让病人在激光扫描过程中能够更清晰地看到注视目标。

五、头位的调整与固定

良好眼球定位的前提是头位的调整与固定,头位对保证固视和消融角度至关重要,头位的正确摆放和手术中始终保持固定是确保手术消融质量的基础。有些激光设备配备了中心标记线与充气固定头枕以辅助头位的调整与固定,以及激光靶标位置与角膜的对应(图6-8-1)。还可以在术前让病人取坐位,于裂隙灯光源下在角膜3点与9点处水平用记号笔做角膜缘水平位标记,术中仰卧位,将激光的靶标水平线与角膜缘标记对齐,以帮助调整正确的头位(图6-8-2)。

六、虹膜定位

1. 必须与多维的主动眼球跟踪系统联合使用,主动跟踪是手术中实现虹膜定位的前提,因此,术中应该先启动眼球跟踪系统,再启动虹膜定位的拍摄。

2. 术中的灯光亮度、病人情绪紧张等导致的眼部调节都会对瞳孔直径产生影响,术前与术中拍摄的瞳孔直径差异太大,有可能导致虹膜定位不成功。为了保证虹膜定位的准确率与捕捉率,术前与术中最好将瞳孔直径的大小控制在4.0~6.0mm之间,因此在术前与术中都要对拍摄时的灯光进行调整。如果调

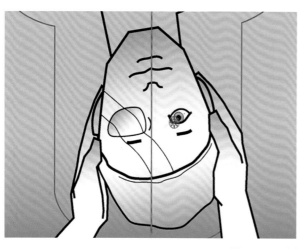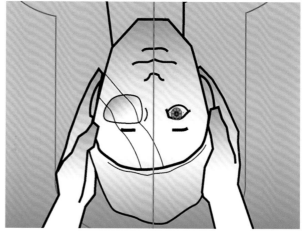

图 6-8-1　头位的调整与固定

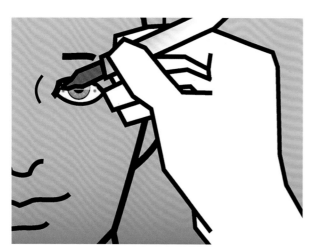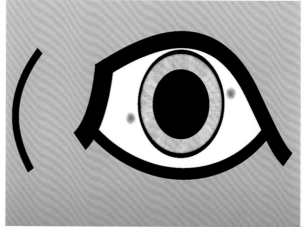

图 6-8-2　术前角膜缘水平位标记,辅助术中的头位调整

暗了照明亮度后仍然无法实现虹膜定位,就需要关闭手术室内的灯光后立即重新定位,虹膜定位一旦成功,不建议再次调整灯光的亮度。

3. 一般情况下,建议在掀开角膜瓣之前进行虹膜定位。掀开角膜瓣之后,角膜基质床面相对粗糙会影响虹膜纹理的清晰度,此时如果无法实现虹膜定位,可湿润一下角膜床后立即进行重新定位,定位成功后立即擦除多余水分。

4. 虹膜定位成功之后,如果发现旋转角度过大或瞳孔位置明显偏心,需要提醒病人充分放松调节,重新调整头位及眼球的位置之后再次进行虹膜定位。

5. 眼睑、鼻子、手术洞巾的遮挡,以及眼球的频繁抖动等都有可能导致虹膜定位不成功,需要及时进行调整。

6. 虹膜颜色越深、隐窝越明显,识别越容易。

7. 如果采用各种方式仍然无法实现虹膜定位,就必须放弃波阵面像差引导的手术方式,因为不断重复的定位势必导致角膜床暴露时间过长,过于干燥的角膜同样会影响准分子激光消融的精准度。

第九节　病 例 分 析

病例 1:角膜波阵面像差引导的残余散光矫正

1. 一般情况及检查　男性,32 岁,公务员,16 年前曾行双眼角膜刀 LASIK 手术,术前资料不全。目前主诉:左眼术后视力差,视物明显重影,夜间视力差。裸眼视力:右眼 0.8 + ;左眼 0.3。左眼电脑验光：左眼 -0.75DS/ -2.50DC $\times 180$；散瞳验光：-0.75DS/ -2.00DC $\times 180 = 0.6$；显然验光：-1.25DS/ -2.00DC $\times 5 = 1.0$。左眼中央角膜厚度 489μm。

角膜地形图可见瞳孔区对称性顺规性散光（图 6-9-1）。角膜曲率（直径 5mm）：$K1$ 39.66D@4°，$K2$ 42.01D@94°，散光 -2.35D@4°。

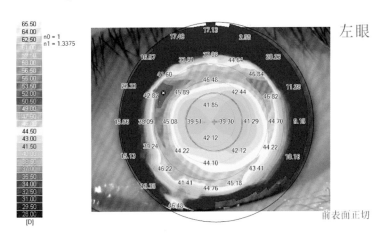

图 6-9-1　左眼角膜前表面正切曲率图显示顺规性散光

角膜波阵面像差图可见 5mm 瞳孔下，角膜整体像差均方根值 1.48μm，其中低阶的散光均方根值 1.45μm，高阶像差均方根值 0.31μm，高阶像差中的彗差均方根值 0.04μm，球面像差均方根值 0.23μm，余差均方根值 0.20μm（图 6-9-2）。

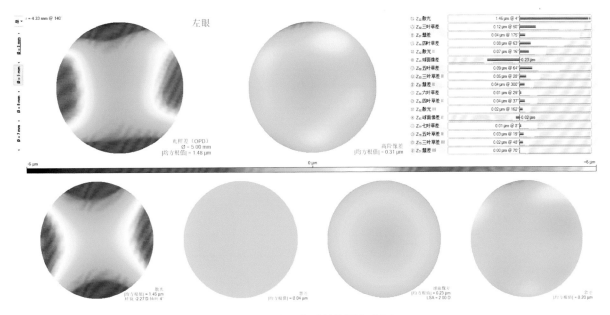

图 6-9-2　左眼角膜波阵面像差图

图 6-9-3 显示为角膜光学质量分析：5mm 瞳孔直径下，点扩散函数表达的光场扩散面积扩大、变形（左下），视网膜模拟成像质量差（右上），角膜水平方向的 MTF 曲线衰减不规则，与垂直方向的 MTF 曲线对称性差，显示了角膜残余散光对视觉质量的影响（右下）。

2. 手术设计　该病人首次手术后视力下降与视物重影症状，经分析主要为低阶的离焦与像散性像差（散光）引起。像差图显示 Z_{22} 散光很高，占角膜整体波阵面像差值的 4/5，高阶像差均方根值皆在正常参考值范围内，且球面像差为负值。在选择需要矫正的像差时，仅选择了 4 阶以上的较低阶像差，主要消除近视离焦与 Z_{22} 散光，适当消除部分高阶像差，且保留了负性球差（图 6-9-4）。低阶的离焦球镜参数增加 -0.30D，为 -1.55D，散光度数不变，中心最大消融深度为 128μm（含上皮厚度）（图 6-9-5）。

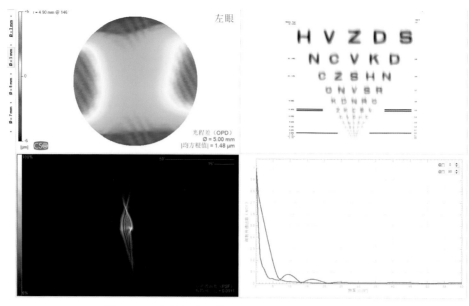

图 6-9-3　左眼角膜光学质量分析图（5mm 瞳孔直径）

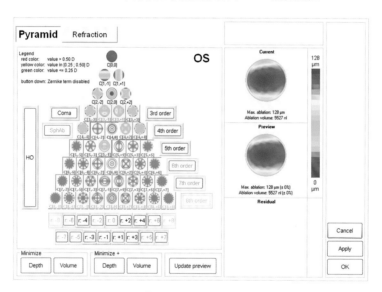

图 6-9-4　角膜波阵面像差的选择性矫正设计

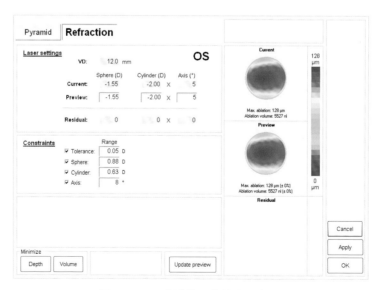

图 6-9-5　二次增效手术的消融方案

3．手术方式　角膜波阵面像差引导的 Trans-PRK。

4．术后效果（3 个月）　主诉裸眼视力明显提升，视物重影症状消失，病人非常满意。裸眼视力右眼 0.8＋、左眼 1.0；电脑验光左眼＋0.50DS/－0.25DC×175。左眼角膜地形图显示瞳孔区规则性明显改善（图 6-9-6）；角膜曲率（直径 5mm）：K1 38.61D@2°，K2 39.95D@92°；柱镜：－1.34D@2°；角膜厚度 419μm。

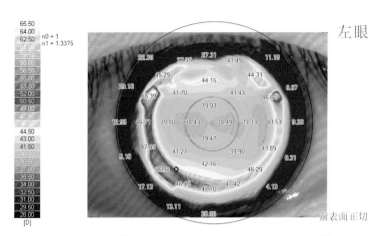

图 6-9-6　左眼二次增效手术后的前表面正切曲率图，中央规则性显著改善

术后角膜波阵面像差图显示 5mm 瞳孔下，角膜整体像差均方根值 0.70μm，其中低阶的散光均方根值由术前的 1.45μm，降低至 0.62μm，高阶像差均方根值 0.31μm，与术前保持一致。高阶像差中的彗差均方根值 0.17μm，球面像差均方根值 0.23μm，同样与术前保持一致，余差均方根值 0.14μm，说明本次手术没有引入新的高阶像差（图 6-9-7）。

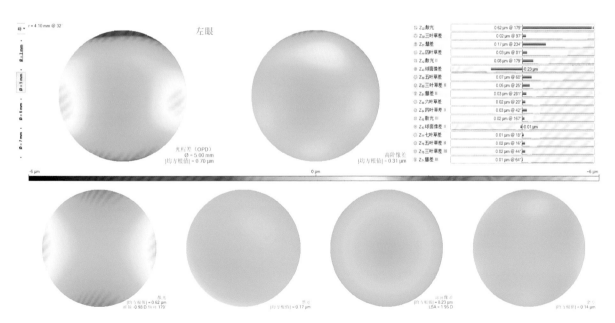

图 6-9-7　左眼二次增效术后的角膜波阵面像差图

图 6-9-8 显示为术后角膜光学质量分析，点扩散函数表达的光场扩散面积较术前明显缩小（左下），视网膜模拟成像质量提升（右上），角膜水平与垂直方向的 MTF 曲线衰减更加规则与一致，显示视觉质量提升（右下）。

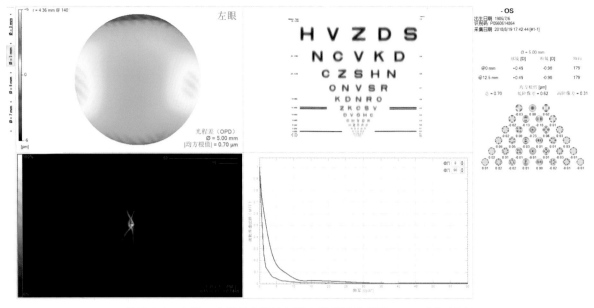

图 6-9-8　左眼二次增效术后的角膜光学质量分析图（5mm 瞳孔直径）

病例 2：全眼波阵面像差引导的残余高阶像差矫正

1. 一般情况及检查　男性，30 岁，公司职员，2 年前曾行双眼飞秒激光 LASIK，术前屈光状态为右眼－11.75DS＝1.0；左眼－5.25DS/－2.25DC×170＝1.0。就诊时主诉：左眼术后视力差，视物重影，夜间视力眩光、光晕明显。检查裸眼视力：右眼 1.0；左眼 0.4。电脑验光右眼－1.25DS/－1.00DC×90；左眼－0.75DS/－1.25DC×145。散瞳验光右眼－1.00DS/－1.25DC×92＝0.8；左眼－1.00DS/－1.25DC×147＝0.5。显然验光右眼平光＝1.0；左眼－0.75DS/－1.25DC×145＝0.7。左眼中央角膜厚度 445μm。

左眼角膜地形图显示无偏心消融与中央岛，可见瞳孔区三叶草型不规则散光（图 6-9-9）。角膜曲率（直径 5mm）：$K1$ 37.52D@162°，$K2$ 38.37D@72°，柱镜：－0.85D@162°。

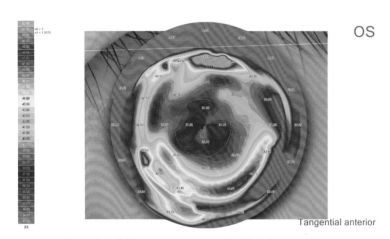

图 6-9-9　左眼前表面正切曲率图显示中央不规则散光

左眼角膜波阵面像差图可见 5mm 瞳孔下，角膜整体像差均方根值 1.20μm，高阶像差均方根值 1.00μm，高阶像差中的彗差均方根值 0.16μm，球面像差均方根值 0.16μm，余差均方根值 0.97μm，余差中的三叶草像差（Trifoil）均方根值 0.92μm，低阶的散光均方根值 0.67μm（图 6-9-10）。

左眼全眼波阵面像差图显示暗环境下瞳孔直径 7.4mm 时，波阵面像差验光结果：－0.56DS/－1.48DC×137°。全眼像差均方根值 1.65μm，高阶像差均方根值 0.57μm，占比 37%。左下图的高阶像差形态为三叶草型，右下图的高阶像差组成中，三叶草像差的比例非常高（图 6-9-11）。角膜地形图、角膜像差与全眼像差的测量结果显示了较高的一致性。

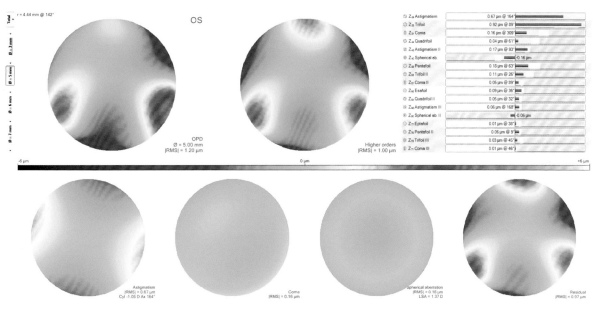

图 6-9-10　左眼角膜波阵面像差图

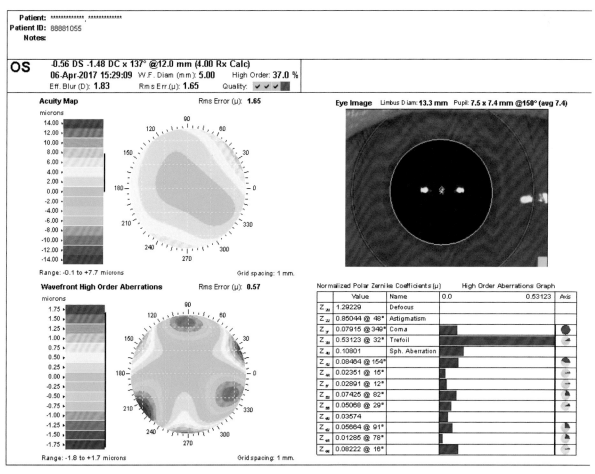

图 6-9-11　左眼全眼波阵面像差图

　　图 6-9-12 为角膜光学质量分析，显示 5mm 瞳孔直径下，点扩散函数 PSF 表达的光场扩散面积扩大、扭曲变形（左下），视网膜模拟成像质量差（右上），角膜水平与垂直方向的 MTF 值在较低的频率即开始迅速降低，较高频率的 MTF 曲线对称性差且明显不规则，显示了残余低阶与高阶像差对视觉质量的影响（右下）。

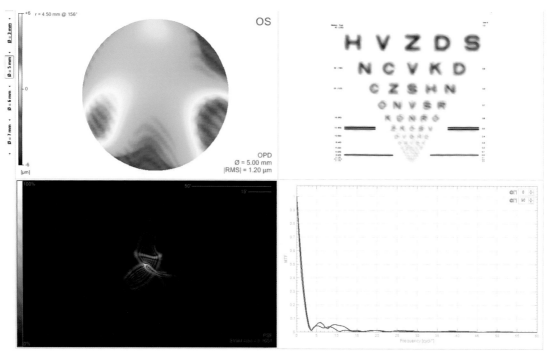

图 6-9-12　左眼角膜光学质量分析图（5mm 瞳孔直径）

2．手术设计　基于左眼显然验光、角膜地形图、角膜与全眼波阵面像差测量结果，提示首次手术后视力与夜间视觉质量差的症状，源于低阶的离焦、散光像差以及高阶的三叶草像差，二次增效手术的目的是修正上述像差，拟采用全眼像差引导的个性化手术方案。低阶的离焦球镜参数增加 −0.69D，为 −1.45D，散光度数不变，中心最大消融深度为 48.6μm（图 6-9-13）。

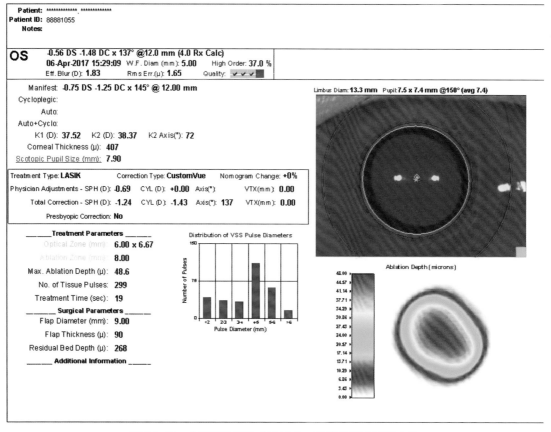

图 6-9-13　全眼波阵面像差引导的二次增效手术消融方案

3．手术方式 全眼波阵面像差引导的 LASIK 手术（掀开原角膜瓣）。

4．术后效果（3个月） 主诉左眼裸眼视力明显提升，夜间视觉质量明显好转，视物重影症状消失。裸眼视力右眼 0.8＋；左眼 1.0。左眼电脑验光 −0.25DS/＋0.37DC×160；角膜厚度 399μm。左眼角膜地形图显示瞳孔区无明显的不规则散光（图 6-9-14）。角膜曲率（直径 5mm）：$K1$ 34.15D@40°，$K2$ 34.82D@130°，柱镜：−0.67D，@40°。

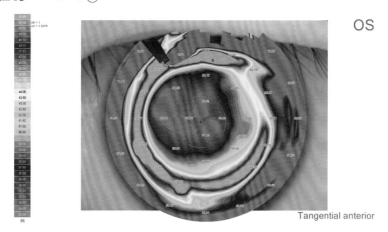

图 6-9-14 左眼二次增效手术后的角膜前表面正切曲率图，中央无显著的不规则

左眼术后角膜波阵面像差图可见 5mm 瞳孔下，角膜整体像差均方根值 0.35μm，高阶像差均方根值由术前的 1.00μm，降低至 0.25μm，高阶像差中的彗差均方根值 0.18μm，球面像差均方根值 0.05μm，与术前差异不大。余差均方根值由术前的 0.97μm 降低至 0.16μm，其中的三叶草像差从术前的 0.92μm 降低至 0.02μm（图 6-9-15）。

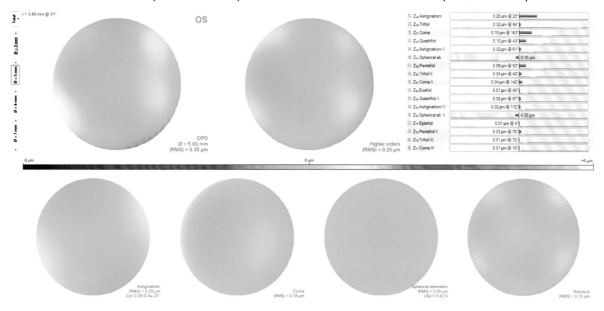

图 6-9-15 左眼二次增效术后的角膜波阵面像差图

图 6-9-16 为左眼全眼波阵面像差图，显示瞳孔直径为 5.8mm 时，波阵面像差验光结果：−0.30DS/−0.28DC×48；全眼像差均方根值 0.93μm，高阶像差均方根值 0.32μm，占比 34.5%。左下图高阶像差三叶草形态消失，右下图的高阶像差组成中，三叶草像差的比例降低，球差与彗差的比例增加，可能与角膜变得更加平坦相关。虽然与术前像差图的瞳孔直径不一致，使相互间的比较没有太多的参考意义，但仍能显示较好的低阶与高阶像差的矫正效果。

图 6-9-17 为术后角膜光学质量分析，点扩散函数表达的光场扩散面积较术前明显缩小（左下），视网膜模拟成像质量提升（右上），水平与垂直方向的 MTF 曲线更加规则且基本重合一致，显示角膜不规则散光减少。在较高频率范围的 MTF 值明显高于术前，视觉质量明显提升（右下）。

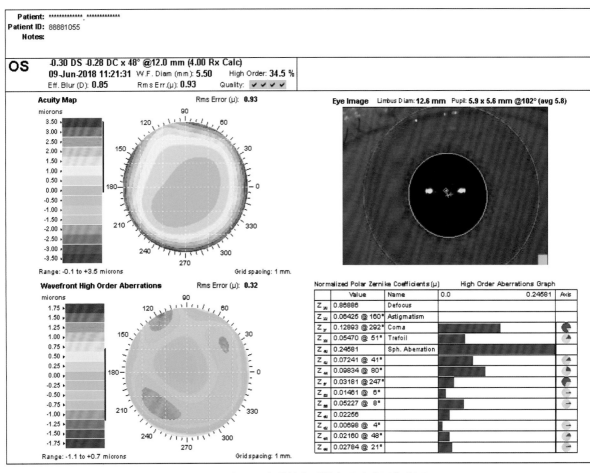

图6-9-16 左眼二次增效术后的全眼波阵面像差图

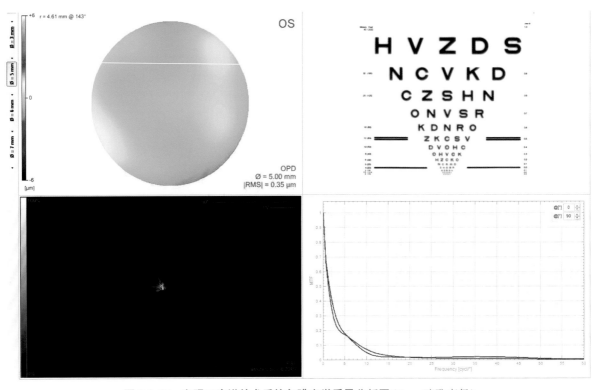

图6-9-17 左眼二次增效术后的角膜光学质量分析图（5mm瞳孔直径）

（常　征）

参 考 文 献

1. 陈跃国，黄锦海，王铮. 三维角膜地形图的临床应用. 北京：人民卫生出版社，2017.

2. Bende T，Seiler T. Wolensak J. Side effects in excimer corneal surgery. Corneal thermal gradients.Graeles Arch Olin Exp Ophthalmot，1988，226（3）：277-280.

3. Ishihara M，Arai T，Sato S，et al. Measurement of the surface temperature of the cornea during ArF miner laser ablation by thermal radiometry with a 15-nanosecond time response. Lasers Surg Med，2002，30：54-59.

4. Betney S，Morgan PB，Doyle SJ，et al. Corneal temperature changes during photorefractive keratectomy. Cornea，1997，16（2）：158-161.

5. Alpins NA. Wavefront technology：a new advance that fails to answer old questions on corneal vs.refractive astigmatism correction. J Cataract Refract Surg，2002，18（6）：737-739.

6. Alpins NA. New method of targeting vectors to treat astigmatism. J Cataract Refract Surg，1997，23（1）：65-75.

7. Alpins NA.Vector analysis of astigmatism changes by flattening，steepening，and torque.J Cataract Refract Surg，1997，23（10）：1503-1514.

角膜地形图与角膜地形图引导的个性化角膜激光消融模式

第一节 概 论

光学系统像差（aberration）的一般概念是指系统实际成像与理想成像相比较的缺陷；波阵面像差（wavefront aberration）是物理光学领域中早已被描述的概念，用来表示光学系统所存在的缺陷。传统或标准的激光角膜屈光手术，如准分子激光屈光性角膜消融术（photorefractive keratectomy，PRK）、准分子激光原位角膜磨镶术（laser in-situ keratomileusis，LASIK）、飞秒激光小切口基质透镜取出术（small incision lenticule extraction，SMILE）等模式，主要依据病人术前的验光屈光度，在矫正近视及散光后，绝大多数裸眼视力均可达 1.0 以上，但有部分病人存在视觉质量（visual quality）下降，如视物重影、夜间眩光（glare）、光晕（halo）、星芒现象（starburst）等，这与角膜的不规则性增加，即较高阶像差（higher order aberration）尤其是因消融偏心导致的彗差（coma）及光区过小导致的球差（spherical aberration）显著增加相关；也与术前角膜业已存在的不规则形态有关。

如前面的章节所述，在利用全眼波阵面像差引导的角膜消融方法重塑角膜前表面时，由于波阵面像差仪反映的是眼球整个光学系统的整体光学质量，未能直接提供有关角膜前表面像差的信息，而眼的高阶像差主要源自角膜前表面。基于角膜地形图仪测量结果引导的消融方式，原本主要治疗超出波阵面像差引导消融范围的角膜不规则散光病人，如角膜屈光术后光学并发症的处理等，但目前也逐渐应用于从未做过手术的初始眼（virgin eye）。大部分正常眼的角膜形态也并非对称规则，利用角膜地形图仪在得到角膜前表面不规则信息的同时，可测量获得角膜顶点（vertex）与瞳孔中心的位置关系，以及瞳孔识别虹膜纹理，在术中补偿 kappa 角与静态眼球自旋（static eye cyclotorsion）。

即使是屈光状态相同的病人，其角膜形态也不尽相同。角膜地形图引导个性化激光角膜屈光手术的主要目的，是在避免或减少手术源性高阶像差引入的同时，尽量减少或消除术前已经存在的影响视力及视觉质量的角膜不规则。角膜地形图引导以正常个体或人群平均角膜 Q 值为目标，同时还基于个体术前角膜前表面形态、kappa 角、角膜横径、瞳孔大小及其中心位置以及虹膜纹理的测量与识别结果，确保激光消融过程中的精确定位和实时对位，以消除个体的低阶像差（各类型的屈光不正）和高阶像差（角膜前表面不规则）为目标，在获得良好裸眼视力的同时，提高术后的视觉质量[1]。

角膜显著不规则的病人，显然验光屈光度可能因病人自身判断描述不准确而存在偏差。此外，在利用角膜地形图引导修正角膜不规则形态的同时，可能会引入新的与目标屈光度不相吻合的球镜及柱镜屈光度，需要在术前进行一定的演练、推算，以避免术后残留过大的屈光度，特别是散光屈光度，从而影响病人的满意度。这也是角膜地形图引导手术方案设计的难点。

需要注意的是，对于视力及视觉正常眼，角膜上存在的某些高阶像差如垂直彗差或许对整体眼的视力有益，消除这些像差后反而造成视力下降，尤其在术后早期形成新的视觉适应之前；此外，术后角膜伤口愈合等反应可产生新的像差。当然，个性化的角膜屈光手术和标准的手术方式相同，存在术中及术后各种并发症的风险，如消融对位错误导致的散光或高阶像差增加、术后角膜瓣下上皮内生和角膜扩张等。因此，依然需要严格把控手术的适应证、熟练掌握手术的设计与手术技巧。

第二节　治 疗 原 理

传统的激光角膜屈光手术,是根据病人的验光屈光度、角膜曲率计 K 值,进行规则的球面形(不含散光矫正)或椭球面形(含散光矫正)的消融,术前角膜形态的不规则性,在术后依然没有改变(图 7-2-1)。

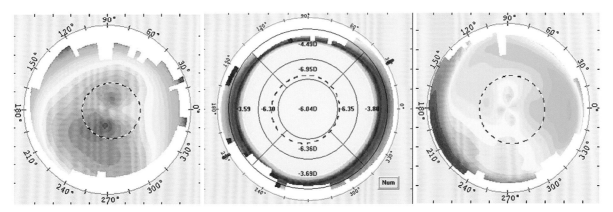

图 7-2-1　角膜前表面轴向曲率图显示术前角膜地形图不规则(左),经规则的激光消融(中)治疗后,形态依然不规则(右)

利用 Placido 盘成像技术,结合计算机分析系统,可精确测量角膜前表面各点的曲率或屈光力,呈现角膜前表面的形态。根据曲率计算得出的高度图,与理想的参考球面形态存在一定的高度差异(图 7-2-2)。通过特定的算法系统得出所要用激光消融的角膜组织厚度,可使术后角膜形态趋于规则(图 7-2-3)。

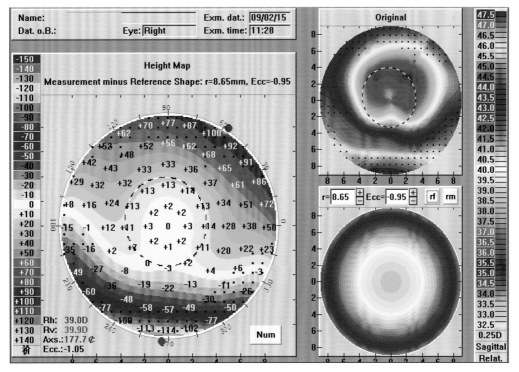

图 7-2-2　角膜前表面高度图(左,Height Map)显示测量得到的高度减去参考球面后所得到的高度差异值。右上为原始的轴向曲率图(Original),显示光区偏心;右下为理想的参考球面,曲率半径 $r=8.65\text{mm}$、偏心度 $Ecc=-0.95$

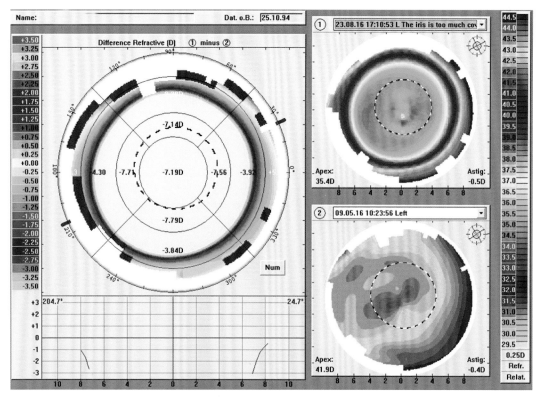

图 7-2-3　术后（①）与术前（②）角膜屈光力差异图（① minus ②），术后角膜光学区变得均匀规则

第三节　适应证与禁忌证

一、适应证

1. 对于以矫正屈光度为首要目的、角膜形态相对规则的病例，建议矫正屈光度范围[2,3]：

（1）近视 −9.00D 及以下。

（2）远视 ≤ +6.00D。

（3）散光 ≤ 6.00D。

2. 特殊病例，不以矫正屈光度为主要目的[4~8]：

（1）严重角膜不规则散光，如角膜屈光手术、角膜移植等手术后、角膜外伤或角膜疾病导致的瘢痕愈合，角膜形态已稳定。

（2）早期或疑似圆锥角膜、角膜屈光术后角膜膨隆，须联合角膜胶原交联（corneal collagen cross-linking，CXL）治疗。

3. 角膜地形图检查结果可信、重复性好，排除泪膜或其他因素对角膜前表面测量结果的影响。

4. LASIK 术后角膜最薄点厚度角膜瓣下至少保留 250μm 以上（建议 280μm 以上，角膜总厚度至少 400μm 以上）；表层角膜消融术后建议保留 360μm 以上。

二、禁忌证

1. 屈光度超过适应证范围。

2. 角膜地形图检查结果不可信、重复性差；角膜形态不稳定。

3. 不能获得良好的术中眼球跟踪定位。

4. 预计 LASIK 术后角膜最薄点厚度角膜瓣下不足 250μm、表层角膜消融术后不足 360μm。

第四节 数据采集与手术方案设计

一、术前角膜形态数据采集

（一）角膜地形图仪检查

除传统角膜屈光手术必要的检查，尤其是精确的显然验光之外，还需要应用能与准分子激光治疗设备联机的专用角膜地形图仪，完成用于地形图引导的专项检查。不同的准分子激光治疗设备，通常配备有指定的角膜地形图仪，如基于 Placido 盘投影的角膜地形图仪、基于 Scheimpflug 成像的角膜地形图仪等，能够获取角膜前表面（以及后表面）的形态数据、识别瞳孔位置及大小、识别角膜顶点（视轴与角膜前表面的交汇点）、识别虹膜纹理及角膜缘（可见水平向虹膜直径）等。通过正确的瞳孔偏移测量及眼球自旋分析，确保激光消融中心的精准定位，这对于散光及高阶像差的矫正尤为重要。

1. 人员与设备的准备 检测人员应接受过专项的角膜地形图仪操作使用培训。检查前应使用标准曲率半径的模拟眼校准角膜地形图仪，确保设备工作正常、精确；检查室保持安静、光照度恒定、避免阳光或光线直射。注意调节照明亮度，使测量时的瞳孔直径与手术时的瞳孔直径基本一致，以利于术中的跟踪定位（图 7-4-1）。术前检查时理想的瞳孔直径为 2～4mm，平均为 3mm 左右。病人应按规定提前停戴角膜接触镜，排除明显的结膜充血、水肿，以及角膜水肿，角膜上皮疾病等。检查前，应避免使用较黏稠的滴眼液或眼膏。

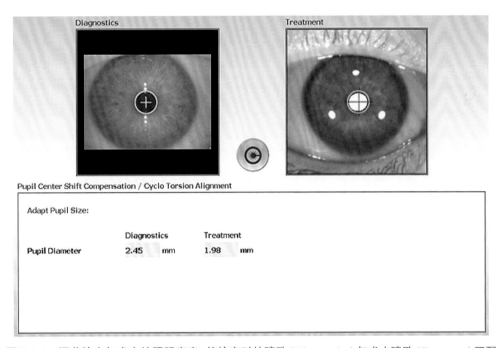

图 7-4-1 调节检查与术中的照明亮度，使检查时的瞳孔（Diagnostics）与术中瞳孔（Treatment）匹配

2. 检查流程及注意事项 被检者取坐位，颌架及头托固定，调整头位，左右移动检查仪确保双眼处在同一水平面上。病人全身放松，呼吸平稳，注视设备标定的注视灯，按照检查者的指令做好睁眼固视、闭眼休息的动作。检查者完成病人的基本信息的录入，进入检测模式后，嘱被检者睁眼固视注视灯，然后操作调整柄达到采集图像清晰、完整、位置正确的位置，完成图像采集（可以采用自动或手动模式，但最好采用自动模式），完成一次检查后，嘱病人闭眼休息，然后完成再次检查。须注意：①对于睑裂较小的病人应嘱被检者努力睁眼，必要时检查者帮助病人将上睑上提或下睑下拉，但不能压迫眼球；②对于因泪膜不完整影响成像质量的病人，可在检查前点用一滴人工泪液眨眼数次后再完成检查，假如确因干眼造成的泪膜问题导致测量误差，则应先进行恰当的干眼治疗，待泪膜恢复正常后再次检查；③角膜图像的采集应

在手术前相对集中的时间点内完成（一般不超过 24 小时），假如图像采集后超过 3 个月仍未手术，术前应重新检查。

以 Topolyzer Vario 为例，合格的 Placido 投影环的数据覆盖范围，即可分析区域（analyzed area，AA）在 6.5mm 及 5.5mm 光区四个象限均应≥90%，虹膜纹理清晰、数据充分，瞳孔无异常变形或移位（图 7-4-2）。

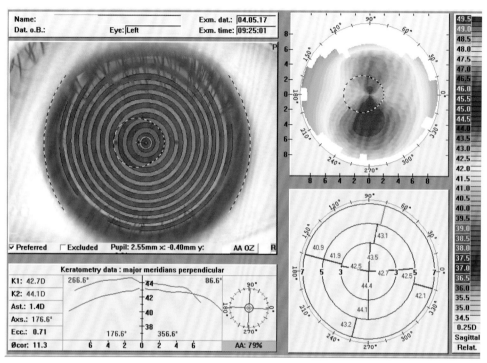

图 7-4-2　合格的图像采集，可分析区域 AA、P（preferred）及 R（registration）均显示为绿色，可以选用于角膜地形图引导及虹膜定位

同一时间段连续检查获得 4～8 次合格的检查图像，相互间进行比对，剔除差异较大者（图 7-4-3）。

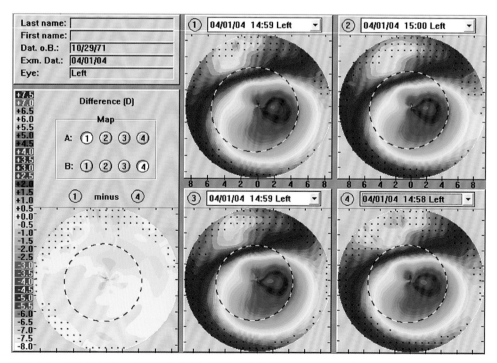

图 7-4-3　四次连续检查结果的比较图，两两对比差异（Difference），中央 5mm 区域内的偏差应<0.75D，左下显示为第 1 幅图与第 4 幅图的差异（① minus ④）

（二）角膜厚度检查

除常规测定角膜中央厚度，还应完成直径范围约 6mm 的旁中央角膜厚度检测，包括上方、下方、颞侧、鼻侧 4 个方位。一般可应用眼前段分析系统进行全角膜厚度的测量，倘若角膜透明度下降，则推荐使用 A 超角膜测厚仪测量厚度。

二、数据传导

合格的角膜地形图数据应符合下述条件：

1．可分析数据区域每个治疗光学区象限至少覆盖 90% 以上。

2．所检测到的瞳孔边缘清晰可辨，无变形。

3．比较同一时间点每眼测量所得的 4 次以上结果，重复性好。

将合格的角膜地形图检查数据，通过 USB 闪存盘或专用局域网络的数据线，传入与角膜地形图仪相匹配的准分子激光角膜屈光手术设备。

三、手术方案的设计

（一）数据的导入与优选

确定数据成功传入联机的准分子激光角膜屈光手术设备后，选择角膜地形图引导程序，将地形图数据成功导入执行界面。假如不规则角膜，如近视激光术后的角膜地形图数据中的非球面参数 Q 值未在正常的 0 至 −1 范围，则调整为 0。随后按照计算机提示补充输入显然验光屈光度（球镜屈光度、柱镜屈光度及轴位）、中央及旁中央角膜厚度等相关信息（不同设备有不同要求），在导入界面上，可根据导入图像及设备的提示信息，再次筛选出重复性最好、最具代表性的角膜地形图数据，作为角膜地形图引导治疗的依据，然后进入数据调整界面（图 7-4-4、图 7-4-5）。根据设备的不同，可以有针对性地选择不同的调整角膜高阶像差的模式，还应考虑最优化的节省角膜组织消融深度的优化程序。

（二）球镜屈光度的调整

其目的是补偿由于地形图引导在消除角膜不规则散光时，所引入的球镜屈光度的改变，对于首次手术，角膜相对规则者，球镜屈光度的调整主要依据散光度的调整按等值球镜的原则进行调整：比如散光屈光度增加了 −0.50D，则球镜屈光度应减少 −0.25D。此外，应特别注意对于角膜形态不规则及 2 次手术的病例，在消除正性球差（如扩大光区）时，会引入负性屈光度，需要根据球差（C12）的改变，追加近视球镜屈光度（C4）。

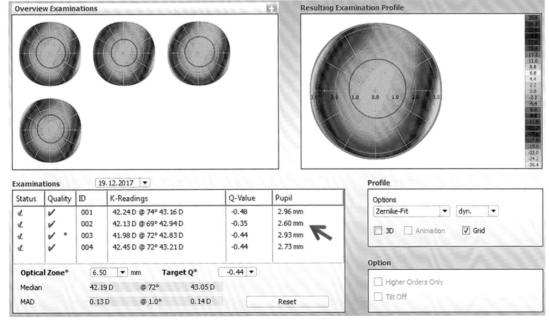

图 7-4-4　导入的四张图，经对比发现第 2 张图（002），由于测量时瞳孔偏小（2.60mm）（箭头），导致 Q 值（Q-Value）及 K 读数（K-readings）与其他几张图有一定差异

95

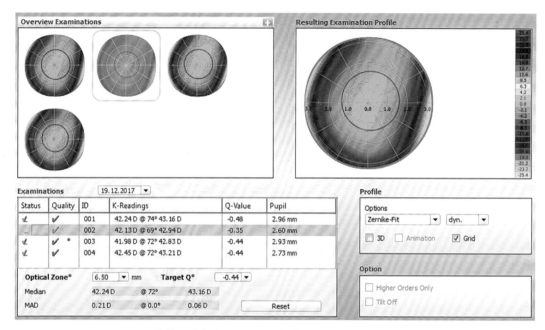

图 7-4-5　将第 2 张图去除，保留重复性最好的 3 张图，用于引导治疗

（三）柱镜屈光度及轴向的调整

对于初次手术，比较理想的病例应符合以下标准：

1. 假如显然验光的散光屈光度≥2.00D，其轴向与角膜地形图测量所得的散光轴向偏差应＜5°。

2. 假如显然验光的散光屈光度＜1.75D，其轴向与角膜地形图测量所得的散光轴向偏差应＜10°。

3. 显然验光的散光屈光度与角膜地形图测量所得的散光屈光度偏差应＜0.75D。

假如与上述 3 种情况不相吻合，应重新调整设计欲矫正的散光屈光度及其轴向。还须注意角膜地形图引导模式修正角膜不规则形态（较高阶像差，如彗差、三叶草等）的同时，可改变角膜的散光屈光度及轴向，须进行相应的调整。例如，显然验光屈光度为－5.75DS/－1.00DC×175＝1.2⁻；而角膜地形图测量得到的柱镜度为－1.38D，轴向为 5°，两者柱镜度差异为 0.38D、轴向差异为 10°。此时，可先将调整后的屈光度球镜及柱镜均设为 0，仅显示角膜的不规则即高阶像差部分相对应的消融形态（图 7-4-6）。应注意角膜

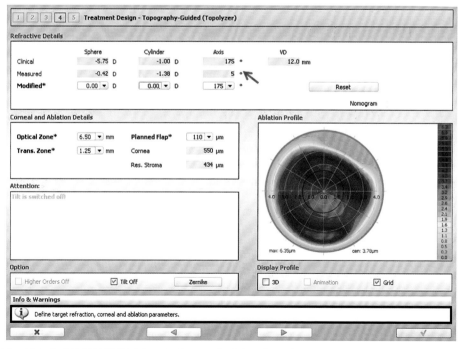

图 7-4-6　矫正屈光度球镜及柱镜均设为 0 之后，显示角膜高阶像差的消融形态，可影响柱镜屈光度及轴向（箭头）

高阶像差（彗差、三叶草）的矫正，可改变柱镜度及轴向，部分病例（如前文所述，显然验光的散光与地形图测量的散光比较一致）可按照角膜地形图调整屈光度（topography modified refraction，TMR）（图7-4-7）。

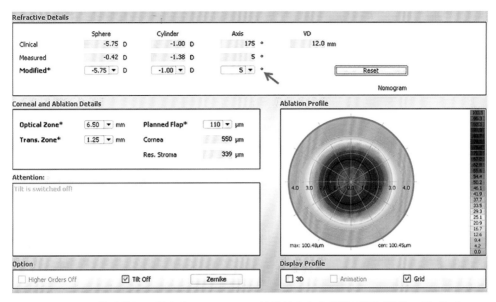

图7-4-7　调整后的矫正屈光度（Modified*），柱镜轴向与角膜地形图测量值一致（箭头）

　　显然验光的散光是眼球总体的散光，包含角膜前、后表面散光及晶状体散光。总体散光的大小与轴向，取决于角膜散光与晶状体散光的叠加或抵消。在进行手术方案设计及屈光度尤其是散光度与轴向调整过程中，按照角膜地形图的柱镜测量值再次进行显然验光、参考不同瞳孔直径下的全眼像差结果（客观验光法）、参考角膜后表面散光及角膜总体散光结果等，都有助于最终方案的确定。例如：上述病例的全眼像差检查结果显示6.50mm瞳孔下的平均屈光度为−5.16DS/−0.86DC×178；4.00mm瞳孔下的平均屈光度为−5.27DS/−0.75DC×170；而角膜前、后表面检查（Sirius三维角膜地形图）结果显示模拟角膜曲率计读数Sim-K平均值为42.88D（$K1=42.25D@1°$，$K2=43.53D@91°$），柱镜度及轴向为Cyl=−1.28DC×1；角膜前表面3mm、5mm、7mm区域内的柱镜度及轴向分别为Cyl=−1.36DC×4、Cyl=−1.29DC×2、Cyl=−1.22DC×0；角膜后表面3mm、5mm、7mm区域内的柱镜度及轴向分别为Cyl=＋0.35DC×6、Cyl=＋0.39DC×6、Cyl=＋0.37DC×7；4.5mm直径下角膜总体散光Cyl=−1.22DC×5（图7-4-8、图7-4-9）。以上这些参数，均有助于最终矫正散光屈光度及轴向的确定。尤其在显然验光屈光度的矫正视力或视敏度不太理想、柱镜度比较小的情况下，依据病人主诉所得到的屈光度，并不一定精确，需要结合全眼像差、角膜前、后表面地形图等客观的检查结果进行综合评判。

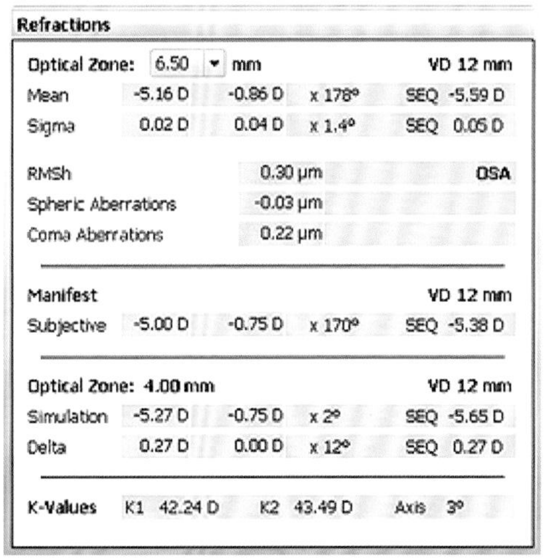

图7-4-8　全眼像差检查显示6.50mm及4.00mm下的屈光度

　　当显然验光的散光值显著小于角膜地形图测量的散光值、矫正视力良好时，说明眼内的晶状体对于角膜散光起到了补偿作用，不建议采用TMR即完全按照角膜地形图测量结果来调整散光，以免导致术后总体散光偏大，影响裸眼视力。例如，术前显然验光为−4.25DS/−0.50DC×10=1.2，角膜地形图测量值为−0.33DS/−2.48DC×11，两者散光轴向一致、散光度有较大差异，角膜地形图显示测量区域内散光度及轴向较为恒定（图7-4-10）。最终按照显然验光结果行FS-LASIK，术后第一天裸眼视力为1.2，验光散光度为0。临床上病人对于顺规性散光比较容易接受或耐受，而对于逆规性或斜轴散光的耐受性较差，在设计散光屈光度的矫正时，应考虑这一因素。

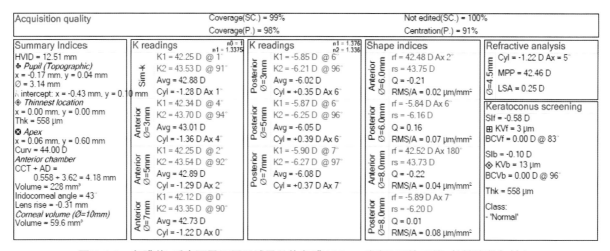

图 7-4-9　角膜前、后表面及不同区域及总体角膜（4.5mm 直径）下的 *K* 值、柱镜度数与轴向

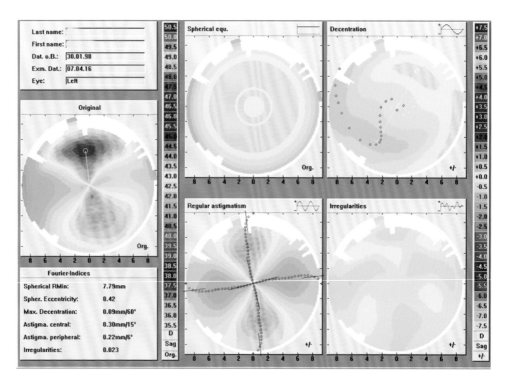

图 7-4-10　傅里叶分析图（Fourier analysis）显示角膜前表面散光度及轴向较为恒定（左下），形态呈偏心分布（右上）

对于角膜显著不规则的病例，尤其须注意显然验光以及角膜地形图测量的准确性，在显然验光矫正视力不良的情况下，或者在角膜厚度不足时，应与病人进行良好的沟通，在方案设计时首选采纳角膜地形图测量的结果，先以矫正角膜的不规则为目标，可以将球镜度与柱镜度均设为 0。待角膜变得规则后，再行显然验光检查，往往可获得理想的矫正视力。再根据具体情况，比如病人的需求及剩余角膜厚度等，考虑是否进行再次手术矫正残留的屈光度。

须注意角膜地形图所测量的散光是角膜前表面基于 C3、C5 而获得的，并未考虑高阶像差比如 C7、C8 等对于散光矫正的影响；而角膜形态越不规则，越会增加高阶像差对于影响散光矫正的权重，应予以重视。国内学者郑历、张君针对 EX500 准分子激光设备的角膜地形图引导模式（Contoura Vision），设计了一个在线散光矢量分析计算器（http://www.xhjktj.com/Untitled1.php）（ZZ 法），输入需矫正的角膜前表面高阶像差 Zernike 函数中的 C7、C8、C11、C12、C13 项数值，计算得到修正后的球镜、柱镜屈光度及轴向。该方法使用便利，为用户进行手术方案设计，尤其对于角膜前表面显著不规则的病人，提供了一定的修正依据，其精确性还有待于今后临床结果的验证（图7-4-11）。

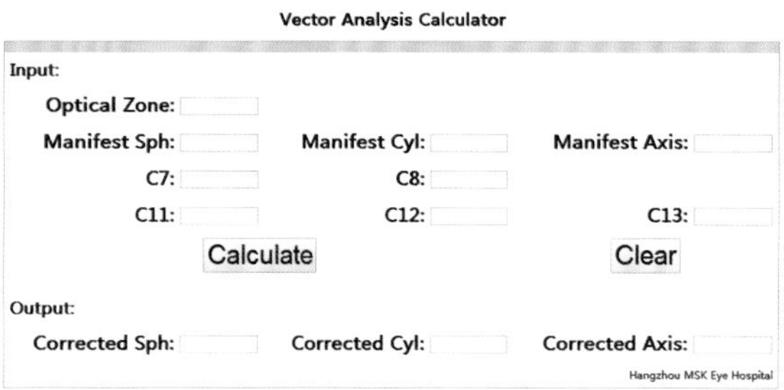

（四）其他参数的调整及相关注意事项

1. 依据病人瞳孔、角膜厚度确定最终有效光学区直径，这一操作必须在球镜、柱镜数据调整前完成，否则将改变数据调整量。

图7-4-11 矢量分析计算器（ZZ法），输入各项参数之后可自动计算出矫正参数，包括球镜度、柱镜度及轴向

2. Q值调整，可以完成Q值调整的设备，也应在数据调整前确定并完成目标Q值的调整，增加负性Q值绝对值量将增加近视矫正量，反之则降低近视矫正量，即Q值目标设定越负，越容易引入正性球镜屈光度，导致术后过矫。

3. 须注意去除屈光度（低阶像差）后显示的激光消融形态，与欲修正的角膜不规则形态完全匹配。

4. 与单纯矫正屈光度相比，额外修正角膜不规则会增加激光的消融深度。

5. 当角膜形态显著不规则、难以获得准确的显然验光结果时，可单纯用角膜地形图引导激光消融获得相对规则的角膜形态（矫正球镜及柱镜屈光度设定为0）。

第五节　术中注意事项及术后处理

一、术中注意事项

角膜地形图引导的个性化角膜屈光手术可采用激光角膜表层消融手术方式，如PRK、tPRK、LASEK等；也可采用激光角膜板层消融术式，如LASIK、FS-LASIK等。术中需根据瞳孔大小与形态、虹膜纹理识别、角膜缘识别等完成最基本的角膜定位，自动调整kappa角。为确保手术定位的准确性，术前不应使用影响瞳孔大小的药物，并在激光扫描时，调整手术显微镜及室内照明光线，保持瞳孔大小与检查时相匹配，瞳孔大小的不一致，也会导致瞳孔中心的移位。对于不能完成术中眼球跟踪定位的病例，不应采用角膜地形图引导的方式进行手术。

1. 眼球跟踪定位　角膜板层屈光手术，可选择掀瓣前或掀瓣后完成眼球的跟踪定位。尽量去除可能引起定位偏差的所有因素，包括头位、眼位注视、术中与术前检查的瞳孔大小偏差；消除瞳孔缘及角膜、巩膜缘区的不透明气泡层、前房气泡等对于跟踪定位的干扰。若偏差较大或无法完成跟踪定位，应寻找原因，进行适当调整，再重新定位校准。

掀瓣后的眼球跟踪定位，应尽快完成，避免角膜基质床暴露时间过长，导致基质床干燥引起激光消融误差。

2. 激光扫描过程中，需持续密切关注病人头位、眼位、瞳孔大小及眼球跟踪状况，随时调整。

二、术后处理

按准分子激光角膜屈光术后常规用药及复查。待角膜形态稳定后（建议至少等待3个月），显然验光确认屈光度，行角膜地形图、角膜厚度（包括角膜瓣下厚度）等检查，评估是否需要或适合再次手术矫正残留屈光度及角膜不规则。

第六节　病　例　分　析

男，34岁，职员，因双眼近视散光要求通过手术方法摘除眼镜。术前检查结果如下：

裸眼视力：右眼0.05；左眼0.1。

屈光度：OD：−4.50DS/−1.75DC×20＝1.2⁻（主导眼）；OS：−3.50DS/−1.75DC×155＝1.2⁻。

超声角膜测厚：OD：546μm；OS：541μm。

眼压、角膜圆锥筛查等结果均正常，拟行角膜地形图引导下的 FS-LASIK（图 7-6-1、图 7-6-2）。

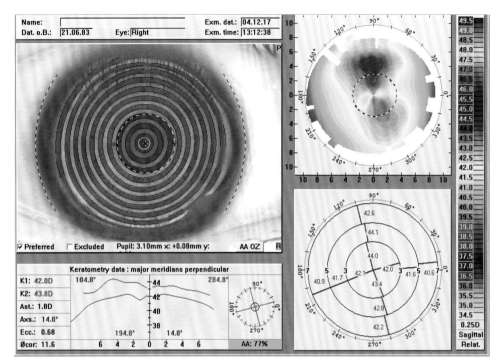

图 7-6-1　右眼角膜前表面地形图，$K1$：42.0D，$K2$：43.8D；中央角膜前表面散光为 1.8D@14.8。从测量区域 3mm、5mm、7mm 范围，散光轴向无明显变化，但散光度有所改变

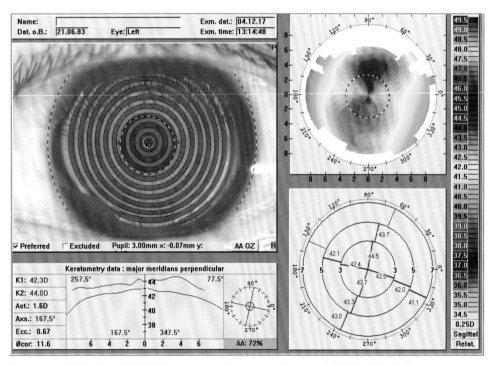

图 7-6-2　左眼角膜前表面地形图，$K1$：42.3D，$K2$：44.0D；中央角膜前表面散光为 1.6D@167.5。从测量区域 3mm、5mm、7mm 范围，散光轴向及散光度均有所改变

　　进行全眼像差的检查，可以进一步分析散光及高阶像差的主要来源为角膜还是眼内，以及不同测量范围的屈光度变化趋势，为手术方案的设计提供参考（图 7-6-3、图 7-6-4）。

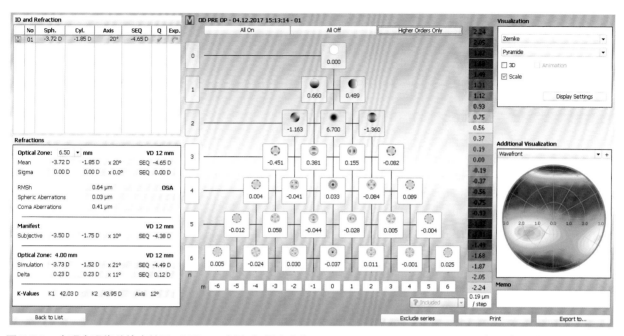

图 7-6-3　右眼全眼像差检查结果,6.50mm 光区时,屈光度为-3.72DS/-1.85DC×20;4.00mm 光区时,屈光度为-3.73DS/-1.52DC×21。右下为全眼高阶像差图;中央为全眼像差 Zernike 金字塔形分解图,6.50mm 光区下 C7、C8、C11、C12、C13 分别为 0.381、0.155、-0.041、0.033、-0.084

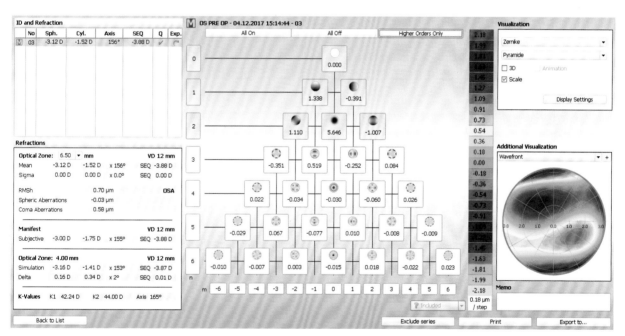

图 7-6-4　左眼全眼像差检查结果,6.50mm 光区时,屈光度为-3.12DS/-1.52DC×156;4.00mm 光区时,屈光度为-3.16DS/-1.41DC×153。右下为全眼高阶像差图;中央为全眼像差 Zernike 金字塔形分解图,6.50mm 光区下 C7、C8、C11、C12、C13 分别为 0.519、-0.252、-0.034、-0.030、-0.060

　　进入角膜地形图引导模式,进行屈光度设计时,发现临床显然验光的散光结果与角膜地形图测量结果有一定的差距(图 7-6-5、图 7-6-6)。
　　经过与全眼像差所提供的不同光区测量范围的"客观屈光度",最终调整为接近临床的验光屈光度(图 7-6-7、图 7-6-8)

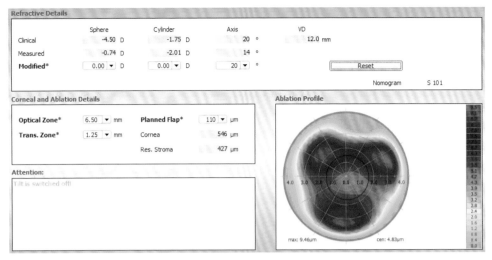

图 7-6-5　右眼临床显然验光（Clinical）的柱镜为－1.75D@20；角膜地形图测量结果的柱镜为－2.01D@14，有差距，但在标准范围内。将屈光度调整为 0（Modified），显示仅矫正角膜不规则所产生的激光消融形态呈"三叶草"型（右下）

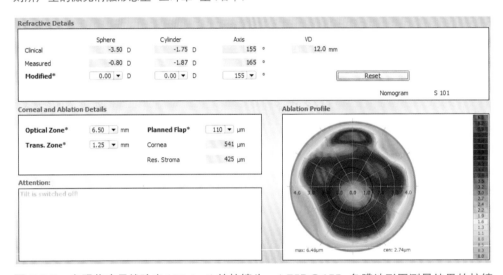

图 7-6-6　左眼临床显然验光（Clinical）的柱镜为－1.75D@155；角膜地形图测量结果的柱镜为－1.87D@165，柱镜度比较接近，但轴位差异较大。将屈光度调整为 0（Modified），显示仅矫正角膜不规则所产生的激光消融形态呈"四叶草"型（右下）

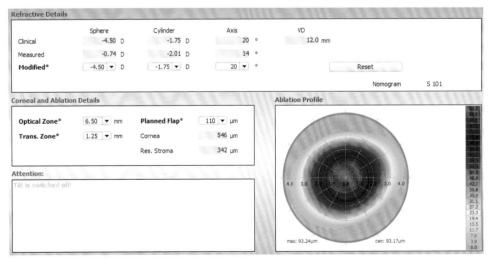

图 7-6-7　右眼调整后治疗屈光度（Modified）选择为与临床验光（Clinical）结果相同，为－4.50DS/－1.75DC×20，右下显示为包含屈光度的消融形态

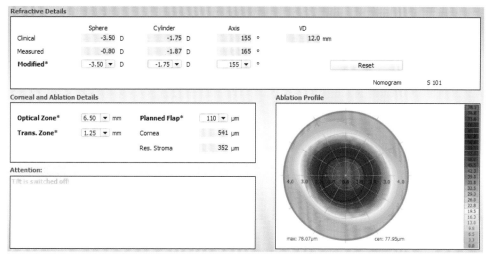

图 7-6-8　左眼调整后治疗屈光度（Modified）选择为与临床验光（Clinical）结果相同，为−3.50DS/−1.75DC×155，右下显示为包含屈光度的消融形态

此一病例假如采用"ZZ"法进行散光的调整，将 C7、C8、C11、C12、C13 分别输入至计算表，所得结果与临床验光结果基本相同，说明以上这些高阶像差数值比较小，对整体屈光度的影响不大（图 7-6-9、图 7-6-10）。

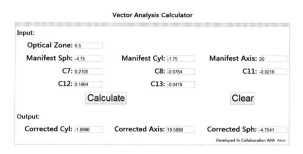

图 7-6-9　右眼经计算后，柱镜为−1.9996D@19.5898，球镜为−4.7541D

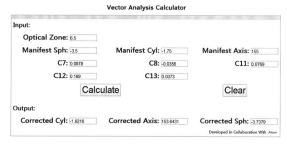

图 7-6-10　左眼经计算后，柱镜为−1.8216D@153.6431，球镜为−3.7379D

病人术后角膜光学质量的提升，术后早期及远期裸眼视力良好、屈光矫正精准，病人视觉体验良好（图 7-6-11～图 7-6-15，表 7-6-1、表 7-6-2）。

表 7-6-1　术后右眼及左眼不同时间点的裸眼视力

	1 天	1 周	1 个月	3 个月	12 个月
左眼	1.2⁺	1.2	1.2	1.5⁻	1.5⁻
右眼	1.2⁺	1.2	1.2⁺	1.5⁻	1.5⁻

表 7-6-2　术后右眼及左眼不同时间点的显然验光屈光度

	1 个月	3 个月	12 个月
左眼	0.00	0.00	0.00
右眼	0.00/−0.25DC×75	0.00	0.00

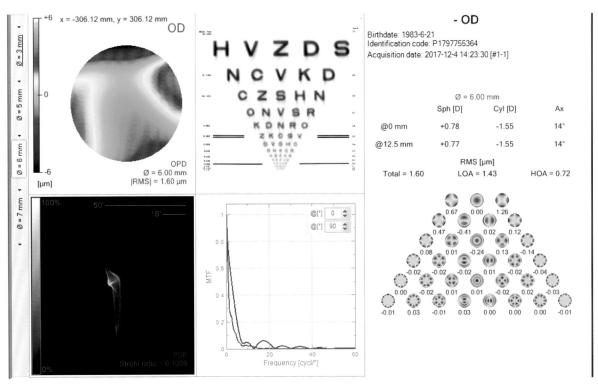

图 7-6-11　右眼术前显示角膜光学质量较差（6mm 光区）

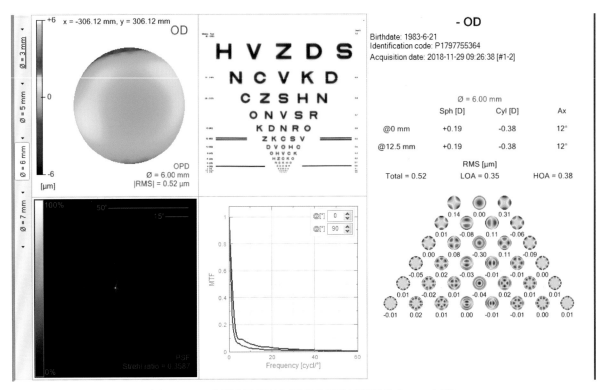

图 7-6-12　右眼术后显示角膜光学质量显著提升（6mm 光区）

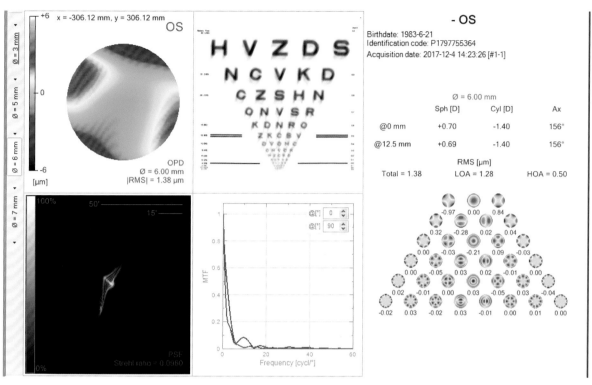

图 7-6-13　左眼术前显示角膜光学质量较差（6mm 光区）

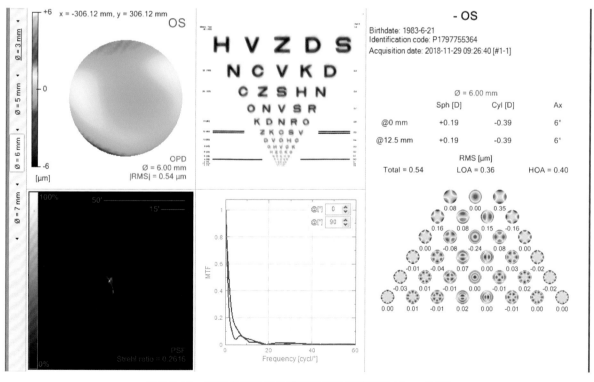

图 7-6-14　左眼术后显示角膜光学质量显著提升（6mm 光区）

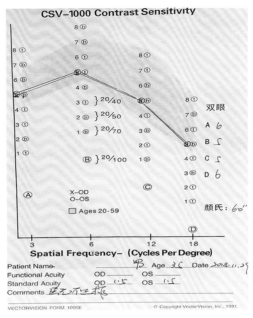

图 7-6-15　术后 12 个月，双眼对比敏感度

（陈跃国）

参 考 文 献

1. 中华医学会眼科学分会眼视光学组. 我国角膜地形图引导个性化激光角膜屈光手术专家共识（2018 年）. 中华眼科杂志，2018，54（1）：23-26.

2. Stulting RD，Fant BS，the T-CAT Study Group. Results of topography-guided laser in situ keratomileusis custom ablation treatment with a refractive excimer laser. J Cataract Refract Surg，2016，42（1）：11-18.

3. Kanellopoulos AJ. Topography-guided hyperopic and hyperopic astigmatism femtosecond laser-assisted LASIK：long-term experience with the 400 Hz eye-Q excimer platform. Clin Ophthalmol，2012，6：895-901.

4. Chen X，Stojanovic A，Zhou W，et al. Transepithelial，topography-guided ablation in the treatment of visual disturbances in LASIK flap or interface complications. J Refract Surg，2012，28（2）：120-126.

5. Ohno K. Customized photorefractive keratectomy for the correction of regular and irregular astigmatism after penetrating keratoplasty. Cornea，2011，Suppl 1：S41-S44.

6. Gao H，Shi W，Liu M，et al. Advanced topography-guided（OcuLink）treatment of irregular astigmatism after epikeratophakia in keratoconus with the WaveLight excimer laser Cornea，2012，31（2）：140-144.

7. Kanellopoulos AJ，Binder PS. Management of corneal ectasia after LASIK with combined，same-day，topography-guided partial transepithelial PRK and collagen cross-linking：the athens protocol. J Refract Surg，2011，27（5）：323-331.

8. Lin DT，Holland S，Tan JC，et al. Clinical results of topography-based customized ablations in highly aberrated eyes and keratoconus/ectasia with cross-linking. J Refract Surg，2012，28（11 Suppl）：S841-S848.

创伤相关的个性化角膜屈光手术,是指采用个性化角膜屈光手术技术,重建视觉器官创伤修复后的视功能。创伤可直接导致视觉器官的功能下降,然而即使创伤组织修复后,各种因素所致的视觉器官屈光间质的混浊、屈光不正、高价像差等均可引起视功能下降。特别是角膜组织的损伤,对其功能影响尤为显著,也是本章关注的重点。创伤后的角膜,无论在组织形态、成分,还是透明度方面,均可发生一系列变化。人眼约 70% 的屈光力来自于角膜,角膜创伤修复后的视功能重建极为重要。

第一节　角膜创伤的分类、伤后视功能重建的方法与处置原则

一、角膜创伤的分类

对于创伤性角膜病变,由于处理、治疗目的的差异性,其分类也不一致。经典的分类方法是根据创伤类型将其分为锐器伤、钝挫伤、异物伤、化学伤、辐射性外伤等。而根据单一、或多屈光间质的损伤,又可依据角膜外伤是否合并晶状体或眼内其他组织损伤,将其分为单纯角膜外伤,以及全眼外伤。对于角膜外伤合并有晶状体及眼内组织损伤的病例,其解决方案应联合其他专长医师共同探讨全眼外伤修复问题,并且在全眼外伤修复后的视功能重建时,需要同时考虑全眼像差问题的解决。而对于单一角膜创伤,则更多地考虑角膜地形图引导的个性化角膜屈光手术,以解决角膜创伤修复后的视功能重建问题[1,2]。对于手术源性角膜创伤的病例,创伤资料完整,是否存在角膜瓣,或角膜帽等问题比较清楚,这对于创伤后的预测有重要意义。了解不同创伤的分类,可以帮助临床医师更好地掌握角膜创伤的诊断和治疗的要点。

由于本章着重讨论在角膜创伤修复后视功能重建中的个性化角膜屈光手术相关技术的应用,因此更加强调按照创伤成因分类,如:角膜外伤、角膜屈光手术中角膜瓣/帽并发症、放射状角膜切开术后视功能重建、角膜散光松解术后的增视手术以及白内障摘除联合人工晶状体植入术后的增视手术等。按照视功能下降主要成因分为:以角膜混浊为主要成因的病例,以角膜不规则散光为主要成因的病例,以及创伤后以屈光不正为主要成因的病例。

二、角膜创伤修复后视功能重建的处置原则

角膜创伤可直接导致视觉器官的功能下降,而修复后的角膜也可因角膜混浊、不规则散光、外伤性屈光不正等,造成创伤眼视觉功能的明显降低。因此,角膜创伤后的视功能重建极为迫切。最早应用于创伤后视功能重建的方法是角膜移植,角膜移植可以去除角膜混浊及严重的角膜不规则散光。对于严重的角膜创伤,特别是角膜光学区严重的瘢痕,角膜移植是一种十分有效的方法,同时角膜移植引发的排斥反应也一直备受人们的关注。尽管目前科学技术的进步,可以更加精确地进行角膜病变的定位,加之成分性角膜移植技术的应用,例如:角膜内皮移植、深板层角膜移植的开展,降低了排斥反应的概率,但植片材料来源以及移植手术本身引起的屈光不正及角膜不规则散光等问题,使得角膜移植的广泛开展仍存在一定限制。对于创伤后角膜部分混浊(特别是位于角膜周边部、或浅表角膜组织的混浊),或者视功能下

降主要原因来源于角膜不规则散光及屈光不正病例,更多的医师愿意给病人配戴高透氧硬性角膜接触镜(rigid gas permeable contact lens,RGP),或采用个性化角膜屈光手术达到治疗目的[3,4]。配戴 RGP 后可以改变角膜前表面曲率,同时由于镜下泪液作用,降低了创伤后角膜前表面的不规整性,从而减小了创伤后角膜的不规则散光,以达到改善病人视觉质量的目的。然而部分病人在配戴 RGP 后存在明显的不适感,戴镜、取镜过程烦琐,部分病人配试困难,以及角膜光学区瘢痕明显影响疗效等问题,导致部分病人不适合或不能坚持配戴 RGP,因此目前在条件允许的情况下,越来越多的病人更加倾向于采用个性化角膜屈光手术予以矫正,也是本章着重探讨的内容。

三、个性化角膜屈光手术术前检查及选择要点

角膜创伤修复后视功能重建最佳方法的选择,有赖于系统的、准确的术前检查,同时检查策略也十分重要。首先,应判定除角膜创伤外,其他组织的损伤情况;其次,判定角膜组织修复后视功能下降的主要成因:角膜混浊、不规则散光还是屈光不正,角膜瘢痕的位置、深度以及有无上皮或虹膜嵌顿等;最后判定创伤眼是否存在角膜瓣、角膜帽以及角膜异物等,由于这一系列情况的不同均可能影响后续处理方法的选择以及疗效的估测。

角膜创伤后视功能重建采用的个性化角膜屈光手术方式,主要有波阵面像差引导的角膜屈光手术,以及角膜地形图引导的角膜屈光手术。对于伤后存在明显眼内像差的病例,应首先考虑波阵面像差引导手术[5~9]。对于单纯的角膜不规则散光病例,则首选角膜地形图引导手术。角膜地形图引导的个性化手术,不能直接矫正眼内高阶像差,但如果像差来源于角膜,则首选角膜地形图引导手术,其原因有二:一是原位矫正原则,不规则散光来源于角膜,理应依据角膜检查的结果完成手术,这样手术更加精确;二是与角膜地形图检查相比,波阵面像差检查受到的干扰因素更多,检测的一致性、准确性相对较低。

第二节　角膜创伤修复后视功能重建前的相关检查

一、常规检查

裸眼远、近视力,最佳矫正视力,眼压,眼位,泪膜破裂时间,眼轴长度,裂隙灯和眼底检查,包括散瞳后周边视网膜的检查,必要时需行黄斑 OCT 检查等。

裂隙灯检查需要注意:角膜形态、薄翳、斑翳或者白斑的大小、位置、深度等。瞳孔检查需注意是否存在瞳孔变形移位,虹膜后粘连及虹膜萎缩等。晶状体检查需注意晶状体位置是否存在脱位或半脱位,晶状体囊膜是否完整,晶状体是否存在混浊,混浊的性质及位置。

二、屈光检查

常规的综合验光应包括眼动参数相关项目的检查。与常规的角膜屈光手术相比,个性化角膜屈光手术,特别是角膜地形图引导的手术存在的最大差异是对不规则散光的纠正,但在一定条件下不规则散光的矫正可能引发离焦、散光度数以及散光轴位的变化。在角膜地形图引导的手术中,可能出现显然验光结果的球镜、柱镜以及轴向与角膜地形图检查结果不一致,如何确定最终的屈光度治疗参数,是术者在手术设计中必须解决的问题。尽管角膜地形图中和技术(topographic neutralization technique,TNT)以及像差法可以给予我们一些数据参考,但是当两者数值相差过大时,确实是一个令人十分头痛的问题,而对于部分只有一次矫正手术机会的病例,准确的数据调整显得十分重要,这时验光技师不仅要提供显然验光的最佳矫正视力的最佳度数,还要结合角膜地形图提供一组适合的数据,供术者参考。例如:显然验光(最佳度数,最好视力)结果为: $-5.00DS/-1.50DC×10=1.0$,如果地形图测量(measured)的球镜度数与显然验光(clinical)相比有明显差异,则可在保持柱镜度数和轴向不变的情况下,向地形图测得的球镜度数相同的方向,以 0.25D 逐级增加或减少,观察病人视力的变化情况,并予以记录,直至确定最佳球镜治疗度数(modified)。如果显然验光结果中散光度数或轴位与地形图不一致,则以同样方法予以检查与记录,

但需要注意的是,此时需相应增加或减少球镜度数(球镜变化量为柱镜变化量的一半),最后观察并记录增加或减少柱镜的度数以及散光轴位的移动对最佳矫正视力的影响。

三、角膜地形图检查

以 Pentacam HR 为例,首先,角膜地形图检查应该尽量保证检查结果的质量标准即 QS 评价为 OK,部分病例在反复检查仍无法达到质量 OK 的结果时,则尽量选择重复性好的结果作为参考。其次,对检查结果的一致性进行筛查,即使检查结果 QS 为 OK,仍需要选择一致性高的结果进行分析,排除因泪膜等因素造成的变异。各图形之间一致性良好的判定参考标准为:①瞳孔大小差异≤0.5mm;②角膜曲率差异≤0.5D;③水平偏移 x 值符号一致,绝对值差异≤100μm;④垂直偏移 y 值符号一致,绝对值差异≤100μm;⑤白到白值差异≤0.2mm。再次,对筛查出的结果做进一步判读,特别需要注意检查结果中瞳孔是否存在变形、移位以及瞳孔缺如等可能影响角膜地形图引导治疗准确性的因素(图 8-2-1)。最后,对检查结果的判读不仅需要注意角膜高阶像差(特别是彗差和球差数值)的大小,同时需要明确是否存在高阶像差的动态变化,注意排除圆锥角膜等角膜膨隆性病例。因此,对于初次就诊病例,在怀疑有角膜膨隆倾向时,需要在术前进行 3～6 个月的角膜地形图以及屈光状态的观察,以确定角膜形态的稳定性。

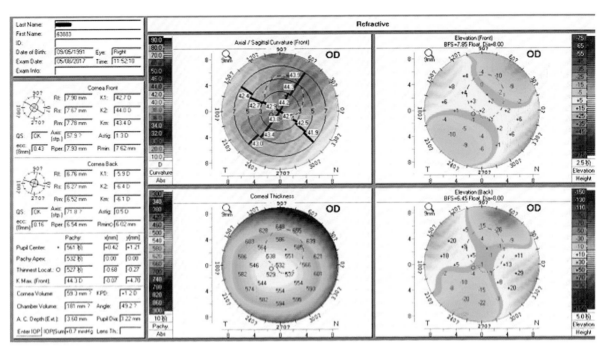

图 8-2-1　右眼屈光四联图,瞳孔向鼻上方显著移位

有研究显示采用 Oculyzer 和 Topolyzer 引导的个性化角膜屈光手术,对于角膜不规则散光均有较好的安全性和有效性[10]。基于 Placido 盘角膜前表面投影的 Topolyzer,检测时间短,数据稳定,但由于中央区存在测量"盲点",更适合于引导角膜不规则形态位于非瞳孔区的病例。Oculyzer 是通过 Scheimpflug 照相机旋转扫描完成,没有中央盲区[11]。但检查结果受角膜透明度的影响,由于检查时间较长,对于配合欠佳的病人,检测数据也可能受到一定的影响。

四、像差检查

像差检查应包括角膜像差以及全眼像差。角膜像差需要注意角膜前表面像差与后表面像差,严重的创伤性角膜病变可能存在角膜后表面像差的改变。全眼像差除了角膜像差还包括眼内像差,明显的眼内像差需要进一步明确眼内像差的来源,如晶状体的位置异常、局部混浊或者囊膜异常。对于存在明显的眼内像差病例,同时应判断角膜像差与全眼像差的关系,如果存在主要像差相互抵消的情况,角膜地形图引导手术的结果将会加重患眼视功能的下降程度。在这种情况下,采用波阵面像差引导的个性化手术,将是更佳的选择。在没有全眼像差检测设备的情况下，采用 RGP 试戴也是一个检测角膜像差的有效手段，正确配戴 RGP 后，如果患眼视力、视功能显著提高，则可以认为角膜像差是全眼像差的主要来源，是导致伤眼视功能下降的主要原因，可以估测角膜地形图引导的个性化角膜屈光手术是可以改善患眼视功能；假如配戴 RGP 后视力及视功能无提高，则应寻找原因，慎重考虑角膜地形图引导手术。

五、硬性角膜接触镜试戴检查

创伤性角膜病变往往存在不规则散光，常规的综合验光以及框架眼镜试戴不能完全矫正角膜存在的高阶像差，无法有效评估术后视功能恢复情况。RGP 可以通过泪液透镜抵消角膜前表面不规则引起的高阶像差，因此 RGP 的试戴可以作为预判术后视功能恢复的检查之一。在选择 RGP 试戴时可以选择曲率偏高的镜片进行试戴，必要时需要试戴巩膜镜片来观察配戴后视功能的恢复预期。由于部分病人对 RGP 试配存在着明显不适应，无法区分 RGP 不能改善视功能，还是其引起的异物感等不适症状，可以采取表面麻醉下再测试的方法。此外，还可以对比患眼配戴 RGP 前后客观视觉质量分析结果，如 OQAS 检查，对于戴镜后视觉质量指标明显提高的病人，等同于戴 RGP 后视力提高的结果（图 8-2-2）。

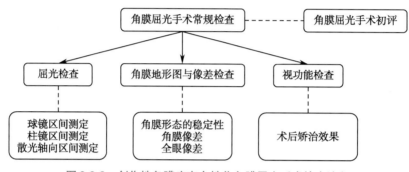

图 8-2-2　创伤性角膜病变个性化角膜屈光手术检查流程

第三节　个性化角膜屈光手术在角膜创伤修复后视功能重建中的应用

个性化角膜屈光手术技术具有损伤小、无排斥反应等特点，在角膜创伤后视功能重建中占有重要地位[12]。如前所述，对于全眼像差的病例，波阵面像差引导的个性化角膜屈光手术更为适合。而对于角膜创伤修复后的不规则散光，采用角膜地形图引导的个性化角膜屈光手术更为有效。对于轻度角膜混浊，特别位于角膜浅层的混浊，结合 PTK 技术去除瘢痕，可获得较好效果[13, 14]。

角膜创伤修复后不规则散光通常比较严重，为了避免因矫正不规则散光而出现"不确定"的屈光度数变化，手术可按"两步法"完成。即第一次手术的目的是去除角膜明显的不规则散光，而由此带来的全眼屈光状态（低阶像差）的变化通过第二次手术来矫正。这种设计方法尽管手术结果较为准确，但由于需要二次手术，不可避免地增加了病人的经济以及心理负担，并且对部分病例存在着明显的手术风险，例如 RK 手术后的再次 LASIK 手术。因此，有学者应用软件或者数学推导的方法，预测第一次手术所引发的屈光状态变化，从而提高一次性手术的成功率。Lin 等[15]提出的角膜地形图中和技术即 TNT，消除了上述"两步法"的部分弊端，降低了二次手术率。其基本要义为：①中和由矫正不规则区域附加的球镜变化；②中和由矫正不规则区域而附加的规则散光；③中和矫正附加散光的等效球镜度；④中和显然验光与附加散光度与球镜变化后的预期数值。像差法也可以提供部分参考值，如在一定光学区内，调整离焦与球差为相同数值时所增、减的屈光度数。尽管这种方法不能应用于散光调整，但简洁、方便。

对于角膜地形图引导个性化准分子激光手术方式的选择，角膜表层切削及准分子激光原位角膜磨镶术（LASIK）各有其优缺点：表层切削手术操作简单，结合准分子激光去除上皮的 tPRK 技术，即 tPRK 不仅对角膜"扰动"少，对角膜生物力学影响也小，在手术同时可达到一并去除角膜浅表瘢痕的目的。但创伤后角膜组织中"激活"的角膜细胞极易引发术后的瘢痕形成，或角膜上皮下雾状混浊（haze），导致术后出现新的角膜不规则散光，视力及视觉质量下降。LASIK 手术具有疗效确切、术后角膜增殖反应轻的特点，但术前应考虑角膜厚度以及术中负压吸引对角膜生物力学可能的影响等相关问题。在设备应用上还需要考虑机械刀还是飞秒激光的选择问题，严重的角膜瘢痕如 RK 术后，会影响飞秒激光制瓣的质量与完整性。

基于创伤性角膜病变的多样性，处置方法不能一概而论，按照可以分类论述的常见伤型，结合其自身特点分述如下：

一、角膜外伤修复后视功能重建术

典型病例介绍：

1. 一般情况及检查　病人男，15 岁，3 年前左眼被爆竹炸伤，角膜混浊，矫正视力 0.08。曾在多家医院就诊，因视力无法矫正建议角膜移植。来院专科检查，左眼裸眼视力 0.08（近视力 0.1）。验光矫正视力 0.1。裂隙灯检查：左眼眼睑皮肤瘢痕，角膜灰白不均斑翳，达角膜基质深层，色素 KP（++），晶状体（−），眼底（−），双眼眼压 17.30mmHg。角膜地形图检查：左眼严重不规则散光，瞳孔不能成像（图 8-3-1）。

2. 诊断　左眼屈光不正，左眼角膜斑翳，左眼角膜严重不规则散光，左眼爆炸伤后。

3. 处理及随访结果　由于左眼严重不规则散光，角膜地形图检查瞳孔不能成像，因此采用了机械角膜板层切开刀制瓣的 LASIK，应用下述图像分解法进行准分子激光治疗，降低不规则散光。具体方法：通过角膜地形图像分析、计算，将严重的不规则散光分解成为两个可以应用现有准分子激光消融的区域，并计算出相应的程序予以治疗，其中一个为近视散光治疗程序，治疗光区 4mm，散光 −1.25DC，轴位 65°。第二个为近视治疗程序，治疗光区 6mm，−5.00DS，由于曲率高的区域仅存在于角膜的一部分，因此治疗过程中对其他部分予

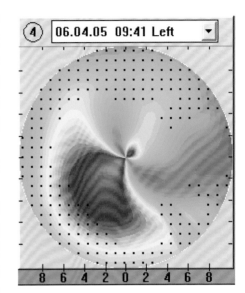

图 8-3-1　左眼角膜前表面轴向曲率图，严重不规则散光

以遮蔽（图 8-3-2）；术后左眼屈光状态：+5.00DC×30，矫正视力 0.3，术后角膜地形图可见角膜不规则散光明显减少，瞳孔可以成像（图 8-3-3）。

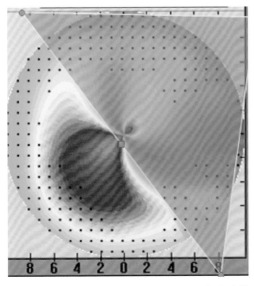

图 8-3-2　左眼第一次手术过程中治疗曲率高的一部分，对其他部分予以遮蔽

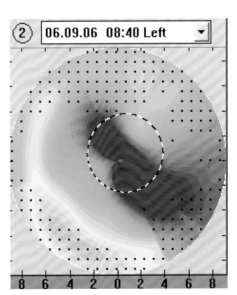

图 8-3-3　左眼第一次手术后角膜前表面轴向曲率图，不规则散光较术前明显减少，并可识别瞳孔

左眼术后一年，角膜地形图及屈光状态稳定，进行角膜地形图引导的个性化角膜屈光手术（再次掀瓣），具体设计如下：显然验光球镜 0，散光 +5.00DC，轴位 30；角膜地形图，-1.75DS，散光 -4.12DC，轴位 135；通过 TNT 法计算，最终治疗度数：-0.75DS/-4.50DC×130。术后 1 个月裸眼视力 0.8，显然验光 -0.50DC×25＝0.8，角膜地形图形态规则（图 8-3-4）。

4. 病例分析　因角膜不规则散光严重，地形图不能识别瞳孔，因此不能直接采用角膜地形图引导的准分子激光矫正术。通过图像分解的数模方式，将严重的角膜不规则散光图形进行分解，计算出可被准分子激光治疗系统识别并治疗的几何图形进行初步治疗，以降低角膜不规则散光的严重程度，为后续角膜地形图引导的准分子激光角膜手术做必要的准备。二期手术需要等待病人屈光状态稳定，角膜地形图检测结果准确、瞳孔被准确识别，利用角膜地形图引导的方式矫正患眼残留的不规则散光及屈光不正，可明显地提高裸眼视力，改善视觉效果。

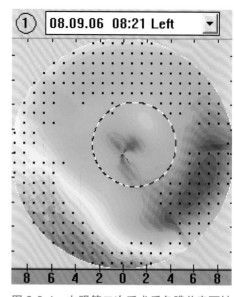

图 8-3-4　左眼第二次手术后角膜前表面轴向曲率图

二、角膜瓣制作意外相关的个性化角膜修复手术

各种类型的角膜板层切开刀，在制作角膜瓣时都可能会发生意外情况，如纽孔瓣、薄瓣、不全瓣、碎瓣、游离瓣等，飞秒激光制瓣相对少见，但同样有可能发生。角膜瓣并发症可能与术中暴露不充分、角膜曲率过大或过小、深眼窝、低负压、角膜润滑性差、刀片质量不佳、角膜瘢痕、眼球转动等因素相关。角膜瓣并发症的发生概率与操作者技巧及设备性能相关，有数据显示常规 LASIK 手术时，纽孔瓣的发生率为 0.04%～2.6%[16, 17]。角膜瓣并发症发生后，通常的处理原则是将角膜瓣原位复合，但由于部分病例损伤严重，或伴有术后角膜瓣下上皮植入、角膜溶解，导致伤眼角膜明显的不规则散光，在进行后续修复手术的同时应考虑角膜不规则散光的纠正。

此类病例通常为单一的角膜损伤，其处理原则应在完成个性化角膜屈光手术前，首先处理好上皮植入、溶解以及异常复位的角膜瓣。手术方式的选择，应首先判定原角膜瓣的完整性，对于可以应用的角膜瓣，选择掀瓣后继续手术。否则考虑其他手术方式，如改变角膜瓣厚度设定再次行 LASIK 制瓣或进行表层激光切削手术。

典型病例介绍：

1. 一般情况及检查　病人男性，26 岁，主诉"左眼近视手术意外后视力差 1 年"就诊。既往双眼中度近视，1 年前当地医院行双眼 LASIK 手术，右眼手术顺利，左眼术中意外未行准分子激光治疗。

裸眼视力右眼 1.0，左眼 0.1；散瞳验光右眼 +0.75DS/-1.00DC×90＝1.0，左眼 -4.25DS/-1.25DC×95＝0.4；裂隙灯检查右眼角膜透明，角膜瓣环痕可见，左眼鼻侧角膜瓣下可见片状白色物质，2～8 点时钟位中周部角膜可见白色瘢痕；角膜地形图检查提示左眼角膜不规则散光（图 8-3-5）。

2. 诊断　左眼 LASIK 不全角膜瓣，左眼角膜瓣下上皮植入，左眼角膜斑翳，左眼不规则散光、屈光不正，右眼角膜屈光术后。

3. 处理　先期清除左眼角膜瓣下植入的上皮，并探查不全角膜瓣，行角膜瓣复位术，术后抗炎、抗感染治疗。术后随访 3 个月，未见上皮植入，角膜地形图形态稳定。但因

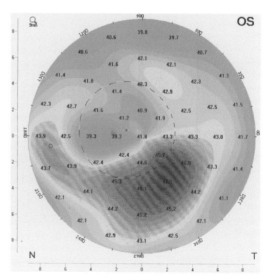

图 8-3-5　左眼角膜地形图显示不规则散光，瞳孔变形偏向鼻上方

角膜不规则散光明显,角膜地形图瞳孔显示变形,不符合角膜地形图引导手术条件,因此一期手术选用了图像分解法角膜表层切削术,达到降低角膜不规则性的目的,术后抗炎、抗感染治疗。术后随访 11 个月,左眼屈光状态及角膜地形图稳定,特别是角膜地形图瞳孔显示正常(图 8-3-6),再行角膜地形图引导的手术。由于原有角膜瓣碎裂明显,因此经前节 OCT 检测,重新设计 LASIK 角膜瓣厚度 160μm,超过原角膜瓣厚度 20μm,手术设计参数:显然验光球镜 −4.00DS,散光 −1.00DC,轴位 95°;角膜地形图,−0.80DS,散光 −0.97DC,轴位 2°;通过 TNT 法计算,最终治疗度数:−3.50DS/−1.50DC×90。术后 1 个月随访左眼裸眼视力 1.0,角膜地形图显示左眼角膜不规则散光明显减少(图 8-3-7)。

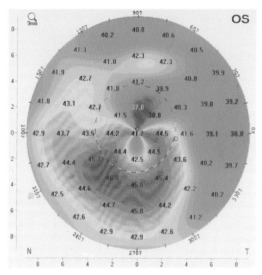

图 8-3-6 左眼图像分解法角膜表层切削术后角膜不规则散光减少,但瞳孔显示正常

4. 病例分析 此病人左眼角膜瓣下术前有上皮植入,所以前期完成了上皮植入清除术,术后观察病情稳定。因病人角膜严重不规则散光影响角膜地形图瞳孔识别,故先采用图像分解法降低不规则散光,待角膜地形图稳定并且能准确识别瞳孔后行角膜地形图个性化角膜屈光手术获得满意疗效。

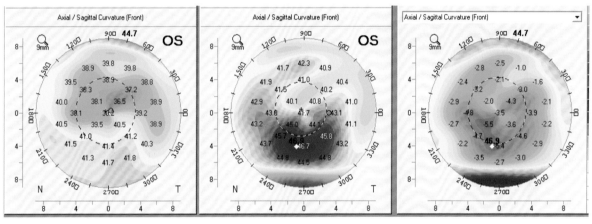

图 8-3-7 角膜地形图引导术前(中)、术后(左)及角膜差异图(右)

三、放射状角膜切开术后角膜不规则散光的增视手术

放射状角膜切开术(radial keratotomy,RK)曾是 20 世纪 80 年代广泛采用的近视矫正手术方式。美国超过了 1 200 000 人接受了这项手术[18]。RK 手术通过在角膜周边及旁中央区做深层放射状角膜切口,使中央区角膜曲率降低而达到矫正近视的作用。由于手术精度不高,角膜组织愈合存在个体差异,因此预测性欠佳,术后常见远视漂移或者不规则散光等并发症。43% 的 RK 术后病人在术后半年到术后 10 年间出现了至少 1.0D 的远视漂移[18]。远视漂移常伴随散光的增加,而不规则散光是 RK 术后失能性眩光的主要原因。RK 术后病人如果存在单纯的屈光不正,可采用框架眼镜、角膜接触镜、角膜激光手术以及人工晶状体植入术予以矫正。但不规则散光常规手段的处理疗效欠佳,尽管 RGP 有一定的矫治效果,但存在吸附过紧或容易偏位等风险[19]。因此,约 30% 的 RK 术后病人接受了增强手术治疗[20]。个性化的角膜激光手术能有效地矫正 RK 术后的屈光不正和改善视觉质量。RK 术后超过 90% 的像差来源于角膜前表面,因此与以全眼像差为基础的波阵面像差引导相比,更适合进行角膜地形图引导的准分子激光切削治疗[21~23](图 8-3-8)。

典型病例:

1. 一般情况及检查 病人男性,41 岁,因"双眼视物容易眼胀,疲劳不适 1 年"就诊。20 年前因双眼近视行双眼 RK 术。查体:视力:右眼远视力/近视力:0.4/0.3,左眼远视力/近视力:0.3/0.3。双眼角膜可见

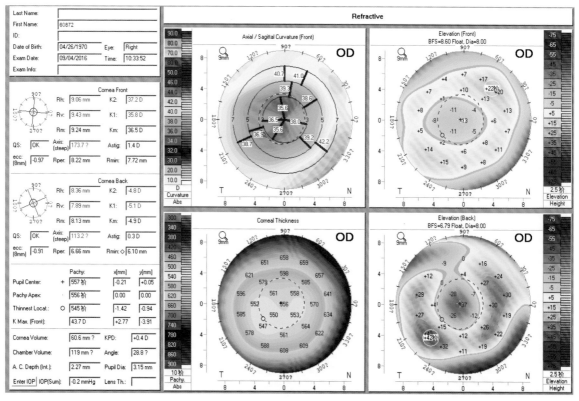

图 8-3-8　病人 RK 术后 20 余年，Pentacam 检查 Refractive 四联图，可见中央区角膜曲率较旁中心区平坦

八条放射状角膜切口瘢痕，眼底呈近视改变，余未见明显异常。眼压：右眼：16.9mmHg，左眼：16.6mmHg。散瞳验光：OD：+4.50DS/−2.25DC×95＝0.4，OS：+4.75DS/−2.00DC×80＝0.4。中央角膜厚度：右眼：647μm，左眼：641μm。眼轴长度：右眼 26.83mm，左眼：26.83mm。左眼角膜地形图检查如图 8-3-9 所示。

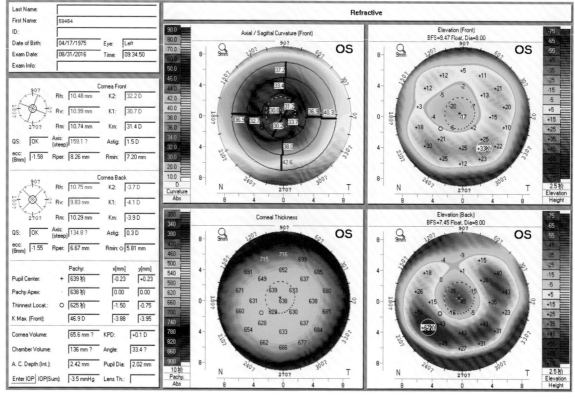

图 8-3-9　病人 RK 术后 20 余年，Pentacam 检查 Refractive 四联图

2. 诊断　双眼 RK 术后，双眼复合远视散光

3. 处理　术前观察角膜地图形态 3 个月无明显变化后完善术前相关检查，小瞳复查验光：OD：＋6.00DS/－6.00DC×95＝0.8/0.5（远视力/近视力），OS：＋4.50DS/－2.00DC×80＝0.8/0.5（远视力/近视力）。双眼分期行准分子角膜屈光手术治疗。以左眼为例，因角膜存在放射状角膜瘢痕，因此仍采用机械刀制作角膜瓣，角膜瓣厚度设置 130μm。左眼预矫正治疗屈光度：＋2.50DS/＋2.00DC×170，结合 Topolyzer 术前角膜地形图检查结果：＋2.04DS/－0.61DC×65，采用 TNT 法调整治疗屈光度为：＋1.50DS/＋1.75DC×170，治疗光区：6.0mm（图 8-3-10）。

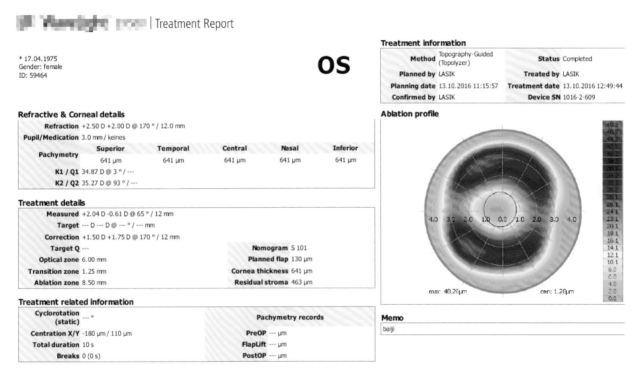

图 8-3-10　采用角膜地形图引导治疗的屈光度参数与激光切削形态

术后第一天左眼视力：0.8/0.5⁺，术后 3 个月复查左眼远、近视力：1.0/0.6，电脑验光：－0.50DS/－0.50DC×80，Pentacam 角膜四联图及术后与术前比较如图 8-3-11、图 8-3-12 所示。

4. 病例分析　RK 手术术后最大的特点是角膜上存在有规则的放射状线形瘢痕，再次手术方式的选择十分重要，同时存在着很大的争议。准分子激光眼部表层切削减少了造成角膜扩张的角膜弱化因素，并且没有中断 RK 手术的切口，因此也保留了剩余角膜的完整性，然而术后雾状混浊（haze）是主要的问题。但是对于 RK 术后轻度的远视，术后病人视力常可接受并且角膜 haze 发生率较低[24]。PRK 术中联合应用 0.02% 丝裂霉素 C 可有效减少 haze 的产生[25]。但是对于使用丝裂霉素 C 的安全性存在不确定性，RK 较深的手术切口会增加角膜对丝裂霉素 C 的通透性从而容易产生药物毒性作用[26]。与 PRK 相比，LASIK 术式可大大减少术后瘢痕的发生，但术中制瓣时存在飞秒激光难以穿透角膜切口、角膜瓣难以掀开、RK 手术切口裂开等风险；术后则存在弥漫性层间角膜炎（diffuse lamellar keratitis，DLK）、上皮细胞内生、角膜膨隆以及相关并发症的风险[27~29]。因此术前必须详细检查 RK 角膜瘢痕的位置、深度、长度、数目，特别是有无上皮及色素的嵌入。术前存在 8 条以上放射状切口的病人，其 DLK、haze、切口裂开、角膜瓣撕裂等的风险都将增加[30]。同时飞秒辅助 LASIK 实施中可能存在的垂直爆破，以及激光是否可以完成瘢痕角膜扫描等问题[31]，因此一些人建议采用机械角膜板层切开刀来完成角膜瓣制作[32]。

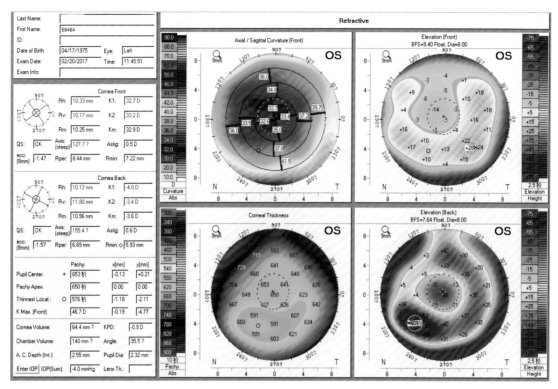

图 8-3-11 术后 Pentacam 角膜 Refractive 四联图

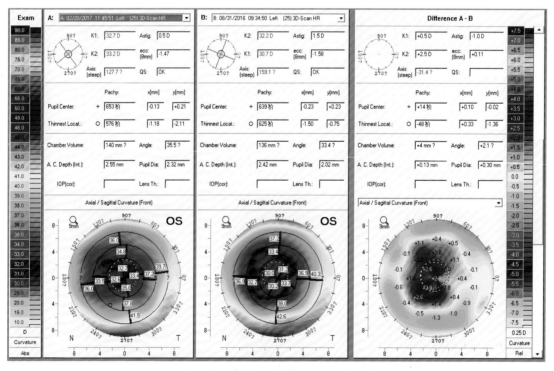

图 8-3-12 术后与术前 Pentacam 比较图
A 术后；B 术前；Difference A-B 术后与术前的差异

四、白内障手术后屈光增视手术

角膜屈光手术可以作为一种增效措施，矫治内眼手术后未充分矫正的屈光不正。特别是对于一些白内障摘除联合人工晶状体植入术后残留屈光不正、术后不愿配戴眼镜的病人，愿意接受角膜屈光手术以达到接近完美的屈光状态。白内障摘除联合人工晶状体植入术后的角膜不规则散光，可以来源于白内障手术本身,也可来源于术前病人角膜的缺陷[33~36]。只要确定存在角膜不规则散光,即可考虑做个性化角膜屈光手术。但须注意,眼内手术可能存在眼内不规则散光(高阶像差)等问题。因此术前应明确全眼像差的来源,对于同时存在眼内像差的病例,选择波阵面像差引导的个性化手术,而主要来源于角膜不规则散光的病例,采用角膜地形图引导的个性化角膜屈光手术。对于角膜较薄、角膜曲率陡峭和既往有角结膜炎的病人,选择对眼球"扰动"较小的角膜表层切削方式为佳[37~39]。

需要注意的问题还有:①术后3个月以上,待角膜切口愈合屈光状态稳定后再考虑行角膜屈光手术;②晶状体后囊膜情况,因为后囊切开可能对晶状体的位置及屈光状态有影响,如果需要可在角膜屈光增视手术前一段时间先行后囊YAG激光切开术[40];③眼表情况,预防角膜屈光增视手术后因眼表疾病产生的相关并发症[41~43];④注意原内眼手术角膜切口的位置,避免在此区域过度操作。

典型病例:

1. 一般情况及检查 病人女性,53岁,主诉"左眼白内障术后视力差半年"就诊。既往双眼高度近视20余年,双眼白内障摘除联合人工晶状体植入术后半年,左眼前部玻璃体切除术后半年,双眼周边视网膜变性光凝术后半年。

术前裸眼视力:右眼远视力/近视力:0.25/0.1,左眼远视力/近视力:0.12/0.02,眼压:OD:17mmHg,OS:18mmHg;裂隙灯检查:右眼角膜中央有点片状斑翳,人工晶状体位正,高度近视眼底改变,周边视网膜变性区光凝斑包绕良好,余未见明显异常。左眼人工晶状体位正,周边视网膜变性区光凝斑包绕良好。小瞳下综合验光:OD:−3.25DS/−1.00DC×40=0.5,近视力0.25/30cm;OS:+4.25DS/+2.50DC×40=0.4,近视力0.25/30cm。角膜地形图显示左眼角膜不规则散光(图8-3-13)。

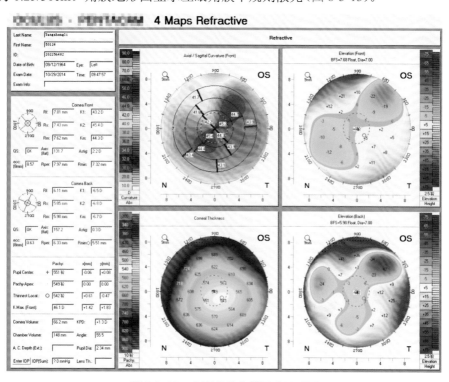

图 8-3-13 左眼术前角膜屈光四联图

2. 诊断 双眼屈光不正,双眼屈光参差,双眼人工晶状体眼,左眼角膜不规则散光,双眼视网膜周边变性光凝术后。

3. 处理 左眼角膜地形图引导的个性化准分子激光角膜表层切削手术。

手术设计参数:显然验光球镜+4.25DS,散光+2.50DC,轴位40°;角膜地形图,−0.73DS,散光−1.75DC,轴位135°;通过TNT法计算,最终治疗度数:+3.75DS/+2.00DC×130。术后半年随访:左眼裸眼远视力/近视力:0.6/0.3,角膜地形图检查不规则散光显著减少(图8-3-14、图8-3-15),裂隙灯检查左眼角膜透明(图8-3-16)。

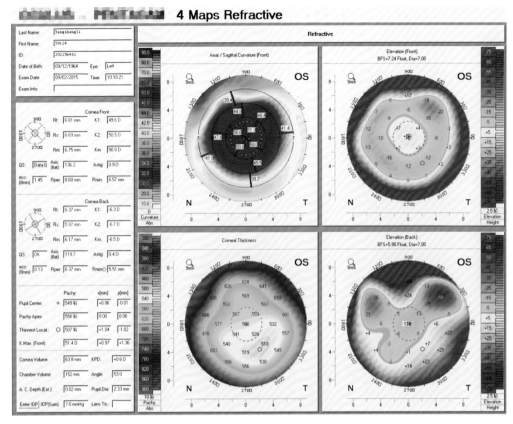

图 8-3-14 左眼术后角膜屈光四联图

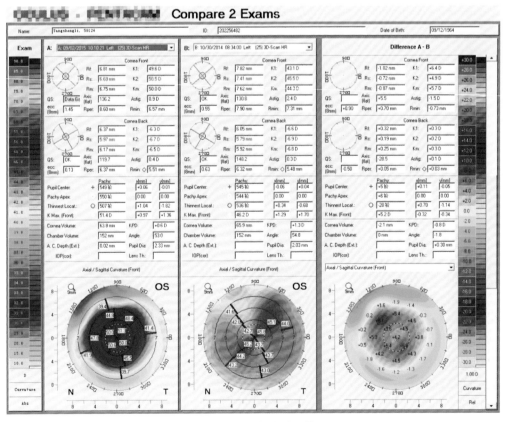

图 8-3-15 术后与术前比较图

A 为术后，B 为术前，Difference A-B 为术后与术前的差异

4.病例分析 病人职业为会计,左眼为其主视眼,而白内障术后左眼成为高度远视复合散光,伴不规则散光,右眼残留近视复合散光,双眼屈光参差,严重影响其工作生活,病人坚决拒绝左眼人工晶状体置换术或者配戴角膜接触镜。经过屈光术前全面检查,确定眼内高阶像差主要来源于角膜,为避免 LASIK 手术中负压吸引对原白内障切口、晶状体后囊膜不完整等影响,同时排除手术禁忌证并综合考虑该病人对手术的接受度、术中和术后相关并发症的可能以及实施过程中技术难度,最终确定为病人进行左眼角膜地形图引导的个性化角膜表层切削手术矫正。术后有效地应用糖皮质激素预防 haze 的发生,最终获得满意的临床疗效和较高的病人满意度。

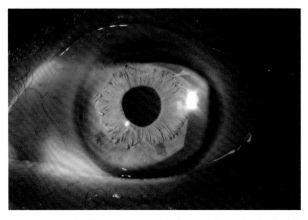

图 8-3-16 左眼 LASEK 术后半年前节照相,角膜透明未见明显 haze

五、弧形角膜切开术联合个性化角膜屈光手术矫正高度近视散光

弧形角膜切开术(arcuate keratotomy, AK)早在 20 世纪 90 年代已被用于治疗框架眼镜或角膜接触镜无法矫正的散光,但其预测性、稳定性十分有限[44~46]。近年来开展的飞秒激光辅助的 AK(femtosecond laser assisted AK, FS-AK)因其较好的精准性与预测性,对于角膜厚度薄并且高度散光的病例,以及角膜移植或白内障手术后散光的病例,同样是一种可选择的手术方式[47~49]。不过目前该手术还存在一些问题,主要表现在手术后角膜不规则散光的增加,以及不能同时矫正近视与远视等,因此需联合个性化的尤其是角膜地形图引导的准分子激光角膜屈光手术,以达到增视效果。

FS-AK 术后的再次手术方式可采用角膜表层手术,也可以选择 LASIK 手术,由于存在 AK 瘢痕邻近组织中可能存在处于"激活"状态的基质细胞,表层手术需要注意术后角膜 haze 问题,而飞秒 LASIK 在制作角膜瓣时,需要特别注意 AK 切口可能裂开等问题。再次手术时间应考虑术眼角膜地形图及屈光状态的稳定性,一般选择在 AK 术后 3 个月以上。

典型病例:

1.一般情况及检查 病人 34 岁。术前显然验光 OD:-9.50DS/-5.00DC×180=1.0,OS:-8.25DS/-4.00DC×35=1.0,角膜厚度 OD:556μm,OS:561μm。先期已完成 FS-AK 手术。术后 3 个月检查,裂隙灯下可见角膜弧线状白色瘢痕(图 8-3-17)。显然验光 OD-9.50DS/-2.00DC×170=0.8,OS-7.00DS/-2.00DC×40=0.8,Pentacam 角膜地形图显示:双眼角膜前表面散光明显减小,但均一性降低(图 8-3-18)。

2.诊断 双眼屈光不正,双眼 FS-AK 术后。

3.处理 FS-AK 术后 4 个月,再次行双眼角膜地形图引导的个性化角膜屈光手术,手术方式为 FS-LASIK。

右眼手术参数设计,显然验光-9.25DS/-2.00DC×170,角膜地形图测量参数为-0.64DS/-2.20DC×180,通过 TNT 法计算,最终治疗度数:-8.75DS/-2.25DC×170;左眼手术参数设计,显然验光-7.00DS/-2.00DC×40,角膜地形图测量参数为-0.01DS/-2.18DC×28,通过 TNT 法计算,最终治疗度数:-6.75DS/-2.25DC×35。

术后半个月双眼裸眼视力均达到 1.0,显然验光 OD:-0.25DC-0.25DS×180=1.0,OS:+0.25DC-0.25DS×170=1.0。Pentacam 角膜地形图显示:左眼角膜地形图引导 FS-LASIK 术后角膜前表面形态规则(图 8-3-19)。

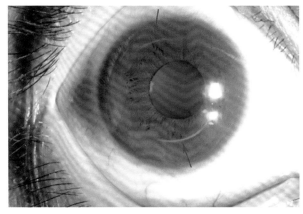

图 8-3-17 左眼 FS-AK 术后角膜上、下方弧形线状瘢痕(箭头)

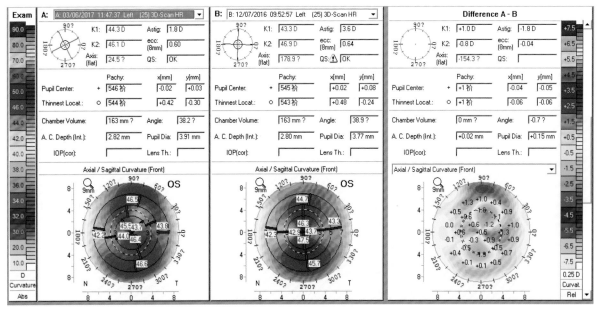

图 8-3-18　左眼角膜前表面轴向曲率图,显示 FS-AK 术前(中)、术后(左)角膜散光的变化与差异(右),术后散光明显减小,但均一性降低

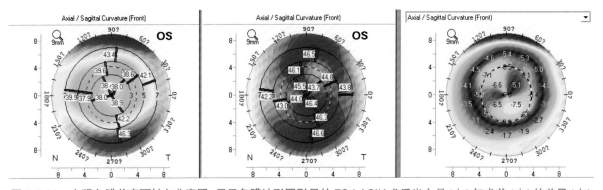

图 8-3-19　左眼角膜前表面轴向曲率图,显示角膜地形图引导的 FS-LASIK 术后半个月(左)与术前(中)的差异(右)

4. 病例分析　对于角膜薄,同时存在高散光的复合性近视散光病例,如果其他手术方式不能接受或不能完成的情况下,可采用上述的联合手术方式,第一步采用飞秒激光辅助的 AK 手术,不仅可以有效降低病人原有高度散光而不牺牲其角膜厚度,而且改变了传统 AK 手术存在的不精确、重复性差、量化困难、角膜穿孔风险等弊端。第二步采用角膜地形图引导的准分子激光个性化角膜屈光手术,矫正残余屈光不正以及 AK 术后轻度不规则散光。根据我们目前完成的病例统计,其 AK 散光矫正效率超过近年来国外报道[47~49]。当然,上述联合手术是一种补充替代手术,需严格掌握其适应证,对于具备能够一次行完成常规角膜屈光手术或眼内晶状体手术条件的病人,应首先选用常规手术方式。

第四节　小　　结

创伤相关的个性化角膜屈光手术是一种较为特殊的角膜屈光手术,由于创伤的复杂、多样性,手术方式的选择与设计对临床医师具有一定的挑战性。随着手术设备性能与技术手段的不断提高,越来越多的文献报道了该手术独特的优越性,"个性化"及"代价小"是其主要优势,目前这一技术不断被扩展应用到其他眼科手术后的增视手术,并具有很好的疗效及应用前景。当然我们也必须注意到个性化角膜屈光手术存在的局限性,例如激光在具有瘢痕角膜上的扫描,能量一定程度的偏差带来的整体手术疗效偏差，以及再次手术对原创伤或手术眼（特别是外伤或手术修复后的角膜）的影响等等，需要我们进行更多的思考。

（白　继）

参 考 文 献

1. Pasquali T，Kueger R. Topography-guided laser refractive surgery. Curr Opin Ophthalmol，2012，3（4）：264-268.

2. Holland S，Lin DT，Tan JC. Topography-guided laser refractive surgery. Curr Opin Ophthalmol，2013，24（4）：302-309.

3. 崔馨，白继，张国伟，等. 机械刀完成的薄瓣 LASIK 改善 RK 术后视觉质量的临床分析. 中华眼视光学与视觉科学杂志，2012，14（1）：5-8.

4. Chen X，Stojanovic A，Zhou W，et al. Transepithelial topography-guided ablation in the treatment of visual disturbances in LASIK flap or tnterface complications. J Refract Surg，2012，28（2）：120-126.

5. 白继，刘莛. 角膜地形图引导的准分子激光屈光手术的现状与进展. 中华眼视光与视觉科学杂志，2016，18（7）：385-388.

6. 陈跃国，夏英杰，仲燕莹，等. 角膜地形图引导的准分子激光角膜消融术治疗角膜不规则散光三例. 中华眼科杂志，2008，44（8）：455-457

7. 崔传波，王勤美，赵庆亮，等. 角膜地形图引导准分子激光个性化切削手术设计. 中华眼视光与视觉科学杂志，2007，9（6）：324-327.

8. 陈开建，白继，刘莛，等. 角膜地形图引导 FS-LASIK 治疗非对称性散光的疗效观察. 中华眼视光与视觉科学杂志，2016，18（7）：394-398.

9. 张丰菊，于芳蕾，鲁智丽，等. 角膜地形图像差引导的个体化 LASIK 治疗角膜不规则散光. 眼科研究，2008，28（12）：731-733.

10. Cummings AB，Mascharka N. Outcomes after topography-based LASIK and LASEK with the wavelight oculyzer and topolyzer platforms. J Refract Surg，2010，26（7）：478-485.

11. Kanellopoulos AJ，Asimellis G. Clinical correlation between Placido，Scheimpflug and LED color reflection topographies in imaging of a scarred cornea. Case Rep Ophthalmol，2014，5（3）：311-317.

12. Oster JG，Steinert RF，Hogan RN. Reduction of hyperopia associatedwith manual excision of Salzman's nodular degeneration. J Refract Surg，2001，17（7）：466-469.

13. 许扬，肖骏，扬晓梅，等. 准分子激光角膜切除术治疗角膜瘢痕. 中国激光医杂志，2001，3（3）：171-173.

14. Fagerholm P. Phototherapeutic keratectomy：12 years of experience. Acta Ophthalmol Scand，2003，81（1）：20-32.

15. Lin DT，Holland SR. Method for optimizing topography-guided ablation of highly aberrated eyes with the ALLEGRETTO wave excimer laser. Journal of Refractive Surgery，2008，24（4）：439-445.

16. Carrillo C，Chayet AS，Dougherty PJ，et al. Incidence of complications during flap creation in LASIK using the NIDEK MK-2000 microkeratome in 26，600 cases. J Refract Surg，2005，21：S655-S657.

17. Harissi-Dagher M，Todani A，Melki SA. Laser in situ keratomileusis buttonhole：classification and management algorithm. J Cataract Refract Surg，2008，34（12）：1892-1899.

18. Waring GO 3rd，Lynn MJ，McDonnell PJ. Results of the Prospective Evaluation of Radial Keratotomy（PERK）Study：10 years after surgery；the PERK Study Group. Arch Ophthalmol. 1994，112（12）：1298-1308.

19. Bogan SJ，Maloney RK，Drews CD. Computer-assisted videokeratography of corneal topography after radial keratotomy. Archives of Ophthalmology，1991，109（6）：834-841.

20. Gayton JL，Van der Karr MA，Sanders V. Radial keratotomy enhancements for residual myopia. Journal of Refractive Surgery，1997，13（4）：374-381.

21. Ghanem RC，Ghanem VC，Ghanem EA，et al. Corneal wavefront-guided photorefractive keratectomy with mitomycin-C for hyperopia after radial keratotomy：two-year follow-up. Journal of Cataract & Refractive Surgery，2012，38（4）：595-606.

22. Ghoreishi M，Naderi BA，Naderi BZ. Visual outcomes of topography-guided excimer laser surgery for treatment of patients

with irregular astigmatism. Lasers in Medical Science，2014，29（1）：105-111.

23. Knorz MC，Jendritza B. Topographically-guided laser in situ keratomileusis to treat corneal irregularities. Ophthalmology，2000，107（6）：1138-1143.

24. Joyal H，Grégoire J，Faucher A. Photorefractive keratectomy to correct hyperopic shift after radial keratotomy. Journal of Cataract & Refractive Surgery，2003，29（8）：1502-1506.

25. Ghanem RC，Ghanem VC，de Souza DC，et al. Customized topography-guided photorefractive keratectomy with the MEL-70 platform and mitomycin C to correct hyperopia after radial keratotomy. Journal of Refractive Surgery，2008，24（9）：911-922.

26. Nassiri N，Farahangiz S，Rahnavardi M，et al. Corneal endothelial cell injury induced by mitomycin-C in photorefractive keratectomy：nonrandomized controlled trial. Journal of Cataract & Refractive Surgery，2008，34（6）：902-908.

27. Francesconi CM，Nosé RA，Nosé W. Hyperopic laser-assisted in situ keratomileusis for radial keratotomy induced hyperopia. Ophthalmology，2002，109（3）：602-605.

28. Clausse MA，Boutros G，Khanjian G，et al. A retrospective study of laser in situ keratomileusis after radial keratotomy. Journal of Refractive Surgery，2001，17（17）：S200-S201.

29. Afshari NA，Schirra F，Rapoza PA，et al. Laser in situ keratomileusis outcomes following radial keratotomy，astigmatic keratotomy，photorefractive keratectomy，and penetrating keratoplasty. Journal of Cataract & Refractive Surgery，2005，31（11）：2093-2100.

30. Muñoz G，Albarrán-Diego C，Sakla HF，et al. Femtosecond laser in situ keratomileusis for consecutive hyperopia after radial keratotomy. Journal of Cataract & Refractive Surgery，2007，33（7）：1183-1189.

31. Perente I，Utine CA，Cakir H，et al. Complicated flap creation with femtosecond laser after radial keratotomy. Cornea，2007，26（9）：1138-1140.

32. Oral D，Awwad ST，Seward MS，et al. Hyperopic laser in situ keratomileusis in eyes with previous radial keratotomy-Journal of Cataract & Refractive Surgery. Journal of Cataract & Refractive Surgery，2005，31（8）：1561-1568.

33. Eleftheriadis H. IOL Master Biometry：Refractive results of 100 consecutive cases. Br J Ophthalmol，2003，87（6）：960-963.

34. Jin H，Limberger I，Ehmer A，et al. Impact of axis misalignment of toric intraocular lenses on refractive outcomes after cataract surgery. J Cataract Refract Surg，2010，36（12）：2061-2072.

35. Murphy C，Tuft S，Minassian D. Refractive error and visual outcome after cataract extraction. J Cataract Refract Surg，2002，28（1）：62-66.

36. Norrby S. Sources of error in intraocular lens power calculation. J Cataract Refract Surg，2008，34（4）：368-376.

37. Sánchez-Galeana C，Smith R，Rodriguez X，et al. Laser in situ keratomileusis and photorefractive keratectomy for residual refractive error after phakic intraocular lens implantation. J Refract Surg，2001，17（4）：299-304.

38. Colin J，Cochener B，Bobo C，et al. Myopic photorefractive keratectomy in eyes with atypical inferior corneal steepening. J Cataract Refract Surg，1996，22（7）：1423-1426.

39. Doyle S，Hynes E，Shah S. PRK in patients with a keratoconic topography picture：the concept of a physiological 'displaced apex syndrome. Br J Ophthalmol，1996，80（1）：25-28.

40. Jin GJ，Merkley KH，Crandall AS，et al. Laser in situ keratomileusis versus lens-based surgery for correcting residual refractive error after cataract surgery. J Cataract Refract Surg，2008，34（4）：562-569.

41. Kim P，Plugfelder S，Slomovic A. Top 5 pearls to consider when implanting advanced-technology IOLs in patients with ocular surface disease. Int Ophthalmol Clin，2012，52（2）：51-58.

42. Goldberg D. Preoperative evaluation of patients before cataract and refractive surgery. Int Ophthalmol Clin，2011，51（2）：97-107.

43. Ram J，Gupta A，Brar G，et al. Outcomes of phacoemulsification in patients with dry eye. J Cataract Refract Surg，2002，28（8）：1386-1389.

44. Hoffart L，Touzeau O，Borderie V，et al. Mechanized astigmatic arcuate keratotomy with the Hanna arcitome for astigmatic after keratoplasty. J Cataract Refract Surg，2007，33（5）：862-868.

45. Hjortdal J，Ehlers N. Paired arcuate keratotomy for congenital and postkeratoplasty astigmatism. Acta Ophthalmol Scand，1998，76（2）：138-141.

46. Price F，Grene R，Marks R，et al. Astigmatism reduction clinical trial：a multicenter prospective evaluation of the predictability of arcuate keratotomy. Arch Ophthalmol，1995，113（3）：277-282.

47. Cleary C，Tang M，Ahmed H，et al. Beveled femtosecond laser astigmatic keratotomy for the treatment of high astigmatism post-penetrating keratoplasty. Cornea，2013，32（1）：54-62.

48. Venter JRB，Schallhorn S，Pelouskova M. Non-penetrating femtosecond laser intrastromal astigmatic keratotomy in patients with mixed astigmatism after previous refractive surgery. J Refract Surg，2013，29（3）：180-186.

49. Mario N，Paolo C，Manuela L，et al. Femtosecond laser arcuate keratotomy for the correction of high astigmatism after keratoplasty. Ophthalmology，2009，106（6）：1083-1192.

第九章

角膜形态最优化的手术方案

第一节　角膜形态最优化模式及意义

利用准分子激光行角膜屈光手术消融的角膜形态最优化模式,又称为波阵面像差最优化(wavefront optimized,WFO)的模式。

现代角膜激光手术旨在个性化定制以改善屈光手术的光学和视觉质量。近视、远视和散光的"经典"角膜屈光矫正治疗的一个主要缺点是术后观察到高阶像差(higher-order aberrations,HOAs)增加,其原因主要与以下因素相关:

1. 扫描算法和光点大小　当激光束从角膜顶点向角膜缘移动时,随着入射光的角度改变,每个激光脉冲的消融深度改变,从而导致周边显著欠矫,从而产生球面像差[1~4]。已提出用于精确重叠单个激光点的数学算法[5,6],使用 0.5~2.0mm 的激光斑点可能不足以完全校正光学像差或可能诱发其他类型的 HOAs[7,8]。

2. 角膜的脱水或水合作用　去除上皮或掀起角膜瓣后,角膜开始脱水。降低水含量导致胶原结构中的消融效率更高,并且角膜再水化后有效消融深度更高[9]。相反,在消融之前用液体清洁角膜基质床之后,激光辐射可能被薄水膜屏蔽。虽然假设水在 193nm 辐射下具有较小的吸收系数[9],但在光照条件下水的吸收增加了几个数量级[10]。

3. 偏心　在角膜激光手术后,治疗区相对于"视线"的位移是一个具有挑战性的问题。即使是 0.1~0.2mm 的小幅度偏心也可能会导致可以改变视觉表现的 HOAs[11~13]。目前改良的现代化眼动追踪系统已经帮助克服了这个问题[14,15]。

4. 角膜瓣引起的像差　在准分子激光原位角膜磨镶术(LASIK)中制作角膜瓣可以改变眼球已趋于平衡的自然的 HOAs(尤其是沿着角膜瓣连接轴的球面像差和彗形像差),而视力和屈光不正仍未受到影响[16]。

5. 术后上皮增厚　屈光性准分子激光角膜消融术(PRK)和 LASIK 术后上皮增厚,导致角膜屈光性手术后的平滑效果[17,18]。这种平滑效果导致所完成的屈光矫正减少并诱导球面像差(扁形角膜)[19]。

6. 生物力学改变　角膜组织是由许多从角膜缘到角膜缘延伸的板层结构所组成,承受着眼内压[20,21]。这些板层在角膜激光消融后周边环形切口永久性切断。切割板层可使外周基质扩张,导致在消融设计中必须考虑的远视方向漂移量[20,22]。

由于在治疗之前难以预测个体眼中诱发的 HOAs,特别是球面像差的具体原因。因此,临床引入了基于临床经验的角膜非球面消融形态模型,其可以补偿 HOAs,尤其是 4 阶球差[23,24],因而减少手术源性导入的高阶像差(球差),提高术后的视觉质量。对于术前检查大部分眼的高阶像差很小,采用波阵面优化的消融模式(WFO)可减少术后球差的引入,增加角膜非球面性,尤其对于高度近视眼提升术后视觉质量尤为重要。

第二节　波阵面优化模式的计算

一、计算波阵面优化模式的基础

计算波阵面优化模式的基础是主观验光和传统角膜激光手术引起的球面像差量。主观验光值首先从眼镜平面顶点到角膜平面。顶点距离通常为 13.75mm。由于正、负柱镜符号表示子午线中的差异而不是实际屈光力差异，因此在行顶点计算之前必须将它们转换为交叉柱镜[25]。从眼镜平面（$REFs$）到角膜平面（$REFc$）的顶点公式是：

$$REFc = \frac{REFs}{1 - d \cdot REFs}$$ （式 9-2-1）

值得一提的是，通常在眼睛的出射光瞳平面中计算波阵面像差。然而，出射光瞳平面与角膜顶点平面略有不同。因此，应该用角膜平面重新计算球面像差[26]。但是，由于统计误差大于使用错误参考平面获得的误差，因此近视矫正引起的球面像差的临床测量值是不准确的[27]。由于正在计算平均眼中的球面像差和高阶像散的预补偿，因此与参考平面的差异相关联的误差不太重要。在这里，计算消融形态的基础是临床测量的术前和术后波阵面像差数据，其统计误差远大于使用不同参考平面（入瞳和角膜表面）产生的绝对误差。

二、屈光和 Zernike 系数

二阶 Zernike 系数表示离焦（$Z4$）和散光（$Z3, Z5$）[28, 29]。Zernike 中的离焦和散光项通常转换为球镜（S）和柱镜（C）功率和散光轴 α 相应的 Zernike 系数可以通过以下关系从临床确定的折射（$S/C \times A$）计算得出[30, 31]：

$$Z4 = \frac{SR^2}{4} + \frac{CR^2}{8}$$ （式 9-2-2a）

$$Z3 = \frac{CR^2}{4} + \sin(2\alpha)$$ （式 9-2-2b）

$$Z5 = \frac{CR^2}{4}\cos(2\alpha)$$ （式 9-2-2c）

$$\alpha = 90° + A$$ （式 9-2-2d）

此处，R 代表瞳孔半径，其等于确定球面像差所使用的瞳孔半径以及计算所得消融形态的光学区半径。根据眼科常用表示法（Tabo 角度表示法），请注意必须变号并以 90° 角转轴。

三、球柱矫正的一般方程表达式

在二阶 Zernike 多元方程的基础上，既定圆形瞳孔上的波阵面像差函数[$W(\rho, \theta)$]表示为：

$$W(\rho, \theta) = Z4 \cdot (2\rho^2 - 1) + Z3 \cdot \rho^2 \sin(2\theta) + Z5 \cdot \rho^2 \cos(2\theta)$$ （式 9-2-3）

以上是以范围在 0 到 1 的相对瞳孔大小 ρ＝r/R 的极坐标表示法，r 是范围在 0 到 R 的半径长度，θ 是以正向 x 轴的逆时针方向测量得出的角度。

通过应用反向波阵面可以实现波阵面校正。因为屈光手术激光系统只能够消除组织而非增加组织，所以必须考虑到波阵面校正，将消融形态由负值转换至纯正值。此外，校正将以光学消融修整角膜前表面的方式完成，故必须包含空气（$n = 1$）与泪膜（$n = 1.337$）界面的折射率改变。将这些注意事项应用于式 9-2-3，可以得出基于二阶 Zernike 多元方程式的球、柱矫正的消融形态 $a(\rho, \theta)$

$$a(\rho, \theta) = \frac{|W(\rho, \theta)|_{max} - W(\rho, \theta)}{n - 1}$$

$$= \frac{2 \cdot Z4 \cdot (1 - \rho^2) + \sqrt{Z3^2 + Z5^2} - Z3 \cdot \rho^2 \sin(2\theta) - Z5 \cdot \rho^2 \cos(2\theta)}{n - 1}$$ （式 9-2-4）

$\sqrt{Z3^2 + Z5^2}$ 包含了临界条件：

$$a(\rho, \theta) \overset{!}{=} 0 \ for \ \rho = 1$$ （式 9-2-5）

该条件确保对于在 0 到 2π 范围内的所有角度（θ），光学区半径（R）的最小半径均保持恒定。

用表达式（式 9-2-2）中的 Zernike 系数代入表达式（式 9-2-4）中，得到球、柱矫正的一般方程表达式：

$$a(\rho, \theta) = \frac{R^2}{2(n-1)} \cdot \left\{ S(1 - \rho^2) + \frac{C}{2}[2 - \rho^2 - \rho^2 \sin(2\alpha)\sin(2\theta) - \rho^2 \sin(2\alpha)\sin(2\theta)] \right\}$$ （式 9-2-6）

中心消融深度（a_0）可以通过将标准半径设置为 0，由等式（式 9-2-6）得出，基本等于球镜和柱镜矫正的中心消融深度总和：

$$a_0 = \frac{R^2}{2(n-1)} \cdot (S+C) \tag{式 9-2-7}$$

值得证明的是，在纯球面矫正的情况下，表达式（式 9-2-6）与 Munnerlyn 等[32]的简化方程相同（S = 常数，$C = 0$）。球面矫正的经典切削形态 a_{class} 为：

$$a_{class}(\rho, \theta) = \frac{R^2 S}{2(n-1)}(1 - \rho^2) = \frac{S}{2(n-1)}(R^2 - r^2) \tag{式 9-2-8}$$

四、波阵面优化模式的一般方程表达式

除二阶像差外，在理论基础上，可以认为波阵面优化的消融形态与球面像差（$Z12$）和高阶散光（$Z11$ 和 $Z13$）的 4 阶像差一致。因此，波阵面像差的表达式（3）可以扩展如下：

$$\begin{aligned} W(\rho, \theta) = {} & Z4 \cdot (2\rho^2 - 1) + Z3 \cdot \rho^2 \sin(2\theta) \\ & + Z5 \cdot \rho^2 \cos(2\theta) + Z11(4\rho^4 - 3\rho^2)\sin(2\theta) \\ & + Z12(6\rho^4 - 6\rho^2 + 1) \\ & + Z13(4\rho^4 - 3\rho^2)\cos(2\theta) \end{aligned} \tag{式 9-2-9}$$

同样，消融形态由以下因素得出：反向波阵面，转换波阵面和空气-组织界面以及满足表达式（式 9-2-5）得出的波阵面优化消融的表达式为：

$$\begin{aligned} a(\rho, \theta) = {} & \frac{|W(\rho, \theta)|_{max} - W(\rho, \theta)}{n-1} \\ = {} & \frac{2 \cdot Z4 \cdot (1 - \rho^2) + Z12 \cdot (\rho^2 - \rho^4)}{n-1} \\ & + \frac{\sqrt{Z3^2 + Z5^2} - Z3 \cdot \rho^2 \sin(2\theta) - Z5 \cdot \rho^2 \cos(2\theta)}{n-1} \\ & + \frac{\sqrt{Z11^2 + Z13^2} - Z11(4\rho^4 - 3\rho^2)\sin(2\theta)}{n-1} \\ & \frac{- Z13(4\rho^4 - 3\rho^2)\cos(2\theta)}{n-1} \end{aligned} \tag{式 9-2-10}$$

通过将表达式（式 9-2-2）中的 Zernike 系数代入方程式（式 9-2-10），可以得出波阵面优化消融形态的一般方程式：

$$\begin{aligned} a(\rho, \theta) = {} & \frac{R^2}{2(n-1)} \cdot \left\{ S(1-\rho^2) + \frac{C}{2}[2 - \rho^2 - \rho^2 \sin(2\alpha)\sin(2\theta) - \rho^2 \sin(2\alpha)\sin(2\theta)] \right\} \\ & + \frac{1}{n-1}[Z12 \cdot (\rho^2 - \rho^4) + \sqrt{Z11^2 + Z13^2} \\ & - Z11 \cdot (4\rho^4 - 3\rho^2)\sin(2\theta) \\ & - Z13 \cdot (4\rho^4 - 3\rho^2)\cos(2\theta)] \end{aligned} \tag{式 9-2-11}$$

对于等式（式 9-2-11）有以下附注：

1. 对于纯球面矫正（$C = 0$），必须考虑到球面像差主要由屈光矫正引起。因此，我们也可忽略与高阶散光（$Z11$，$Z13$）相关的项目：

$$a(\rho, \theta) = \frac{R^2}{2(n-1)} \cdot S(1 - \rho^2) + \frac{Z12 \cdot (\rho^2 - \rho^4)}{n-1} \tag{式 9-2-12}$$

在这种情况下，消融形态仅由式 9-2-8 所示纯球面矫正后临床观察所得的球面像差量调整。

2. 矫正高阶散光项（$Z11$，$Z13$）的同时，球面像差（$Z12$）也被引入柱镜矫正（$S = 0$）：

$$a(\rho, \theta) = \frac{R^2}{2(n-1)} \cdot \left\{ \frac{C}{2}[2 - \rho^2 - \rho^2 \sin(2\alpha)\sin(2\theta) - \rho^2 \sin(2\alpha)\sin(2\theta)] \right\}$$

$$+\frac{1}{n-1}[Z12\cdot(\rho^2-\rho^4)]$$
$$+\sqrt{Z11^2+Z13^2}-Z11\cdot(4\rho^4-3\rho^2)\sin(2\theta)$$
$$-Z13\cdot(4\rho^4-3\rho^2)\cos(2\theta)]\hspace{4cm}\text{（式 9-2-13）}$$

在纯柱镜矫正中引入球面像差，考虑了在近视柱镜矫正中心消除的组织量，屈光度相等时等于近视矫正量，如表达式（式 9-2-7）所示。

3. 表达式（式 9-2-11）中的表达式 $\sqrt{Z11^2+Z13^2}$ 保证了此光学区至少与设计的光学区的半径（R）一致。若忽略由此造成的中心消融深度增加，将会产生基于预补偿高阶散光量的更小的光学区。中心消融深度由以下表达式得出：

$$a(\rho,\theta)=\frac{R^2}{2(n-1)}\cdot(S+C)+\frac{\sqrt{Z11^2+Z13^2}}{n-1}\hspace{2cm}\text{（式 9-2-14）}$$

4. 对于无波阵面优化的柱镜矫正，可以由表达式（式 9-2-11）进行如下改写：

$$a_{class}(\rho,\theta)=\frac{C\cdot R^2}{4(n-1)}\cdot\left\{\frac{C}{2}[2-\rho^2-\rho^2\sin(2\alpha)\sin(2\theta)-\rho^2\sin(2\alpha)\sin(2\theta)]\right\}\hspace{1cm}\text{（式 9-2-15）}$$

将 $Z11, Z12, Z13$ 设为零，可得到柱镜矫正的经典消融形态。

将预补偿球面像差和高阶散光引入消融形态是在 3 个水平的近视矫正（$-3.0D$、$-6.0D$ 和 $-8.0D$）以及 3 个水平的柱镜矫正（$-1.0D$、$-2.5D$ 和 $-4.0D$）中进行的。选用验光数据通过式 9-2-1 将顶点定位至角膜平面中。关于采用传统方式行近视矫正所产生的球面像差量，基于 Seiler 等[33]以及 Moreno-Barriuso 等[34]发表的数据，可以在首先假设 6.5mm 瞳孔由近视校正引起的球面像差量为：

$$C12\approx S\cdot\frac{0.1\mu m}{1D}\hspace{4cm}\text{（式 9-2-16）}$$

此处，$C12$ 值选定为 $0.3\mu m$，$0.6\mu m$ 和 $0.8\mu m$ 分别对应 $-3.0D$，$-6.0D$ 和 $-8.0D$ 近视矫正。选定 $C11$ 值和 $C13$ 值相等，并基于表达式进行计算。

$$C11=C13\approx C\cdot\frac{0.1\mu m}{1D}\hspace{4cm}\text{（式 9-2-17）}$$

高阶散光量等于球面像差量的假设是基于 Seiler 等[33]发表的数据得出的，他们已经证明了类似引入球面像差量的四阶散光增加现象。对于不同的柱镜矫正，对 $-1.00D$，$-2.50D$ 和 $-4.00D$ 的柱镜矫正分别应用 $0.10\mu m$，$0.25\mu m$ 和 $0.40\mu m$。

在所有既往提出的情况中，屈光轴向被选定为 $A=0°$ 以简化结果与讨论。在实践中，必须通过矢量分析重新计算相对于屈光轴向（A）的高阶散光（$C11$，$C13$）量。另一种解决方法是通过屈光轴向（A）转换本文中所示的消融形态。由于现代角膜激光手术中最常用的光学区直径为 6.5mm，因此消融形态的计算均选择这一直径，且此瞳孔直径下像差数据的有效性最高。

总之，经典和波前优化的切削形态之间的相对差异来源于：

$$\text{relDiff}(\rho,\theta)=\frac{a_{opt}(\rho,\theta)-a_{class}(\rho,\theta)}{a_{class}(\rho,\theta)}\cdot 100\%\hspace{2cm}\text{（式 9-2-18）}$$

通过将等式（式 9-2-11）中的所有高阶分量设置为零来确定经典消融形态 a_{class}。

基于上述的分析测算得出临床治疗的消融方案设计以最大限度减少术源性导入的像差，提升视觉质量。

第三节　近视与散光的角膜形态最优化矫正

一、近视矫正

如图 9-3-1 所示，为 3 个近视矫正的形状和横截面（$-3.0D$、$-6.0D$ 和 $-8.0D$）。与经典的消融形态（图 9-3-1A）相比，消融形态中的诱导球面像差的预补偿导致消融区域周围的组织去除量更大（图 9-3-1B）。

如图 9-3-1C 所示,计算经典消融形态与波阵面优化消融形态之间的差异,在 −8.0D(曲线 3)近视矫正的情况下最大增加可达 11μm。相对差异(relDiff)对于所有近视矫正都是相同的(图 9-3-1D)。这里,波阵面优化模式的消融深度在周边比在经典的消融形态中更大,高出 35%。而中心消融深度在两种方法中保持相同,这也可以从表达式(式 9-2-7)和(式 9-2-14)中得出。

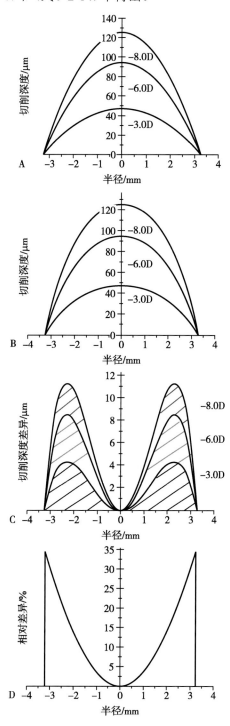

图 9-3-1　在 −3.0D(曲线 1)、−6.0D(曲线 2)、−8.0D(曲线 3)光学区为 6.5mm 的近视矫正中消融形态的三维形状和横截面
A. 基于式 9-2-8 的经典切削形态;B. 针对球面像差 C12 分别为 0.3μm、0.6 μm 和 0.8μm 计算的波前优化的切削形态(见式 9-2-16);C. 波前像差优化切削和经典切削之间的差异;D. 根据式 9-2-18 计算的波前优化和经典切削形态之间的相对差异

二、散光矫正

图 9-3-2 所示为 3 个柱镜矫正(−1.0D,−2.5D 和 −4.0D)在最短子午线(垂直)处 6.5mm 的光学区域

的消融形态的横截面。通过在消融形态（图 9-3-2B）中引入球面像差（Z12）和高阶散光（Z11，Z13）的补偿来修改经典消融的三维形状（图 9-3-2A）。在水平轴（虚线）上可以观察到形态的微小变化，在垂直轴（实线）中，消融区周边区域（图 9-3-2B、C）的组织去除量要大得多。在图 9-3-2C（实线）中，计算经典消融形态与波阵面优化之间的差异，优化消融形态在−4.0D（曲线 3）柱镜矫正中显示高达为 7μm（水平轴，虚线）的最大增量。同样，对于所有子午线中的所有柱镜矫正，相对差异（relDiff）相等（图 9-3-2D）。这里，波

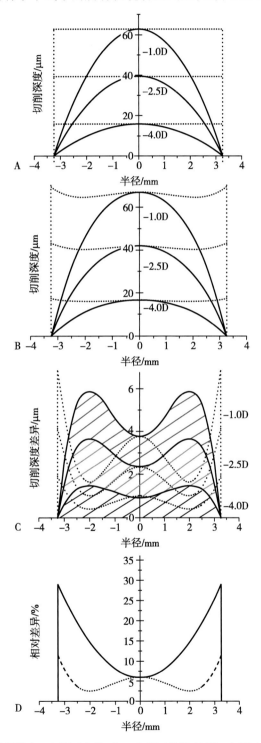

图 9-3-2　在 6.5mm 光学区域的最短轴中−1.0D（曲线 1）、−2.5D（曲线 2）和−4.0D（曲线 3）近视柱镜矫正的三维形状和消融形态的横截面

实线表示消融形态的垂直线，虚线表示消融形态的水平线。A. 基于式 9-2-15 的经典消融形态；B. 针对球面像差 $C12$ 分别为 0.3μm、0.6μm 和 0.8μm 以及更高阶的散光 $C11 = C13$ 分别为 0.10μm、0.25μm 和 0.4μm 计算的波前优化的消融形态（参见式 9-2-17）；C. 波前优化和经典消融形态之间的差异；D. 根据式 9-2-18 计算的波阵面优化和经典消融形态之间的相对差异

阵面优化模式的消融深度在水平轴（虚线）上增加 10%，在周边的垂直轴（实线）上比在经典消融形态中增加 30%。柱镜矫正的中心偏差深度在波阵面优化消融（16.1μm / D）的情况下，与经典消融（15.6μm / D）相比，增加约 3%（图 9-3-3）。

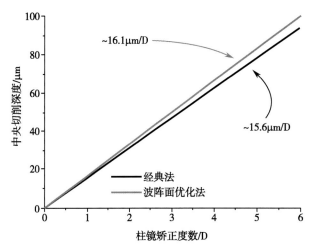

图 9-3-3　中央消融深度与近视柱镜的函数关系：波阵面优化消融形态的斜率系数为 16.1μm，而经典消融形态的斜率系数为 15.6μm

第四节　波阵面优化模式的优势

由经典屈光矫正所引起的球面像差量的临床测量，可用于修改球柱矫正的消融形态。经波阵面优化的消融形态，中央消融深度与经典消融形态相比无显著差异，但在形状上存在明显差异。然而，临床上存在不确定因素如：角膜生物力学变化、角膜上皮增生，最终所呈现的临床结果，则不能完全解释由经典消融矫正所导致的球面像差。

正常未经治疗的角膜呈非球面性，对于维持视觉质量十分重要。眼睛是由角膜和晶状体两大重要的光学系统组成。两个光学元件都提供了自然的像差平衡，最大限度地减少了人眼中的球面像差。设计消融形态以通过改变角膜前表面的形态来矫正低阶像差和高阶像差也需要关于这种自然光学平衡的详细信息来获得新的平衡。

一般而言，已经描述的所有消融形态模型都假设在屈光手术之后眼内像差的光学像差保持不变。然而，光学像差不仅取决于眼内每个单独光学元件的形态或折射率，还取决于光线高度和入射光角度。角膜变平减少了进入眼睛的光线的弯曲。在光线通过房水到达晶状体之前，角膜变平对光线高度的影响尤为显著。弯曲较少的光线可能会与晶状体相交在离光轴更远的位置。因此，在屈光手术后，眼内结构的光学像差可能会发生改变。

Mrochen 和 Seiler[3,4]已经证明角膜表面的入射光角度可以减少角膜周边激光组织消融量。6.5mm 的光学区相对差异为 10%～15%，这取决于光切除的能量密度。然而，观察到的效果不足以解释应用传统消融形态的角膜激光手术后观察到的球面像差的总量。因此，传统角膜手术后观察到的球面像差量是不同误差源的产物，例如伤口愈合或激光组织相互作用的变化。实际上，可能很难定量地明确所有误差来源。

而波阵面优化消融形态的方法预补偿由球、柱镜矫正引起的预期球面像差量和高阶像差量。用于预补偿的球面像差量和高阶像差量可以通过全眼的波阵面传感来确定，这与其他方法形成对比。这种方法的优点是可以直接考虑由计划的球面或圆柱矫正引起的球面像差量，而无须详细了解导致高阶像差增加的可能来源（球面像差，其他高阶像差）。因此波阵面像差优化（WFO）的设计在矫正球、柱镜时不引入新的高阶像差,尤其是球差,这不同于波阵面像差引导(WFG)用于治疗球、柱镜及所有高阶像差。

临床使用 Allegretto(WaveLight Laser Technologie AG)的波阵面优化消融形态的结果显示较好的术后效果。数据来自 FDA 网站的多中心研究,此为前瞻性对照非盲研究,研究分为两组:波阵面像差引导组(WFG)和波阵面像差优化组(WFO)。治疗最高屈光度 −7D 等值球镜及 −3D 散光。病人随机入组,共332 只眼随访 6 个月,每组 166 只眼,大于 92% 病例随访整个过程。结果显示两组术前、术后的总体像差均较低,对比敏感度未见不同,两组均未下降,两组治疗后对比敏感度结果相似。两组均在安全和有效性上超越了目标,两组均表现出相同的视力与屈光状态。对于主要目标无统计学差异,而对于术前高阶像差比较大的眼,像差引导组术后结果更好。而术前高阶像差比较低的情况,两组无差别,两组术后高阶像差均比较低。大多数情况下,像差优化与像差引导所得到的视力与屈光状态相同。只有在术前存在大量高阶像差且等值球镜不高时,术后高阶像差才有不同。故临床上大多数人不需要像差引导手术而使用波阵面优化模式,更为简便可靠。但值得注意的是对于非像差优化的激光系统而言,仍然需要波阵面像差引导模式。

第五节　病 例 分 析

病例介绍:男,19 岁,双眼近视散光要求通过手术方法摘除眼镜。

术前检查结果如下:

屈光度:OD:−6.25DS/−1.00DC×172=1.2;OS:−5.75DS/−1.25DC×175=1.2。

角膜厚度:OD:523μm;OS:519μm。

眼压 OD:19mmHg;OS:18mmHg。

角膜地形图分析:显示双眼角膜规则性散光,kappa 角较小(图 9-5-1、图 9-5-2)。

接受飞秒激光辅助下波阵面优化 LASIK 手术(FS-LASIK)(图 9-5-3~图 9-5-5)。

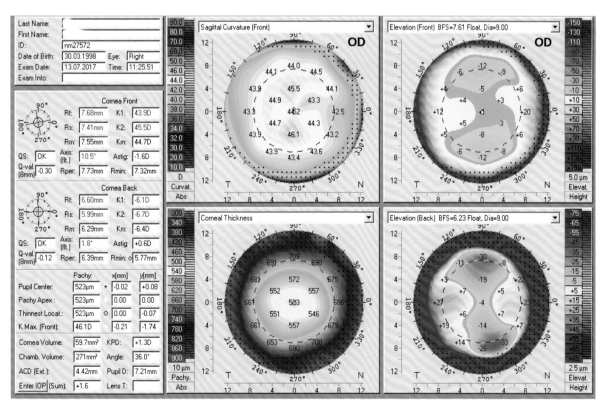

图 9-5-1　右眼术前 Pentacam 角膜地形图

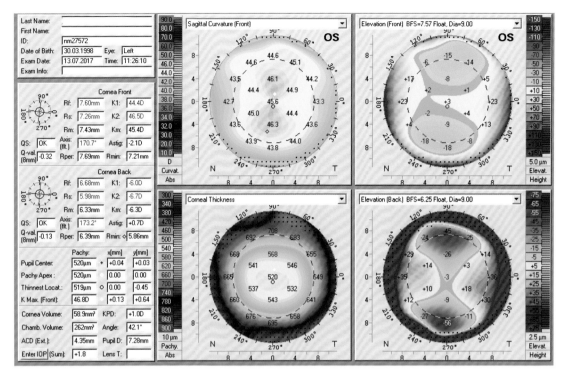

图 9-5-2 左眼术前 Pentacam 角膜地形图

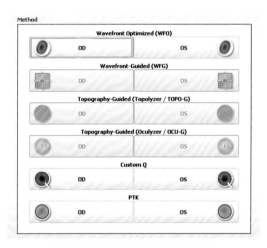

图 9-5-3 手术界面 WFO 的选择

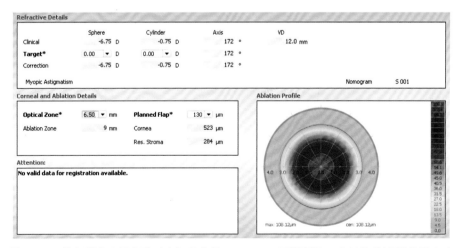

图 9-5-4 输入屈光度及角膜形态相关参数，Q1＝Q2，不做调整。个性化设计调整屈光度

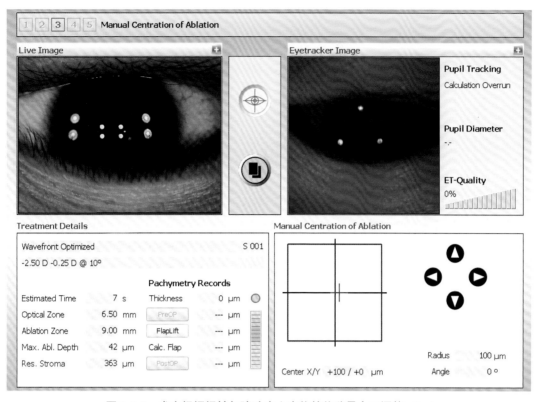

图 9-5-5 术中根据视轴与瞳孔中心定位的位移量人工调整 offset

术后第一天双眼裸眼视力均为 1.2，OD：＋0.5DS/－0.12DC×3；OS：＋1.0DS/－0.25DC×150，术后视力及视觉质量满意，无夜视力干扰的抱怨（图 9-5-6～图 9-5-8）。

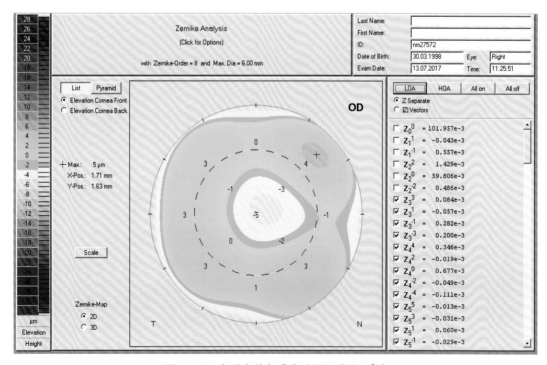

图 9-5-6 右眼术前角膜像差显示球差 Z_4^0 高

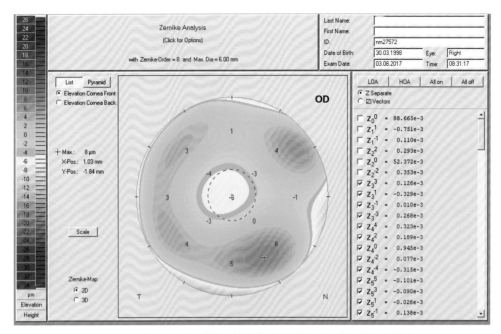

图 9-5-7　右眼术后角膜像差较术前有所增加，但增加的幅度较小

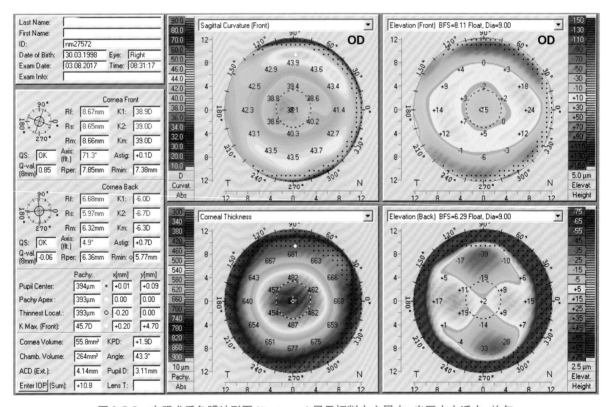

图 9-5-8　右眼术后角膜地形图（Pentacam）显示切削中心居中，光区大小适中，均匀

（张丰菊　Michael Mrochen　孙明甡　张　丽　来凌波）

参 考 文 献

1. Jiménez JR，Anera RG，Jiménez del Barco L，et al. Effect on laser-ablation algorithms of reflection losses and nonnormal incidence on the anterior cornea. ApplPhys Lett，2002，81（8）：1521-1523.

2. Anera RG，Jiménez JR，Jiménez del Barco L，et al. Changes in corneal asphericity after laser refractive surgery，including

reflection losses and nonnormal incidence upon the anterior cornea. Opt Lett, 2003, 28: 417-419.

3. Mrochen M, Seiler T. Influence of corneal curvature on calculation of ablation patterns used in photorefractive laser surgery. J Refract Surg, 2001, 17 (5): S584-S587.

4. Mrochen MC, Kaemmerer M, Riedel P, et al. Why do we have to consider the corneal curvature for the calculation of customized ablation profiles? ARVO ab-stract 3669. Invest Ophthalmol Vis Sci, 2000, 41 (4): S689.

5. Seiler T, Mrochen M. The erbium laser// Wu HK, Thompson VM, Steinert RF, et al. Refractive Surgery. New York: Thieme, 1999: 461-466.

6. Manns F, Shen JH, Söderberg P, et al. Development of an algorithm for corneal reshaping with a scanning laser beam. Appl Opt, 1995, 34 (21): 4600-4608.

7. Huang D, Arif M. Spot size and quality of scanning laser correction of higher-order wavefront aberrations. J Cataract Refract Surg, 2002, 28 (3): 407-416.

8. Guirao A, Williams DR, MacRae SM. Effect of beam size on the expected benefit of customized laser refractive surgery. J Refract Surg, 2003, 19 (1): 15-23.

9. Dougherty PJ, Wellish KL, Maloney RK. Excimer laser ablation rate and corneal hydration. Am J Ophthalmol, 1994, 118 (2): 169-176.

10. Walsh JT, Staveteig PT. Effect of hydrogen bonding on far-ultraviolet water absorption and potential implications for 193-nm ArF excimer laser-tissue interaction. //Jacques SL. Laser-Tissue Interaction VI. Proceedings SPIE 2391. Bellington, WA: SPIE, 1995, 176-183.

11. Guirao A, Williams DR, Cox IG. Effect of rotation and translation on the expected benefit of an ideal method to correct the eye's higher-order aberrations. J Opt Soc Am A Opt Image Sci Vis, 2001, 18 (5): 1003-1015.

12. Bueeler M, Mrochen M, Seiler T. Maximum permissible lateral decentration in aberration-sensing and wavefront-guided corneal ablation. J Cataract Refract Surg, 2003, 29 (2): 257-263.

13. Mrochen M, Kaemmerer M, Mierdel P, et al. Increased higher-order optical aberrations after laser refractive surgery: a problem of subclinical decentration. J Cataract Refract Surg, 2001, 27 (3): 362-369.

14. Mrochen M, Eldine MS, Kaemmerer M, et al. Improvement in photorefractive corneal laser surgery results using an active eye-tracking system. J Cataract Refract Surg, 2001, 27 (7): 1000-1006.

15. Taylor NM, Eikelboom RH, van Sarloos PP, et al. Determining the accuracy of an eye tracking system for laser refractive surgery. J Refract Surg, 2000, 16 (5): S643-S646.

16. Pallikaris IG, Kymionis GD, Panagopoulou SI, et al. Induced optical aberrations following formation of a laser in situ keratomileusis flap. J Cataract Refract Surg, 2002, 28 (10): 1737-1741.

17. Reinstein DZ, Srivannaboon S, Holland SP. Epithelial and stromal changes induced by Intacs examined by three-dimensional very high-frequency digital ultrasound. J Refract Surg, 2001, 17 (3): 310-318.

18. Lohmann CP, Patmore A, Reischl U, et al. The importance of the corneal epithelium in excimer-laser photorefractive keratectomy. Ger J Ophthalmol, 1996, 5 (6): 368-372.

19. Huang D, Tang M, Shekhar R. Mathematical model of corneal surface smoothing after laser refractive surgery. Am J Ophthalmol, 2003, 135 (3): 267-278.

20. Roberts C. The cornea is not a piece of plastic. J Refract Surg, 2000, 16 (4): 407-413.

21. Kampmeier J, Radt B, Birngruber R, et al. Thermal and biomechanical parameters of porcine cornea. Cornea, 2000, 19 (3): 355-363.

22. Djotyan GP, Kurtz RM, Fernandez DC, et al. An analytically solvable model for biomechanical response of the cornea to refractive surgery. J BiomechEng, 2001, 123 (5): 440-445.

23. MacRae S, Schwiegerling J, Snyder RW. Customized and low spherical aberration corneal ablation design. J Refract Surg, 1999, 15 (2 Suppl): S246-S248.

24. Schwiegerling J, Snyder RW. Custom photorefractive keratectomy ablations for the correction of spherical and cylindrical

refractive error and higher-order aberration. J Opt Soc Am A Opt Image Sci Vis, 1998, 15 (9): 2572-2579.

25. Holladay JT, Moran JR, Kezirian GM. Analysis of aggregate surgically induced refractive change, prediction error, and intraocular astigmatism. J Cataract Refract Surg, 2001, 27 (1): 61-79.

26. Mahajan VN. Optical Imaging and Abberations. Part I. Ray Geometrical Optics. Bellington, WA: SPIE Optical Eng Press, 1998.

27. Porter J, Guirao A, Cox IG, et al. Monochromatic aberrations of the human eye in a large population. J Opt Soc Am Opt Image Sci Vis, 2001, 18 (8): 1793-1803.

28. Thibos LN, Applegate RA, Schwiegerling JT, et al. Standards for reporting the optical aberrations of eyes: VSIA Standards Taskforce Members. J Refract Surg, 2002, 18 (5): S652-S660.

29. Thibos LN, Applegate RA, Schwiegerling JT, et al. Report from the VSIA taskforce on standards for reporting optical aberrations of the eye: VSIA Standards Taskforce Members. J Refract Surg, 2000, 16 (5): S654-S655.

30. Guirao A, Williams DR. A method to predict refractive errors from wave aberration data. Optom Vis Sci, 2003, 80 (1): 36-42.

31. Atchison DA, Scott DH, Cox MJ. Mathematical treatment of ocular aberrations: a user's guide. //Lakshmi-narayanan V, ed, OSA Trends in Optics and Photonics, Vol. 35. Vision Science and Its Applications. Washington DC: Optical Society of America, 2000, 110-130.

32. Munnerlyn CR, Koons SJ, Marshall J. Photorefractive keratectomy: A technique for laser refractive surgery. J Cataract Refract Surg, 1988, 14 (1): 46-52.

33. Seiler T, Kaemmerer M, Mierdel P, et al. Ocular optical aberrations after photorefractive keratectomy for myopia and myopic astigmatism. Arch Ophthalmol, 2000, 118 (1): 17-21.

34. Moreno-Barriuso E, Lloves JM, Marcos S, et al. Ocular aberrations before and after myopic corneal refractive surgery: LASIK-induced changes measured with laser ray tracing. Invest Ophthalmol Vis Sci, 2001, 42 (6): 1396-1403.

角膜地形图引导激光消融联合角膜交联治疗圆锥角膜

　　圆锥角膜（keratoconus）是一种累及双眼的非炎症性、膨隆性角膜疾病，以角膜中央或旁中央逐渐变薄、向前呈锥形突出为特征，常引起高度近视及角膜不规则散光，晚期可出现急性角膜水肿、形成瘢痕，导致视力急剧下降。其年发病率约为 2/100 000、患病率估计为 54.5/100 000 人口（1∶2000），但存在较大的地区差异[1]。一般认为圆锥角膜无性别差异，多于青春期发病，逐渐进展直至 30～40 岁。外伤、用力揉眼可加速病情的发展，晚期圆锥角膜是行角膜移植手术的主要原因之一。其病因学与相关的角膜生物力学基础，至今尚不完全清楚，可能与遗传因素有关，90% 以上为双眼发病，但往往一眼先发病，数月至数年之后再累及另一眼。

　　对于圆锥角膜的治疗，主要考虑两个方面：角膜不规则的矫正以及阻止圆锥角膜的进展。早期可以采取戴框架眼镜矫正、配戴硬性透气性角膜接触镜（rigid gas permeable contact lens，RGP），而到了中、晚期，则需采取手术的方法，如角膜基质内环植入术（intra-stromal corneal ring，ICR）、板层或穿透性角膜移植术等。

第一节　治　疗　原　理

　　角膜胶原交联（corneal collagen cross-linking，CXL）最早由瑞士的 Seiler 教授于 2003 年应用于临床，通过光诱导剂（photoinducer），0.1% 核黄素（riboflavin）即维生素 B_2 溶液，浸泡去上皮后的角膜，再用 370nm 波长的紫外光照射，浸泡过核黄素的角膜基质可对紫外光产生吸收峰值，在防止周围组织尤其是角膜内皮损伤的同时，使角膜基质内胶原纤维产生交联作用，增强角膜的硬度，从而预防圆锥角膜的进展[2]。

　　经典的 Dresden 角膜交联技术采用 $3mW/cm^2$ 照度的紫外光，比较耗时，单次治疗过程需 60 分钟以上（核黄素浸泡 30 分钟、紫外光照射 30 分钟），总能量达到 $5.4J/cm^2$。而新一代的快速 CXL 技术（accelerated cross-linking），采用高辐照度（$30mW/cm^2$）的紫外光，比传统方法的辐照度增加了 10 倍，耗时缩短为 15 分钟左右（核黄素浸泡 10 分钟、紫外光照射 4 分钟），总能量可达 $7.2J/cm^2$。研究表明，根据 Bunsen-Roscoe 光化学效应定律（Bunsen-Roscoe law），紫外光照度在 $3\sim45mW/cm^2$，均可产生角膜硬度显著增加的效应，照度越高，所需照射时间越短[3]。快速交联技术与传统技术的疗效相当，但治疗时间大为缩短，更加符合角膜屈光手术医生对于提高治疗效率的需求[4]。但当照度超过 $45mW/cm^2$ 时，生物力学增强效应会显著降低。

　　角膜交联预防圆锥角膜进展的长期安全性及有效性已经得到证明，但治疗后角膜形态依然显著不规则，病人难以获得最佳戴镜矫正视力（best spectacle corrected visual acuity，BSCVA）或视觉质量的显著提升。在同一手术时间段，联合角膜交联与角膜地形图引导的个性化准分子激光表层消融技术，可在阻止圆锥角膜进展的同时，通过提高角膜的规则性改善病人的 BSCVA 及视觉质量[5]。

第二节　适应证与禁忌证

一、适应证

1. 理解手术的意义，对疗效有合理的期望值。

2. 临床或角膜地形图已确诊为圆锥角膜，且有进展趋势，即在过去的 12～18 个月内，满足下列条件之一者：最大角膜屈光力（K_{max}）增加>1D；平均角膜屈光力增加>1D；散光屈光度增加>1D；显然验光屈光度等值球镜增加>1.0D，且最佳戴镜矫正视力下降>1 行；角膜厚度减少>10%[6]。

3. 已确诊为圆锥角膜的病例，无圆锥角膜进展的迹象，主要目的是为了改善角膜的规则性，提高戴框架眼镜的最佳矫正视力；或更好地进行 RGP 的适配。

4. 最薄角膜上皮下基质床厚度>400μm，或预计术后最薄角膜上皮下基质床厚度>350μm，以保证角膜内皮的安全。

二、禁忌证

1. 不能理解手术的目的，对术后视力、视觉质量或长期稳定性的期望值过高。

2. 因精神高度紧张或年龄小，术中不能很好配合。

3. 眼部活动性炎症、感染，疱疹病毒性角膜炎病史或存在除圆锥角膜外的其他严重影响矫正视力的眼病。

4. 重度干眼。

5. 角膜过薄，预计术后上皮下基质床厚度不足 350μm。

6. 显著的角膜瘢痕，最佳戴镜矫正视力<0.05。

7. 明确诊断的自身免疫性疾病或胶原结缔组织疾病。

8. 怀孕或哺乳期妇女。

第三节　手术设计与方法

检查前停戴角膜接触镜：软镜停戴 2 周以上；硬镜停戴 4 周以上，以获得真实的角膜地形图检查结果。术前 3 天开始点广谱抗生素及非甾体类抗炎滴眼液，每天 4 次。

1. 按角膜屈光手术方法常规消毒、病人平躺于准分子激光设备专用手术床上，铺无菌孔巾暴露术眼。

2. 表面麻醉　点表面麻醉剂，如 0.4% 奥布卡因（oxybuprocaine）或 0.5% 丙氧苯卡因（proxymetacaine）2～3 次。

3. 手术贴膜分别粘贴上下眼睑，分别向上、下两侧牵拉固定睫毛，保持术区洁净。选择张力适度的开睑器撑开眼睑，尽可能充分暴露眼球。

4. 去除角膜上皮　由于圆锥角膜的上皮厚度分布不均匀，圆锥顶部上皮较薄，用激光去除上皮的方法（phototherapeutic keratectomy, PTK），不容易获得均匀一致的上皮去除，因此推荐使用 20% 酒精辅助作用 10～20 秒，松解并去除角膜上皮，直径为 8.0～9.0mm，充分暴露角膜基质床。

5. 设定激光治疗参数　选取检查合格、重复性良好的角膜地形图结果，作为治疗的依据。激光消融的主要目的是使角膜中央尽量变得规则，而并不是为了矫正近视和（或）散光屈光度，因此将欲矫正屈光度球镜及柱镜均设为"0"。同时，为了节省角膜组织，可相应缩小光区，如 5.5mm，将最大激光消融深度控制在 50μm 以内（图 10-3-1）。

6. 启动并发射激光　注意眼球对位，调整补偿 kappa 角与眼球自旋。

7. 激光消融完成后，用核黄素浸泡角膜基质床及随后的紫外光照射。

（1）经典交联技术（Dresden 方法）：0.1% 核黄素（riboflavin）浸泡角膜基质床面 30 分钟；随后用 $3mW/cm^2$ 照度的紫外光照射 30 分钟，总能量达到 $5.4J/cm^2$；紫外光照射期间，注意眼球对位并保持角膜面相对湿润。

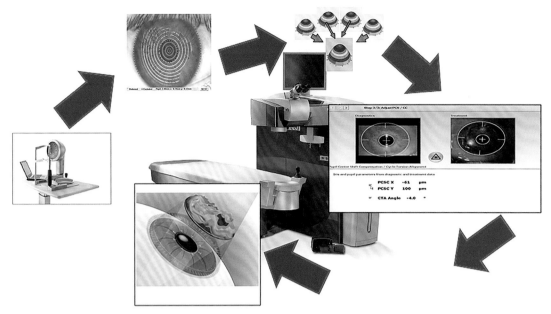

图 10-3-1 角膜地形图引导个性化准分子激光角膜切削治疗流程

（2）快速交联技术：0.1% 核黄素浸泡角膜基质床面 10 分钟；随后用 $30mW/cm^2$ 照度的紫外光照射 4 分钟，总能量达到 $7.2J/cm^2$。

8. 治疗完成后，点 1 滴广谱抗生素和糖皮质激素滴眼液，戴绷带型角膜接触镜，待上皮愈合后取出。

第四节 术后处理、并发症与预后

一、术后处理

与准分子激光角膜屈光性手术基本相同，点广谱抗生素滴眼液，每天 4 次，直至上皮愈合。非甾体类抗炎滴眼液，如 0.1% 双氯芬酸钠、0.1% 溴芬酸钠等，具有一定的止痛作用，可于术前及后 1～3 天点眼，每天 2～4 次。糖皮质激素滴眼液，如 0.1% 氟米龙或 0.5% 氯替泼诺，第 1 周每天 4 次，逐周递减共持续 4～8 周，注意监测眼压，可同时使用降眼压滴眼液。假如存在干眼或角膜上皮愈合不良等情况，可以酌情使用人工泪液。

二、术后并发症与处理

1. 上皮愈合不良或延迟愈合 角膜表层激光消融术后，上皮多数在 5～7 天内即可愈合。而联合角膜交联术后，角膜上皮愈合时间显著延长，少数甚至可长达 20 天以上才逐渐愈合，这可能与紫外光照射损伤角膜缘干细胞有关，也可能与病人伴有干眼及眼表炎症等有关（图 10-4-1、图 10-4-2）。术中注意保护角膜缘，术后可酌情使用不含防腐剂的人工泪液及促进角膜上皮修复的滴眼液。

2. 炎症、感染与角膜基质自融 术后早期，尤其在戴角膜绷带镜期间，可在近角膜缘处出现无菌性浸润，多数无显著的刺激症状及结膜充血，局部角膜上皮完整（图 10-4-3）。停戴角膜接触镜后常规使用抗生素和糖皮质激素滴眼液，浸润可在数周内完全吸收。

感染罕见，多与去除角膜上皮有关，可按感染性角膜炎处理。

角膜基质自融罕见报道[7]。表现为术后早期角膜上皮不愈合、基质融解变薄。多伴有重度干眼、睑裂闭合不全、睑缘炎、自身免疫性疾病等。严格的病人选择及围手术期处理如促进角膜上皮愈合、消炎等，是预防角膜基质自融的关键。对于严重病例，可采用羊膜移植治疗。

3. 角膜上皮下雾状混浊（haze）及瘢痕形成 术后 1～2 个月开始出现 haze，多数为 0.5～1 级，持续 6～12 个月后逐渐消退，对视力多无影响。激光消融完成后使用 0.02% 丝裂霉素，或可抑制 haze 的形成，但由于其存在副作用,如影响角膜上皮愈合、降低交联效应、内皮细胞毒性等,因此是否使用 0.02% 丝裂霉素尚有争议。

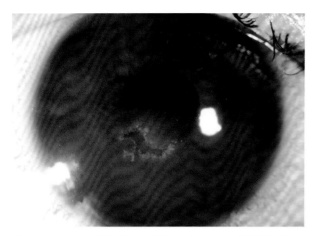

图 10-4-1　术后第 6 天,角膜上皮未全愈合,缺损区周边呈"雪堤"样隆起,伴周围轻度上皮及基质水肿

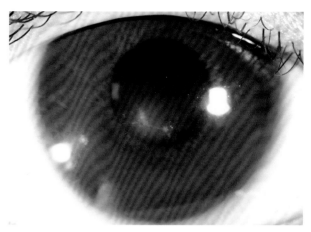

图 10-4-2　上述病例术后第 13 天,角膜上皮近全愈合,轻微水肿

个别病例也可能出现角膜基质瘢痕形成,尤其在原角膜锥顶处附近更为显著(图 10-4-4)[8]。

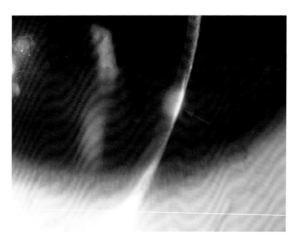

图 10-4-3　术后浅层基质无菌性浸润,边界清楚,局部无明显的上皮缺损(箭头)

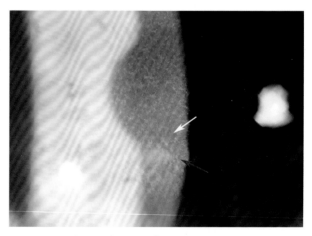

图 10-4-4　术后 1 个月,角膜上皮下雾状混浊与浅基质层瘢痕形成(红色箭头);白色箭头所示为圆锥基底处环形色素沉着(Fleisher 环)

4. 角膜内皮损伤　Sharma 等[9]报道去上皮标准角膜交联治疗模式,尽管保留了 400μm 以上的最薄角膜厚度,但仍有约 1.4% 的病例发生持续性角膜内皮损伤。分析原因可能与术中角膜基质脱水导致厚度下降、紫外光源能量分布不均匀及 / 或对焦不准有关。

三、预后

从术后 2 周起,可以在裂隙灯显微镜下,尤其在前段 OCT 下看到交联反应线(demarcation line),至术后 3 个月逐渐消退(图 10-4-5～图 10-4-7)。交联反应线的深度也预示着交联作用的深度。

少数病人(约 8%)术后仍然可能存在圆锥角膜的进展,因此需定期随访,包括裸眼视力、显然验光及矫正视力,尤其是不同时间点的角膜地形图形态比较。

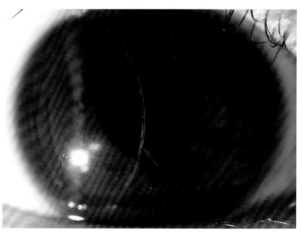

图 10-4-5　裂隙灯显微镜下所显示的交联反应线(箭头)

140

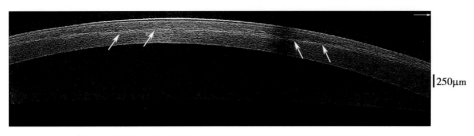

图 10-4-6　前段 OCT 所显示的交联反应线（箭头）

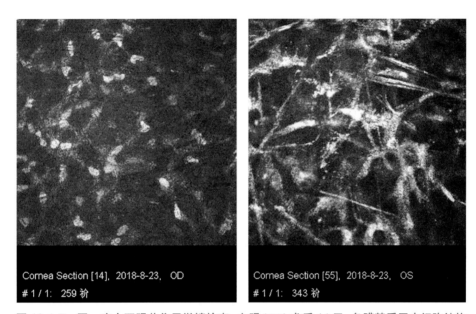

图 10-4-7　同一病人双眼共焦显微镜检查，左眼（OS）术后 14 天，角膜基质层内细胞结构缺失，纤维粗大交错。右眼（OD）为正常角膜，未做任何手术，显示角膜基质层细胞结构正常、纤维排列有序

第五节　病 例 分 析

1. 一般情况及检查　男性，17 岁，学生，因右眼视力急剧下降、配戴框架眼镜矫正视力不满意一年就诊。检查裸眼视力：右眼 0.12；左眼 0.1。显然验光：右眼 −9.00DS/−4.00DC×178＝0.5；左眼 −6.75DS/−1.25DC×178＝1.0。眼前、后段检查未见异常；眼压（NCT）右眼 10.5mmHg；左眼 10.8mmHg。A 超中央角膜厚度：右眼 479μm；左眼 492μm。

2. 角膜地形图检查　右眼确诊为圆锥角膜，分级为 KC2（图 10-5-1）。左眼为疑似圆锥角膜。

3. 手术设计与方法　右眼显然验光屈光度为 −9.00DS/−4.00DC×178，选择角膜地形图引导的模式，治疗屈光度球镜及柱镜均设定为 0，光学区（Optical zone）为 5.50mm、过渡区（Transition zone）为 1.25mm、消融区（Ablation zone）为 8.00mm、最大消融深度为 27.54μm、中央消融深度为 13.94μm（图 10-5-2）。按经典的 LASEK 方法，在 20% 酒精辅助下制作角膜上皮瓣，掀开并去除后暴露角膜基质床，按预定模式进行准分子激光消融，术中自动跟踪瞳孔并按照术前测定的 kappa 角与虹膜纹理，进行 kappa 角的调整与静态眼球旋转补偿。

激光消融结束后用 0.1% 核黄素浸泡角膜基质床 10 分钟，370nm 紫外光、30mW/cm² 照射 4 分钟。术毕点抗生素滴眼液，戴角膜绷带镜。

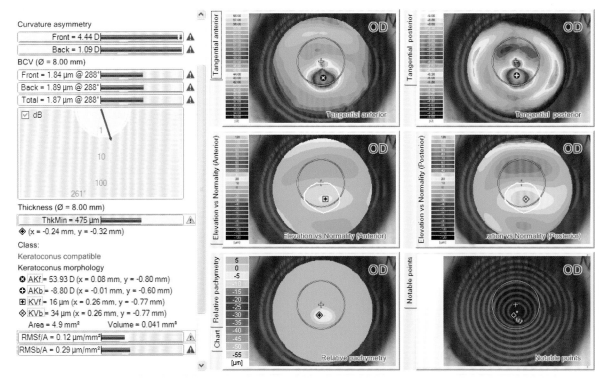

图 10-5-1　三维角膜地形图显示右眼为圆锥角膜，最薄角膜厚度为 475μm

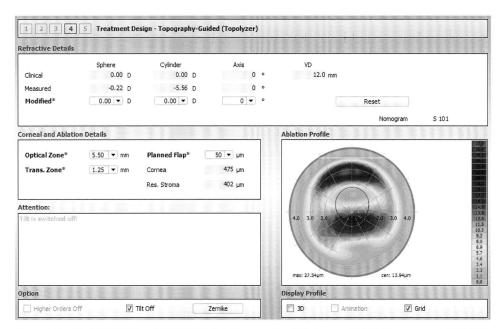

图 10-5-2　激光消融设计：临床矫正屈光度（Clinical）、球镜（Sphere）及柱镜（Cylinder）均设定为 0；光区（Opthica Zone）为 5.5mm；右下为激光消融形态

　　4. 治疗效果　术后第 11 个月，右眼裸眼视力 0.1；显然验光 −6.50DS/−2.50DC×175＝1.0，双眼可以接受配戴框架眼镜。角膜中央 0.5 级 haze；手术前、后角膜前表面差异地形图显示术后角膜前表面形态变规则（图 10-5-3）。

　　临床治疗结果表明，角膜地形图引导个性化准分子激光角膜表层消融，联合快速角膜交联安全有效，可在阻止圆锥角膜进展的同时，显著改善角膜的规则性，以此提高病人术后的裸眼视力、最佳戴镜矫正视力及视觉质量。

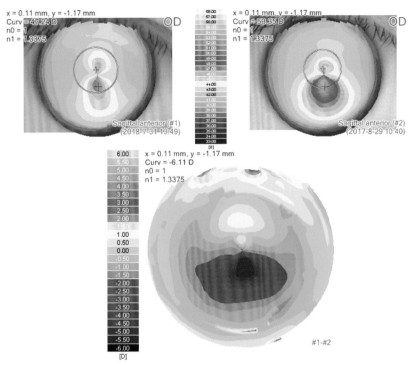

图 10-5-3 右眼术前（右上）、术后（左上）角膜前表面矢状曲率图以及差异图（下）

（陈跃国）

参 考 文 献

1. Rabinowitz YS. Keratoconus. Surv of Ophthalmol，1998，42（4）：297-319.

2. Wollensak G，Spoerl E，Seiler T. Riboflavin/ultraviolet-a-induced collagen crosslinking for the treatment of keratoconus. Am J Ophthalmol，2003，135（5）：620-627.

3. Wernli J，Schumacher S，Spoerl E，et al. The efficacy of corneal cross-linking shows a sudden decrease with very high intensity UV light and short treatment time. Invest Ophthalmol Vis Sci，2013，54（2）：1176-1180.

4. Tomita M，Mita M，Huseynova T. Accelerated versus conventional corneal collagen crosslinking. J Cataract Refract Surg，2014，40（6）：1013-1020.

5. Kanellopoulos AJ. Comparison of sequential *vs* same-day simultaneous collagen cross-linking and topography-guided PRK for treatment of keratoconus. J Refract Surg，2009，25（9）：S812-818.

6. Wittig-Silva C，Chan E，Islam FM，et al. A randomized，controlled trial of corneal collagen cross-linking in progressive keratoconus：Three-year results. Ophthalmology，2014，121（4）：812-821.

7. Chiu HH，Sade S，Chew HF. Corneal melt following collagen crosslinking and topography-guided customized ablation treatment for keratoconus. Can J Ophthalmol，2017，52：e88-e91.

8. Kymionis GD，Portaliou DM，Diakonis VF，et al. Posterior linear stromal haze formation after simultaneous photorefractive keratectomy followed by corneal collagen cross-linking. Invest Ophthalmol Vis Sci，2010，51（10）：5030-5033.

9. Sharma A，Nottage JM，Mirchia K，et al. Persistent corneal edema after collagen cross-linking for keratoconus. Am J Ophthalmol，2012，154（6）：922-926.

第十一章

准分子激光治疗性角膜消融术

准分子激光治疗性角膜消融术（phototherapeutic keratectomy，PTK）于 1995 年通过美国食品药品监督管理局（FDA）批准，可以将该项技术运用于角膜前 1/3 角膜厚度病变的治疗，并且规定术后角膜组织剩余厚度不能低于 250μm[1]。准分子激光是一种波长为 193nm 的由氩化氟气体受激发产生的激光。这种激光能够打开角膜蛋白间的分子键，使组织碎片高速弹出，减少了对周围组织的能量传递，精确度高、安全性好[2,3]。PTK 技术能够精确地控制切削的深度和面积，切削的表面规则而光滑，利于重新形成健康的上皮层，且不损伤周围组织，能减少瘢痕的形成，术后愈合快。目前已经应用于角膜浅层瘢痕、角膜变性、角膜营养不良等角膜浅层病变的治疗[4]。

第一节　术　前　准　备

适合 PTK 的病变必须位于角膜前部的 5%～20%。PTK 术前应该进行详细的术前检查。包括裸眼视力、最佳矫正视力、瞳孔检查、眼压检查、裂隙灯检查、角膜曲率及角膜地形图和前节 OCT，以及详细的眼底检查。除此之外，还应该关注睑板腺的情况，治疗睑缘炎。检查有无干眼。如果有条件，应该配戴硬性透气性接触镜（RGP）来尝试达到最佳矫正视力。因为一些不规则的散光可以用 RGP 来矫正，如果能矫正，可以不需要 PTK 手术。如果病人存在糖尿病、结缔组织病、免疫缺陷等系统性疾病，这些疾病不利于伤口愈合而延缓术后上皮的愈合，应作为 PTK 的禁忌证[5]。严重的圆锥角膜、干眼及干细胞缺陷者不应施行 PTK。

角膜地形图可用于手术设计及术后随访，也可通过角膜地形图引导以矫正术前屈光不正，减少不规则散光，提高视力[6]。眼前段光学相干断层扫描（optical coherence tomography，OCT）是一项通过非接触的断面扫描显示角膜结构的技术，分辨率极高，可用于测量 PTK 术前和术后角膜厚度，以及观察术后上皮增生和前部基质的变化[7]。OCT 可用于测量病变深度，有助于术中激光切削深度的确定。超声生物显微镜（ultrasound biomicroscopy，UBM）利用高频率超声获取高分辨率的角膜图像，但 UBM 对角膜病变有放大作用，因此对 PTK 切削深度的设计帮助不大[8]。

第二节　术中须注意的问题

PTK 治疗的目的有二：一是将角膜光滑的平面降至角膜病变深度以下；二是将导致的屈光不正降低至最小[5]。应该根据病人的术前检查资料综合分析病变的大小和深度，并以此为依据设计 PTK 的直径和深度。同其他的激光屈光手术一样，手术前需要校准激光和跟踪系统。通常采用表面麻醉。若角膜表面不规则，可以用机械法刮除或应用 20% 酒精松解上皮后再去除，同时应用黏稠的人工泪液等阻滞剂有助于获得规则的角膜表面，这类阻滞剂可以覆盖凹陷的组织，暴露突起部分以便切削。根据术前对病变的评估及术中裂隙灯下观察到的治疗情况，术中可以对切削深度进行适当调整，激光初始治疗时可中断以检查角膜厚度及透明度，避免过度切削及决定是否需要增加切削量。PTK 术中应用丝裂霉素可阻断过度增生，从而防止复发，并能降低术后角膜下雾状混浊（haze）的发生率[9,10]。

第三节　临床应用及疗效

一、复发性角膜上皮糜烂

复发性角膜上皮糜烂（recurrent corneal epithelial erosion）是由于角膜上皮附着疏松而出现的反复上皮脱落，以晨起时眼红、眼痛、畏光、流泪为特征。治疗方法包括人工泪液、抗生素眼膏、绷带式隐形眼镜、前基质穿刺术以及 PTK[11~13]。对于角膜上皮持续缺损或溃疡的病人，PTK 可利用激光切除前弹力层，使上皮层与基质层之间形成黏合体，对缓解症状及预防上皮糜烂复发的有效率达 74%~100%，且并发症很少。Maini 等[13]对 76 眼复发性角膜糜烂行 PTK 治疗后，8 眼（11%）仍存在持续的大片上皮糜烂，再次行 PTK 术后，其中 6 眼（75%）症状消失。Baryla 等[14]研究了 PTK 治疗复发性角膜糜烂的远期效果，25% 在术后 3 个月内复发，36% 在术后 9 个月内复发，术后 2 周视力会出现轻度下降，10% 出现短暂的 haze，未见严重的并发症。

二、大泡性角膜病变

大泡性角膜病变（bullous keratopathy）是角膜内皮功能失代偿的晚期表现，角膜上皮水泡，基质水肿。患眼经常存在严重的疼痛、畏光、流泪等刺激症状，均是由于水泡破裂后角膜上皮下神经丛暴露引起。病人视力显著下降甚至失明。大泡性角膜病变可继发于白内障手术、眼外伤、难治性青光眼、角膜移植失败等其他眼病。也可以由 Fuchs 角膜内皮营养不良引起。应用角膜绷带镜可使大泡性角膜病变的症状得以改善，但是绷带镜的使用时间有所限制，使用时存在接触镜并发症的风险。

目前可以应用 PTK 进行治疗，除此之外，羊膜移植术、角膜前基质穿刺术、角膜层间烧灼、电凝及冷冻术等也可以用来治疗大泡性角膜病变[15~18]。在 PTK 手术中，激光对角膜前弹力层及角膜浅基质进行切削，会诱发角膜的修复反应，角膜基质细胞增生移行，分泌大量排列紊乱的胶原纤维，形成瘢痕组织，使角膜规则的板层结构中断，就像在角膜中人工制造一层屏障，对角膜上皮层起到保护作用[19]。

Maini 等[20]对术中切削深度进行了对比研究，发现 PTK 切削深度达角膜基质层厚度的 25% 时，手术效果优于 8~25μm 的浅表切削，因为切除病变的同时也切除了角膜神经丛。Chawla 等[21]对 PTK 和羊膜移植的疗效进行了比较，结果显示术后 6 个月两组病人的刺激症状均明显缓解，而 PTK 组病人角膜上皮愈合速度明显快于羊膜移植组。Vyas 等[22]应用 PTK 联合羊膜移植治疗大泡性角膜病变，91.67% 术后症状完全消失，联合疗法综合了 PTK 及羊膜移植的优势，可使复发率更低。

三、角膜瘢痕

外伤、感染、翼状胬肉切除术后等均可导致角膜瘢痕（corneal scars）形成。视轴区的浅层瘢痕会引起像差及视力下降，可经 PTK 治疗去除瘢痕组织。对于病毒性角膜炎遗留的瘢痕，行 PTK 治疗时需谨慎，术后存在复发风险[4]。翼状胬肉切除术后的瘢痕可应用地形图引导的 PRK 联合 PTK 治疗，以矫正不规则散光[23]。

Fong 等[24]报道了 4 例放射状角膜切开术后角膜瘢痕化的病人，成功经 PTK 切除瘢痕。Dogm 等[25]的研究表明，瘢痕位于角膜中部基质者，仅切除浅层病变即可获得满意疗效，术后最佳矫正视力提高，角膜知觉及泪膜稳定性得到改善。Hafner 等[26]评价了角膜浅表瘢痕行 PTK 术后的远期疗效，随访时间 2 个月到 9 年，87% 的病例最佳矫正视力获得提高。对圆锥角膜顶端瘢痕也可以考虑使用 PTK 治疗。当圆锥顶点处形成上皮下结节性瘢痕时，病人无法继续配戴 RGP。Elsahn 等[27]对 15 例圆锥角膜病人行 PTK 治疗，切除其锥顶隆起的结节，术后通过配戴 RGP 或框架眼镜均能获得较好的矫正视力，3 例分别在术后 3、8、23 个月复发，其中 1 人再次行 PTK 治疗。

四、角膜变性

（一）角膜球状变性（spheroidal degeneration）

包括两种类型，一种是角膜表面光滑的凝胶状水滴型，另一种是表面不规则的黄色隆起型，这两种类型既可以单独存在又可能并存。病变累及处角膜表面不规则，可能引起视力下降，反复发生的上皮剥脱会引起疼痛、畏光等眼部刺激症状，还会增加角膜感染的风险[28]。在治疗上可以行表层角膜切除术或联合羊膜移植术，若病变累及角膜深层需行板层角膜移植术或穿透性角膜移植术。应用 PTK 可以将隆起的病变切除，改善角膜的不规则性，从而提高视力、缓解症状[29]。Badr 等报道了 75 眼气候性滴状角膜病变（climatic droplet keratopathy，CDK）行 PTK 治疗，术后裸眼视力及最佳矫正视力均较术前提高。

（二）Salzmann 结节状变性（Salzmann nodular degeneration）

是一种缓慢进展的非炎性角膜变性，以角膜表面蓝白色结节状突起为特征，邻近部位可有角膜血管翳。治疗方法包括机械法切除、PTK、穿透性或板层角膜移植术[30, 31]。当病变累及前弹力层和基质浅层时，机械法刮除较困难，且容易引起角膜表面不规则及瘢痕形成。行 PTK 治疗时，可用 15° 穿刺刀刮除结节及周围的角膜上皮之后再进行激光切削，从而获得光滑的创面，也可用激光直接将结节的顶点削平[32]。Sharma 等[33]等对 PTK 与板层角膜移植术治疗 Salzmann 结节状变性的疗效进行了对比，术后 6 个月两组最佳矫正视力相似，PTK 组术后角膜上皮愈合速度明显快于角膜移植组，且并发症发生率较低。Reddy 等[34]研究发现，Salzmann 结节状变性行 PTK 术后，对比敏感度及高阶像差均有明显改善，且术中联合应用 MMC 是提高视觉质量的有效措施。

（三）带状角膜变性（band-shaped keratopathy）

包括平滑型和粗糙型两种，以睑裂部角膜上皮、前弹力层、基质浅层灰白色带状混浊及钙质沉着为特征。常继发于其他眼病，如角膜炎、慢性葡萄膜炎、硅油填充术后硅油接触角膜内皮等，高钙血症是引起角膜带状变性的最常见系统性疾病[35]。带状变性通常不会导致视力下降，但当沉着物累及视轴区时会出现显著的眩光，另外，沉积物穿透角膜上皮会引起疼痛等眼部刺激症状。PTK 治疗角膜带状变性以去除钙质沉着物、恢复角膜透明度及重建稳定的眼表为目的。Dighiero 等[36]应用 PTK 治疗了 28 眼角膜带状变性病人，所有眼视力及症状均得到改善。Sharma 等[37]对 PTK 治疗 20 例硅油诱发角膜带状变性的病例进行了的回顾性研究，术后 6 个月所有患眼角膜混浊明显减轻，90% 患眼最佳矫正视力提高 2 行以上，平均远视漂移 2.23D±2.08D。

五、前部角膜营养不良

角膜上皮基底膜营养不良（epithelial basement membrane dystrophy）可引起上皮糜烂或剥脱，患眼疼痛及暂时的视力模糊是其主要临床表现，并反复发作。PTK 是首选的治疗方法，机械法去除上皮后，仅需激光切削 10～30μm 即可清除异常的基底膜。一个对 48 只眼上皮基底膜营养不良导致的复发性上皮糜烂进行的 PTK 治疗研究发现，其中 86.2% 的病人 12 个月内无症状[38]。

角膜基质营养不良（stromal dystrophy）分为多种形式，包括颗粒状营养不良、斑点状营养不良、网格状营养不良等。PTK 适用于各种角膜基质营养不良，可提高视力，缓解症状，延缓或替代角膜移植术[39, 40]。治疗格子状营养不良可以达到 90%～100% 的成功率[41~45]，颗粒状营养不良的有效率是 66%～100%[41, 43~49]。

六、翼状胬肉

翼状胬肉（pterygium）以手术治疗为主。病变组织切除不彻底、手术创伤所致炎症刺激、角膜缘干细胞受损丢失、创面延迟愈合、新生血管长入角膜创面等均可成为术后复发的原因[50]。PTK 可精确切削角膜组织，彻底清除残留的病变，术后创面光滑平整，缩短上皮修复时间，减少术后瘢痕形成。常规手术联合 PTK 治疗翼状胬肉可提高视力、减少角膜散光、改善泪膜功能，并防止术后复发[51-53]。

李良毛等[52]切除 126 例 140 眼初发性翼状胬肉后，进行 PTK 联合丝裂霉素（MMC）治疗，平均上皮愈合时间 2.88 天 ±0.83 天，术后裸眼视力提高，角膜散光降低，平均随访 17.9±5.4 个月，复发率仅为 2.5%。

谢祥勇等[54]对 17 例 20 眼翼状胬肉单纯切除术后 2 周有复发趋势的病人行 PTK 治疗,切除角巩膜缘新生血管及纤维组织,术后随访 6 个月无复发,且未见严重并发症。

第四节 术 后 处 理

绷带式角膜接触镜是一类镜片直径较大,用于治疗眼表疾病的亲水性角膜接触镜,术后早期使用可缓解疼痛、促进角膜上皮愈合,另外,绷带式角膜接触镜还具有机械支持与保护、药物载体等作用[54]。在角膜上皮完全愈合前预防性应用抗生素滴眼液十分必要。局部应用双氯芬酸钠滴眼液等非甾体类抗炎药可缓解术后疼痛,还能减少口服止痛药的需要。创面愈合后摘除角膜接触镜,开始局部应用氟米龙滴眼液等皮质类固醇药,并逐渐减量,可减轻炎症反应,减少术后角膜 haze 的产生。PTK 术后还需应用人工泪液以润滑眼表,缓解眼部不适感。

第五节 并 发 症

由于治疗对象为存在病变的角膜,PTK 术后并发症明显比 PRK 多见。术后早期疼痛、结膜出血及不适感是最为常见的并发症。

其他特殊的并发症包括:

一、角膜上皮延迟愈合

PTK 存在直径 8～9mm 的上皮缺损,通常角膜上皮在术后 5～7 天愈合。愈合延迟会增加感染的风险及 haze 形成率。糖尿病、胶原病等系统疾病是出现上皮延迟愈合的原因,局部因素包括较差的眼表环境、抗炎及糖皮质激素滴眼液的使用、角膜感觉减退等。术后配戴绷带式角膜接触镜、应用促进角膜修复的滴眼液可加快角膜上皮愈合。

二、远视漂移

在提高裸眼视力方面,PTK 无法与 PRK 进行比较。由于 PTK 术后中央区角膜变平,远视成为主要的并发症,且有可能导致裸眼视力较术前下降,但最佳矫正视力能够提高。多项研究表明 PTK 术后发生明显的远视漂移[37,55,56]。限制切削深度、过渡区的设计及阻滞剂的应用可避免过大的远视漂移[57]。

三、单纯疱疹病毒激活

PTK 术后可发生单纯疱疹病毒(herpes simplex virus,HSV)激活,术后糖皮质激素药物的使用也可能导致病毒激活,对于有 HSV 感染史的病人,同时预防性应用抗病毒口服药尤为重要。Deai 等[58]报道了 1 例角膜带状变性行 PTK 的病人,术后 3 天泪液中检测出大量 HSV DNA,而术前检测为阴性。因此必须注意 PTK 有可能激活潜伏病毒。

四、角膜上皮下雾状混浊

激光切削角膜组织会促发角膜的修复反应,基质细胞增生移行,分泌大量排列紊乱的胶原纤维,临床表现为角膜上皮下雾状混浊,即 haze。应用糖皮质激素滴眼液可抑制胶原的产生,减轻角膜 haze。研究表明较深的切削更易导致 haze 形成[32,59,60],因此 PTK 仅限于角膜浅层病变。多数病例 haze 的发生是暂时的,且不足以引起视力下降[53]。

五、角膜膨隆

当剩余的角膜基质过薄时可能导致生物力学改变而出现角膜膨隆(ectasia),对于需要行多次 PTK 的病人或行小光区设计时应当加以注意。

第六节　病例分析

女，51岁，因左眼带状角膜变性接受PTK手术。术前检查：裸眼视力手动/眼前；裂隙灯检查见角膜中央带状混浊（图11-6-1）。前节OCT提示病灶深度为60～80μm。手术参数为：切削深度90μm、切削区直径6.5mm、切削时间27秒。

术后即刻使用角膜绷带镜和抗生素滴眼液。术后第一天，裸眼视力0.06，角膜激光切削区透明（图11-6-2）。术后第三天取角膜绷带镜，裸眼视力0.08。随访半年，未见病变复发，病人对治疗效果满意。

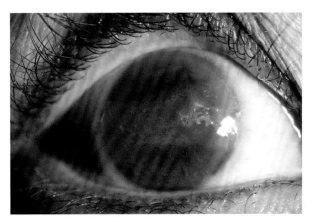

图11-6-1　裂隙灯检查显示角膜中央带状混浊

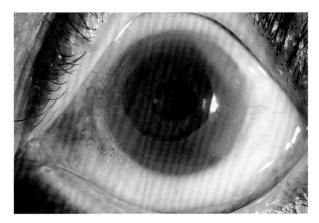

图11-6-2　PTK术后第一天，角膜激光切削区透明

第七节　小　结

1. PTK利用准分子激光切削角膜组织，在治疗浅层病变上具有独特的优势，但需明确掌握其适应证及局限性。术前病例筛选十分重要，仔细的裂隙灯检查和辅助检查有助于术中激光切削深度及光区的设定。

2. 对于角膜基质营养不良、角膜瘢痕等疾病，PTK的首要目的是去除混浊、增加角膜透明度，从而获得视力的提高。对于大泡性角膜病变，比提高视力更重要的是缓解疼痛、畏光、流泪等刺激症状，而术后视力的提高归因于泪膜稳定性及角膜表面光滑度的改善。

3. 由于角膜供体缺乏或经济原因，许多病人必须长期等待角膜移植术，此时PTK可作为暂时治疗方法，且对随后的角膜移植术无不良影响。

4. 对于角膜表面光滑的病变，可直接进行经上皮的激光切削。复发性角膜糜烂等上皮附着疏松的病变，机械法去除上皮后，应用合适的阻滞剂有助于获得光滑的角膜表面。

5. 术中应用MMC能够抑制增殖反应，阻断过度增生，防止病变复发，并能降低术后角膜haze的发生率。

6. 对不同的病变采取不同的手术技巧，PTK能显著提高病人的视力和生活质量。PTK能有效提高最佳矫正视力，但由于激光切削使中央区角膜变平，远视成为其主要并发症，有可能造成裸眼视力较术前有所下降。PTK造成的上皮缺损，使本身存在病变的角膜更易发生上皮延迟愈合，术后配戴角膜接触镜及预防性应用抗生素对缓解疼痛和预防感染十分重要。PTK术后也可发生角膜膨隆、角膜haze、单纯疱疹病毒激活等并发症。

总之，PTK具有可控性、安全性和有效性，单独应用或与其他手术方式联合应用，可有效治疗多种角膜浅层病变，提高视力及缓解不适症状，重塑健康的角膜表面，可延缓或部分替代角膜移植术，且并发症发生率很低，尤其适用于经济欠发达而角膜供体缺乏的国家和地区。

（马　可　邓应平）

参 考 文 献

1. Ayres BD，Rapuano CJ. Excimer laser phototherapeutic keratectomy. Ocul Surf，2006，4（4）：196-206.

2. Waring Go 3rd. Develpment of a system for excimer laser corneal surgery. Trans Am Ophthalmol Soc，1989，78：854-983.

3. Krauss JM，Puliafito CA. Lasers in Ophthalmology. Lasers Sury Med，1995，17：102-159.

4. Rathi VM，V yas SP，Sangwan VS. Phototherapeutic keratectomy. Indian J Ophthalmol，2012，60（1）：5-14.

5. Azar DT，Steinert RF，Stark WJ，eds. Excimer Laser phototherapeutic keratectomy：management of scars，dystrophies，and PRK complications. Baltimore：Williams & Wilkins，1997.

6. Vinciguerra P，Camesasca FI. Custom phototherapeutic keratectomy with intraoperative topography. J Refract Surg，2004，20（5）：S555-S563.

7. Wirbelauer C，Scholz C，Haberle H，et a1. Corneal optical coherence tomography before and after phototherapeutic keratectomy for recurrent epithelial erosions（2）. J Cataract Refract Surg，2002，28（9）：1629-1635.

8. Rapuano CJ. Excimer laser phototherapeutic keratectomy in eyes with anterior comeal dystrophies：short—term clinical outcomes with and without an antihyperopia treatment and poor effectiveness of ultrasound biomicroscopic evaluation. Cornea，2005，24（1）：20-31.

9. Ayres BD，Hammersmith KM，Laibson PR，et a1. Phototherapeutic keratectomy with intraoperative mitomycin C to prevent recurrent anterior comeal pathology. Am J Ophthalmol，2006，142（3）：490-492.

10. Shah RA，Wilson SE. Use of mitomycin-C for phototherapeutic keratectomy and photorefractive keratectomy surgery. Curr Opin Ophthalmol，2010，21（4）：269-273.

11. Ewald M，Hammersmith KM. Review of diagnosis and management of recurrent erosion syndrome. Curr Opin Ophthalmol，2009，20（4）：287-291.

12. Das S，Seitz B. Recurrent corneal erosion syndrome. Surv Ophthalmol，2008，53（1）：3-15.

13. Maini R，Loughnan MS. Phototherapeutic keratectomy retreatment for recurrent corneal erosion syndrome. Br J Ophthalmol，2002，86（3）：270-272.

14. Baryla J，Pan YI，Hodge WG. Long-term efficacy of phototherapeutic keratectomy on recurrent corneal erosion syndrome. Comea，2006，25（10）：1150-1152.

15. Lin PY，Wu CC，Lee SM. Combined phototherapeutic keratectomy and therapeutic contact lens for recurrent erosions in bullous keratopathy. Br J Ophthalmol，2001，85（8）：908-911

16. Tsai TC，Su CY，Lin CP. Anterior stromal puncture for bullous keratopathy. Ophthalmic Surg Lasers Imaging，2003，34（5）：371-374.

17. Srinivas S，Mavrikakis E，Jenkins C. Amniotic membrane transplantation for painful bullous keratopathy，Eur J Ophthalmol，2007，17（1）：7-10.

18. Siu GD，Young AL，Jhanji V. Alternatives to comeal transplantation for the management of bullous keratopathy. Curr Opin Ophthalmol，2014，25（4）：347-352.

19. 张达宁. 准分子激光治疗性角膜切削术治疗大泡性角膜病变可行性分析. 中国实用眼科杂志，2013，31（10）：1308-1310.

20. Maini R，Sullivan L，Snibson GR，et a1. A comparison of different depth ablations in the treatment of painful bullous keratopathy with phototherapeutic keratectomy. Br J Ophthalmol，2001，85（8）：912-915.

21. Chawla B，Sharma N，Tandon R，et a1. Comparative evaluation of phototherapeutic keratectomy and amniotic membrane transplantation for management of symptomatic chronic bullous keratopathy. Cornea，2010，29（9）：976-979.

22. Vyas S，Rathi V. Combined phototherapeutic keratectomy and anmiotic membrane grafts for symptomatic bullous keratopathy. Cornea，2009，28（9）：1028-1031.

23. Zaidman GW，Hong A. Visual and refractive results of combined PTK/PRK in patients with comeal surface disease and refractive errors. J Cataract Refract Surg，2006，32（6）：958-961.

24. Fong YC，Chuck RS，Stark WJ，et a1. Phototherapeutic keratectomv for superficial corneal fibrosis after radial keratotomy. J

Cataract Refract Surg, 2000, 26（4）: 616-619.

25. Dogm M, takami C, yashita M, et al. Visual and tear function improvement after superficial phototherapeutic keratectomy（PTK）for mid-stromal corneal scarring. Eye（Lond）, 2000, 14 Pt 5: 779-784.

26. Hafner A, Seitz B, Langenbucher A, et al. Phototherapeutic keratectomv（o-PTK）with 193 nm excimer laser for superficial comeal scars. Prrospective long-term results of 31 consecutive operations. Ophthalmologe, 2004, 101（2）: 135-139.

27. Elsahn AF, Rapuano CJ, Antunes VA, et al. Excimer laser phototherapeutic keratectomy for keratoconus nodules. Cornea, 2009, 28（2）: 144-147.

28. Sridhar MS, Garg P, Das S, et al. Infectious keratitis in climatic droplet keratopathy. Comea, 2000, 19（4）: 455-458.

29. Badr IA, al-Rajhi A, Wagoner MD, et al. Phototherapeutic keratectomy for climatic droplet keratopathy, KKESH Excimer Laser Study Group. King Khaled Eye Specialist Hospital. J Refract Surg, 1996, 12（1）: 114-122.

30. Das S, Langenbucher A, Pogorelov P, et al. Long-term outcome of excimer laser phototherapeutic keratectomy for treatment of Salzmann's nodular degeneration. J Cataract Refract Surg, 2005, 31（7）: 1386-1391.

31. Das S, Link B, Seitz B. Salzmann's nodular degeneration of the cornea: a review and case series. Cornea, 2005, 24（7）: 772-777.

32. Rapuano CJ, Phototherapeutic keratectomy: who are the best candidates and how do you treat them. Curr Opin Ophthalmol, 2010, 21（4）: 280-282.

33. Sharma N, Prakash G, Titiyal JS, et al. Comparison of automated 1amellar keratoplasty and phototherapeutic keratectomy for Salzmmm nodular degeneration. Eye Contact Lens, 2012, 38（2）: 109-111.

34. Reddy JC, Rapuano CJ, Felipe AF, et al. Quality of vision alter excimer laser phototherapeutic keratectomy with intraoperative mitomycin-C for Salzmann nodular degeneration. Eye Contact Lens, 2014, 40（4）: 213-219.

35. Jhmnji V, Rapuano CJ, Vajpayee RB. Corneal calcific band keratopathy. Curr Opin Ophthalmol, 2011, 22（4）: 283-289.

36. Dighiero P, Boudraa R, Ellies P, et al. Therapeutic photokeratectomy for the treatment of band keratopathy. J Fr Ophtalmol, 2000, 23（4）: 345-349.

37. Sharma N, Mannan R, Sinha R, et al. Excimer laser phototherapeutic keratectomy for the treatment of silicone oil-induced band-shaped keraopahy. Eye Contact Lens, 2011, 37（5）: 282-285.

38. Cavanaugh TB, Lind DM, Cutarelli, et al. Phototherapeutic keratectomy for recurrent erosion syndrome in anterior basement membrane dystrophy.Ophthalmology, 1999, 106（5）: 971-976.

39. Das S, Langenbucher A, Seitz B. Excimer laser phototherapeutic keratectomy for granular and lattice comeal dystrophy: a comparative study. J Refract Surg, 2005, 21（6）: 727-731.

40. Hafner A, Langenbucher A, Seitz B. Long-term results of phototherapeutic keratectomy with 193-nm excimer laser for macular corneal dystrophy. Am J Ophthalmol, 2005, 140（3）: 392-396.

41. Stark WJ, Chamon W, Kamp MT. Clinical follow-up of 193-nm ArF excimer laser photokeratectomy. Ophthalmology, 1992, 99（5）: 805-812.

42. Hersh PS, Spinak A, Garrana R, et al, Phototherapeutic keratectomy: strategies and results in 12 eyes. Refract Corneal Surg, 1993, 9（2 Suppl）: S90-S95.

43. Maloney R. Treatment of corneal dystrophies with excimer laser.Acta Ophthalmologica, 1994, 72（2）: 234-240

44. Campos M, Nielsen S, Szerenyi K, et al.Clinical follow-up of phototherapeutic keratectomy for treatment of corneal opacities. American Journal of Ophthalmology, 1993, 115（4）: 433.

45. Dinh R, Rapuano CJ, Cohen EJ, et al. Recurrence of corneal dystrophy after excimer laser phototherapeutic keratectomy. Ophthalmology, 1999, 106（8）: 1490-1497.

46. Sher NA, Bowers RA, Zabel RW, et al. Clinical use of the 193-nm excimer laser in the treatment of corneal scars. Archives of Ophthalmology, 1991, 109（4）: 491-498.

47. Rapuano CJ, Laibson PR. Excimer laser phototherapeutic keratectomy for anterior corneal pathology. CLAO, J, 1994, 20（4）: 253.

48. Hahn TW，Sah WJ，Kim JH，et al. Photherapeutic keratectomy in nine eyes with superficial corneal diseases. Refract Corneal Surg，1993，9（2 Suppl）：S115.

49. Rapuano CJ，Laibson PR. Excimer laser photherapeutic keratectomy. CLAO J，1993，19：235-240.

50. Ang LP，Chua JL，Tan DT. Current concepts and techniques in pterygium treatment. Curr Opin Ophthalmol，2007，18（4）：308-313.

51. 任延军，孙兰萍，刘桂芬，等. 应用准分子激光角膜切削术治疗翼状胬肉的临床观察. 国际眼科杂志，2010，（02）：364-365.

52. 李良毛，赵立全，瞿玲辉，等. 准分子激光治疗性角膜切削术在初发性翼状胬肉治疗中的应用. 华南国防医学杂志，2013，（03）：162-165.

53. 谢祥勇，杜惠娟，韦丽娇，等. 准分子激光治疗早期复发性翼状胬肉的临床观察. 临床眼科杂志，2013，（03）：272-273.

54. Shah C，Raj CV，Foulks GN. The evolution in therapeutic contact lenses. Ophthalmol Clin North Am，2003，16（1）：95-101.

55. Sharma N，Prakash G，Sinha R，et al. Indications and outcomes of photherapeutic keratectomy in the developing world. Cornea，2008，27（1）：44-49.

56. Yamazaki ES，Ferraz CA，Hazarbassanov RM，et al. Photherapeutic keratectomy for the treatment of corneal opacities after epidemic keratoconjunctivitis. Am J Ophthalmol，2011，151（1）：35-43.el.

57. Dogru M，Katakami C，Yamanaka A. Refractive changes after excimer laser photherapeutic keratectomy. J Cataract Refract Surg，2001，27（5）：686-692.

58. Deai T，Fukuda M，Tomoda Y，et al. Excimer laser photokeratectomy reactivates latent herpes simplex virus. Jpn J Ophthalmol，2004，48（6）：570-572.

59. Faktorovich EG，Badawi DY，Maloney RK，et al. Growth factor expression in comeal wound healing after excimer laser keratectomy. Comea，1999，18（5）：580-588.

60. Fagerholm P. Phototherapeutic keratectomy：12 years of experience. Acta Ophthalmol Scand，2003，81（1）：19-32.

第十二章

··

角膜的非球面性与 Q 值调整补偿老视

第一节 角膜的非球面性概述

一、角膜形态的认知

作为一个独特的光学图像处理器官,人眼有着极其精密的生理结构和复杂的视觉形成机制。在人眼构造的探究过程中,仅角膜形态的认知就经历了漫长的阶段。1841 年,Karl 发表近轴光学理论,自此角膜形态一直被视作旋转对称的球面。1924 年,Von Helmholtz 首次提出角膜前表面形态为近乎椭球面的假说,才真正意义上开启了对角膜非球面形态学的研究。其后,随着科技的快速发展,计算机化角膜地形图问世,角膜形态并非理想的旋转对称球面这一事实才逐渐得到证实。1986 年,Mandell 正式揭开了角膜形态的真面目——正常人眼角膜形态为中央陡峭周边平坦的非球面。随后,角膜形态与视觉质量的相关研究备受关注,使得角膜形态的认知进入快速增长阶段。但该增长,主要应归功于角膜屈光手术的问世和广泛开展。

角膜形态会显著影响视觉成像质量,因为角膜是人眼屈光系统的重要组成部分,占据约 70% 的屈光力。这意味着,即便角膜形态发生轻微改变,视觉成像质量也会随之变化。正常人眼角膜的前、后表面均非球面,其前表面形态可以简单描述为:以角膜顶点为中心,中央直径 4mm 区曲率半径变化较小,呈相对规则的球形;旁中央 4~7mm 区和周边 7~11mm 区曲率半径逐渐增高,弧度逐渐变平坦,呈长椭球形[1, 2]。其后表面形态可以简单描述为:以角膜顶点为中心,中央区曲率半径逐渐增高,呈长椭球形,旁中央区和周边区曲率半径逐渐降低,呈扁椭球形。正是这种双非球面形态决定了角膜光学系统的复杂特性:一方面,瞳孔较大时有助于减少光线通过角膜周边区而产生的远轴光线离焦度;另一方面,角膜前表面的少量正球差有助于与角膜后表面和眼内屈光间质的少量负球差相互补偿,使全眼像差处于较低水平,从而获得清晰视力和更高视觉质量[3]。

二、非球面性的概念和描述

非球面性是一个物理学概念,它是指面上各点曲率半径均不相同,形态可以通过多项高次方程描述,属于一种特殊面形,具备许多独特的性质。其中,与眼科光学系统相关的性质如下:其一,非球面在恰当的共轭位置时可以表现零球差;其二,非球面形态可以减少系统中光学元件的数量并提高成像质量。

1943 年,Baker 通过公式对非球面进行了理论性描述[4]。借用该理论在角膜非球面的视光学研究中,可以把角膜前、后表面简化为旋转对称的非球面。使得角膜面可以仅通过两个主要参数进行直接描述,即角膜顶点曲率半径和形态因子。其中,形态因子是描述中央向周边曲率半径变化快慢的参数。基于上述简化性假设,Gatinel[5]推导出角膜非球面的二次曲面方程并描述如下:

$$s^2 - 2Rz + (1+Q)z^2 = 0, \ s^2 = x^2 + y^2 \qquad \text{(式 12-1-1)}$$

$$\text{或} \quad z = \frac{s^2/R}{1+[1-(1+Q)(s/R)^2]^{1/2}}, \ s^2 = x^2 + y^2 \qquad \text{(式 12-1-2)}$$

公式中,x 值和 y 值是点到旋转对称轴上的水平和垂直截距,z 值是点的弧高,R 值是角膜顶点轴向曲率半径,Q 值是二次曲面系数,又称非球面参数(asphericity)或形态因子(shape factor, SF)。

一般说来，角膜形态因子常用的描述参数有：Q 值、偏心率 e（eccentricity, Ecc）、二次曲面参数 P 和形态因子 e^2，分别应用于眼科不同领域的研究中。值得注意的是，这四个不同的系数都是非球面性形态因子的描述方式（表 12-1-1），四者之间可以通过公式相互转换（表 12-1-2）。

表 12-1-1　不同角膜形态的形态因子

角膜形态	Q	P	e	e^2
双曲面	<-1	<0	>1	>1
抛物面	-1	0	1	1
长椭球面	$-1<Q<0$	$0<P<1$	$0<e<1$	$-1<e^2<0$
球面	0	1	0	0
扁椭球面	>0	>1	<0	<0

表 12-1-2　形态因子间转换公式

形态因子	Q	P	e	e^2
Q	—	$P-1$	$-|e|e$	$-e^2$
P	$1+Q$	—	$1-|e|e$	$1-e^2$
e^2	$-Q$	$1-P$	$|e|e$	—

在角膜屈光手术领域，Q 值是最为常用的角膜形态因子。Q 值主要用于描述角膜沿子午线截面的非球面形态，定量反映角膜曲率半径由中央到周边的变化快慢。当 $-1<Q<0$ 时，角膜表面为 z 轴为长轴且旋转对称的长椭球面；当 $Q=0$ 时，角膜表面为球面；当 $-Q>0$ 时，角膜表面为 z 轴为短轴且旋转对称的扁椭球面；当 $Q=-1$ 时，角膜表面为抛物面；当 $Q<-1$ 时，角膜表面为双曲面。如图 12-1-1 和图 12-1-2 所示，便于理解二次曲线中扁椭球线、圆形、长椭球线、抛物线和双曲线的概念，即该命名均为圆锥不同斜度角下的截面形态。围绕各自对称轴形成的旋转对称面就是扁椭球面、球面、长椭球面、抛物面和双曲面。

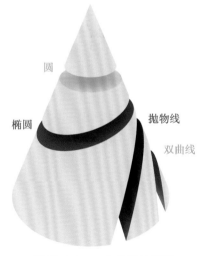

图 12-1-1　二次曲线的类型

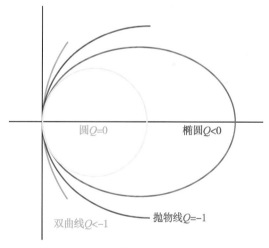

图 12-1-2　二次曲线类型与 Q 值的关系

为了更好地理解 Q 值，也可以把角膜子午线截面想成一个规则的椭圆形，其中 a 值和 b 值分别是椭圆形的长轴和短轴半径（图 12-1-3），可用如下公式表示：$Q=(b^2/a^2)-1$。

此外，还有诸如 Fourier 分析和 Zernike 多项式等更为复杂的定量描述角膜形态的方法。本文仅对 Q 值进行展开，其余不做赘述。

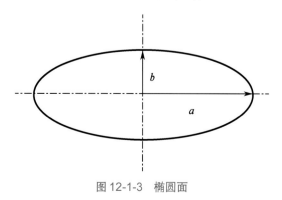

图 12-1-3　椭圆面

三、角膜非球面性的获取及相关研究

从角膜形态的认知历史来看，以往的研究由于受到当时科技发展水平的局限，在描述整个角膜非球面形态因子时多采用单一 Q 值作为描述参数，虽然具备一定的参考意义，但不足以反映角膜的真实形态。事实上，真实的角膜形态要复杂得多，在不同区域范围内、不同子午线截面上，Q 值均有所不同。在一些特殊角膜中，如角膜疾病、外伤性角膜以及角膜屈光术后等非常规角膜，情况更为复杂。因此，单一 Q 值无法反映角膜的真实形态。

随着现代科技的迅猛发展，特别是计算机辅助角膜地形图仪在临床的应用，解决了 Q 值的获取难题，快速、便捷地获取角膜多区域 Q 值得以实现，人们对角膜非球面形态的认知取得了突破性进展。然而，需要指出的是，Q 值的操作误差不可小觑——由于角膜地形图采用轴向曲率半径作为计算 Q 值的原始数据，而轴向曲率半径在数据采集时容易受到多种因素的影响而出现误差，例如注视方向偏差、眼球固视不稳定、泪膜不稳定、偏中心对位、离焦对位等[6]。尽管微小的误差对轴向曲率半径自身的影响并不大，但足以使 Q 值发生显著改变，尤其是当误差影响到角膜顶点轴向曲率半径时。因此，为了降低误差、获得较为精准的 Q 值，在角膜地形图数据采集时应给予高度重视，尽量避免上述误差；同时，应当进行多次采样，并选择重复性好的结果进行平均取值。

在常规人群正常角膜形态的流行病学统计中，绝大多数人是 Q 值为负的长椭球形，即角膜顶点至角膜周边区曲率半径逐渐增加，只有少数人是 Q 值为正的扁椭球形，即角膜顶点至角膜周边区曲率半径逐渐减小，且 Q 值呈正态分布[1]。由于测量设备和研究人群的差异性，不同研究结果显示出了不同的角膜平均 Q 值，其中 -0.26 是当前相对公认的平均值[7]。在角膜不同子午线截面上，垂直经线相比水平经线 Q 值负向更高；颞侧经线相比鼻侧经线 Q 值负向更高；下方经线相比上方经线 Q 值负向更高。这与角膜散光的顺规形态和颞下方相对高曲率有关。因此，只有在熟悉角膜解剖特点和角膜地形图形态的前提下，才能更好地理解 Q 值。

另外，有研究表明角膜 Q 值是描述角膜形态的相对稳定的固有指标，与性别、年龄、角膜曲率半径、屈光状态等因素未见明确相关性。

第二节 角膜非球面性对视觉质量的影响

近年来，随着物理光学的飞速发展，对人眼屈光系统的认识不断完善。各种高性能的检测手段问世并在临床广泛应用，相应的数理学分析模型也随之建立，基于量化分析的视角对人眼屈光系统的光学性能进行探讨得以实现。

作为共同描述角膜旋转对称的两个参数，角膜非球面形态因子 Q 值和波阵面像差中的球面像差有着密切关系。

所谓球面像差，是指平行光线由屈光系统的不同区域通过时所产生的一种形式。当平行光线由屈光系统的周边区通过时，称为远轴光线，其焦点位置相对较近；当平行光线由屈光系统的中央区通过时，称为近轴光线，其焦点位置则相对较远。这种沿着光轴的焦点错开的量，即为球面像差，简称球差（图 12-2-1）。而远轴光线与近轴光线的屈光度之差称为纵向球面像差（longitudinal spherical aberration，LSA），简称纵向球差。球差或纵向球差有其特定的方向，当远轴光线比近轴光线有更大的折射作用时，球差或纵向球差为正；反之，当近轴光线比远轴光线有更大的折射作用时，球差或纵向球差为负。球差或纵向球差是在球形表面上的单纯反射中所形成的一种单色像差，这种像差的存在，使远轴光线在近轴光线所结成的影像周围形成弥散光

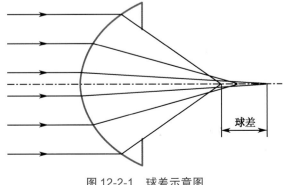

图 12-2-1 球差示意图

斑,从而导致人感到影像模糊不清,堪称致使视觉质量下降的重要因素之一。

球差与 Q 值显著相关,即改变角膜前表面 Q 值,球差会随即发生显著变化,进而影响视觉质量[8,9]。基于这个关系,在角膜屈光手术的研究中,有望通过对角膜前表面进行重新塑形,解决低阶屈光问题的同时,降低角膜和全眼球差,提高视觉质量[10]。此外,球差还与角膜屈光指数、角膜顶点曲率半径、瞳孔直径等因素相关。根据纵向球差公式:

$$LSA = h^4(n-1)/(R^3 n^2) + h^4 Q(n-1)/R^3$$

(式 12-2-1)

对于常规人群正常角膜,当光学区 h 为 8mm,角膜屈光指数 n 为 1.376,角膜顶点轴向曲率半径 R 为 7.72 时, Q 值需为 -0.528 ,才能满足角膜球差为零。由于角膜后表面、晶状体前、后表面球差总和为负值,Manna 等专家通过理论计算认为当 Q 值为 -0.45 至 -0.47 时,可将全眼球差矫正为零[11]。

由此可见,常规人群正常角膜 -0.26 的平均 Q 值并非完美,还不足以消除球差,只能大约降低球差的一半左右。屈光手术中理想的消球差 Q 值引导模式,可获得更清晰的视觉质量,在屈光手术设计 Q 值的目标量时,需要依据角膜顶点曲率半径、预矫屈光度和光区大小等参数进行相应计算,往往目标 Q 值需比生理 Q 值的负值更高。

第三节　角膜非球面性在角膜屈光手术中的应用

形态因子 Q 值在眼科中的应用,主要包括 Q 值引导的角膜屈光手术、依 Q 值设计的非球面人工晶状体以及 Q 值指导下的角膜塑形镜和硬性透氧性角膜接触镜的验配。本文仅对 Q 值引导的角膜屈光手术进行阐释。

角膜屈光手术自放射状角膜切开术(radial keratotomy,RK)以来经历了数十年的发展和改良,尤其是准分子激光的出现,使得手术精度更加准确、手术效果更加理想、副作用也大大减少。近年来,随着角膜屈光手术的快速发展和广泛开展,提高视力的同时改善视觉质量成为业界前沿课题。这一需求推动了相关研究不断深入,其中就包括角膜屈光手术模式中的消球差 Q 值引导模式。

常规的角膜屈光手术模式,应用于近视病人后,往往会出现球差增高,影响视觉质量。这是因为:其一,无论是单独使用飞秒激光、准分子激光还是飞秒激光联合准分子激光,均基于 Munnerlyn 公式的轴旁理论,即术前和术后的角膜子午线截面形态,均假设为球形,使周边能量分配不足;其二,激光能量由中央到周边变化时,因角膜曲率半径变化及反射角的存在而造成周边能量丢失、角膜组织欠矫;其三,角膜瓣的影响、角膜生物力学反应、伤口愈合反应等多因素的影响,导致角膜顶点曲率半径变大引起的球差正向降低,不足以抵消角膜 Q 值负向降低引起的球差正向增高,故球差正向增加[12]。这一现象在常规远视矫正模式中,结果刚好相反。角膜顶点曲率半径变小引起的球差负向降低,不足以抵消角膜 Q 值负向增高引起的球差负向增高,故球差负向增加[13]。因此,常规近视激光矫正后,尽管术后瞳孔中央区屈光度相对准确,但由于球差正向增加的原因,旁中央区和周边区会呈现近视性离焦。基于这一现实,即便中央区物像可以准确地聚集在视网膜上,旁中央区和周边区的离焦造成的虚像干扰,也会使视觉质量下降。当瞳孔直径较大时,影响更为明显。这是引发角膜屈光术后视觉症状的主要原因之一。

在常规的角膜屈光手术模式基础上,为了减少球差对视觉质量的影响,最简单的方法是扩大手术光学区直径。但由于最大消融厚度与光学区直径呈平方级递增关系,消融过多角膜组织会显著降低角膜生理完整性,增加角膜后膨隆的可能。因此,单纯增大光学区直径并不可取,需要研究更为科学的屈光手术消融公式,即消球差 Q 值引导模式。

消球差 Q 值引导模式,即在调整角膜顶点曲率半径解决屈光问题的同时,尽可能地维持角膜原始 Q 值或将角膜 Q 值调整到理论预期,以提高术后视觉质量。但消球差 Q 值引导模式在实际应用中并未获得预期效果,这是因为:一方面,和常规球、柱镜矫正的经验补偿值一样,个性化的理想目标 Q 值还需要大量的术前、术后数据来验证并逐渐建立可靠的经验补偿值。另一方面,角膜屈光手术不仅导致角膜前表面的非球面性发生变化,对角膜后表面也产生了一定的影响,且后表面的变化程度与总消融量和角膜生物力学相关。虽然后表面影响十分微弱,但这些变化也不同程度的打破了术前人眼的平衡状态,在一定程度上影响术后预期和病人的视觉质量。此外,角膜屈光手术过程中消融不均匀、消融偏心、角膜瓣复位不偏差、角膜组织愈合不均匀等多因素均会影响术后角膜实际 Q 值。因此,消球差 Q 值引导模式获取角膜屈光术后精确目标 Q 值,还有漫长的路要走。

第四节　Q 值调整补偿老视

Q 值引导的角膜屈光手术模式,不仅可以调整角膜球差,降低全眼球差,提高视觉质量;还可以引入额外球差,增加景深[14~16]。虽然引入的额外球差对视觉敏感度会有一定影响[17],但增加的景深可以在一定程度上用于补偿老视的调节力降低,使无调节力眼视近时视力相对提高。

理论上引入正向或负向额外球差均可增加景深,即正向球差时近轴光线用于看远,远轴光线用于看近;负向球差时近轴光线用于看近,远轴光线用于看远。但由于人眼存在视近的瞳孔缩小反射(图 12-4-1、图 12-4-2),故近轴光线看近、远轴光线看远的负向球差更符合人眼的生理调节状态。因此,理想的 Q 值引导老视矫正手术,需要具备三个条件:矫正预期屈光度数,矫正其余高阶像差和引入额外负向球差。

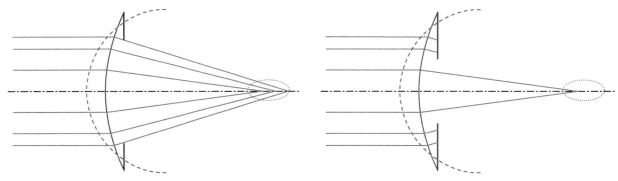

图 12-4-1　视远时瞳孔增大,利用远轴光线看远　　　　图 12-4-2　视近时瞳孔缩小,利用近轴光线看近

Q 值调整补偿老视的参数设计中,目标 Q 值和目标屈光度的设置是关键。其理论基础包括:其一,并非只有 Q 值负向增加才能引入额外的负向球差。在特定的情况下,近视术后 Q 值负向降低,也可引入负向球差。所以不需要一味追求术后 Q 值负向增加。其二,并非负向球差可以无限增加。当引入过度负向球差时,虽然可以显著扩大景深,但也会导致远、近焦点相互干扰,出现严重光晕、视暗虚影等视觉症状,得不偿失。由于每个人对光晕、视暗虚影和对比敏感度的耐受度不同,如何界定负向球差最大耐受量存在难度。有研究发现[18],−1.5D 的纵向球差量正常人群可耐受。其三,并非只有焦点内的物体才可以看清。由于视网膜的分辨率远低于光学系统的分辨率,点在视网膜的成像会形成弥散圆。由于该弥散圆的存在,可使焦深大于焦点所覆盖的范围。故 −1.5D 的纵向球差量可以获得实际超出 −1.5D 焦点范围的调节力。其四,并非所有老视病人对远、近裸眼视力的期望值都要求 1.0 以上的最佳矫正视力。所以,当术后屈光度保留 −0.5~−0.75D 时,即有望使单眼远、近裸眼视力保持在 0.8 及以上。

Q 值调整补偿老视的方案设计中,在眼别选择和设计上有多种模式,目前最被接受的模式为高级单眼视。即:通过激光改变双眼角膜前表面顶点曲率半径和 Q 值,使空间成像景深得到扩展,增加远、近距离物体成像的容许范围,配合双眼不同的目标屈光度,使主视眼视远为主、非主视眼视近为主,改善老视带来的裸眼视远、视近模糊症状。Q 值引导老视矫正手术不仅可以提高双眼远、近裸眼视力,还可以缓解长时间视近的视疲劳症状,符合老视病人的生理需求。

但 Q 值调整补偿老视的临床应用中,理想的术后目标 Q 值、目标屈光度及手术模式的选择还需多方面因素的考量,如年龄、瞳孔大小、瞳孔动态变化情况、角膜顶点曲率半径、预矫正屈光度值、远、近视力期望值等。只有通过综合分析、综合评估才能设计出最有益于病人的手术方案,获得理想的手术效果。

第五节　病　例　分　析

（一）病例1

1. 一般情况及检查　女性，21岁，美容师，要求行近视激光手术。近两年屈光度稳定。显然验光：右眼-4.75DS=1.0；左眼-4.75DS=1.0。A超中央角膜厚度：右眼549μm、左眼546μm；双眼暗视瞳孔5.5mm，其他检查无特殊。

2. 三维角膜地形图检查如图12-5-1、图12-5-2所示。右眼：角膜前表面4mm区和6mm区Q值分别为0.10和-0.05，角膜顶点曲率43.96D。左眼：角膜前表面4mm区和6mm区Q值分别为0.09和-0.04，角膜顶点曲率43.95D。

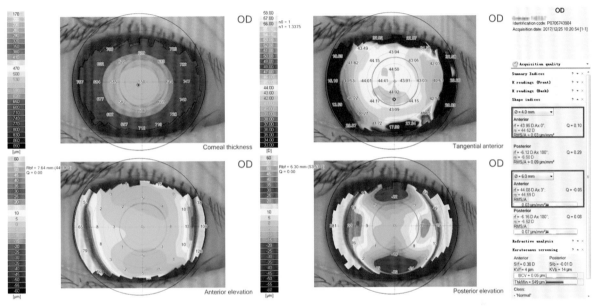

图12-5-1　右眼角膜四联图

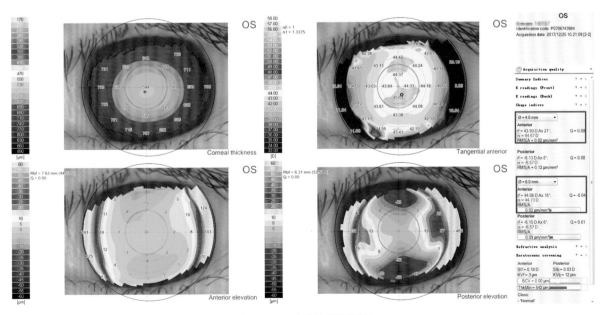

图12-5-2　左眼角膜四联图

3. 手术设计 相对规则的高 Q 值角膜形态,选择消球差 Q 值引导 FS-LASIK 术。右眼:目标屈光度 ±0.00D,光区 6.5mm,为降低术前角膜前表面球差,Q 值负向调整 0.2;左眼:目标屈光度 ±0.00D,光区 6.5mm,为更大幅度降低术前角膜前表面球差,Q 值负向调整 0.4。

4. 术后第一天双眼 UCVA 均为 1.0+。三维角膜地形图检查如图 12-5-3、图 12-5-4 所示。右眼:角膜前表面 4mm 区和 6mm 区 Q 值分别为 −0.10 和 0.17,角膜顶点曲率 39.72D。左眼:角膜前表面 4mm 区和 6mm 区 Q 值分别为 −0.36 和 −0.05,角膜顶点曲率 39.82D。

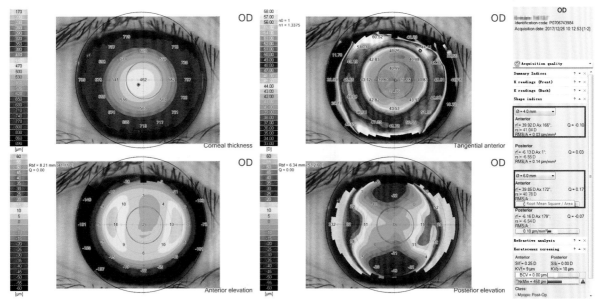

图 12-5-3 右眼术后角膜四联图

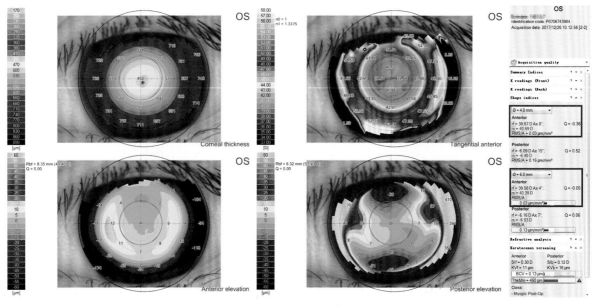

图 12-5-4 左眼术后角膜四联图

5. 手术前后 LSA 比较 右眼:术前角膜前表面 4mm 区和 6mm 区 LSA 分别为 0.13D 和 0.51D,术后角膜前表面 4mm 区和 6mm 区 LSA 分别为 0.07D 和 0.55D。左眼:术前角膜前表面 4mm 区和 6mm 区 LSA 分别为 0.13D 和 0.53D,术后角膜前表面 4mm 区和 6mm 区 LSA 分别为 0.03D 和 0.38D。

6. 结果分析 该中度近视病人通过消球差 Q 值引导模式,双眼均获得期望的目标 Q 值,角膜前表面正球差均有不同幅度降低,可获得理论上更好的视觉质量。

（二）病例2

1．一般情况及检查　女性，25岁，银行职员，要求行近视激光手术。近两年屈光度稳定。显然验光：右眼－7.00DS＝1.0；左眼－6.25DS＝1.0。A超中央角膜厚度：右眼511μm、左眼519μm；双眼暗视瞳孔6.5mm，其他检查无特殊。

2．三维角膜地形图检查如图12-5-5、图12-5-6所示。右眼：角膜前表面4mm区和6mm区Q值分别为－0.14和－0.16，角膜顶点曲率45.07D。左眼：角膜前表面4mm区和6mm区Q值分别为－0.11和－0.15，角膜顶点曲率45.26D。

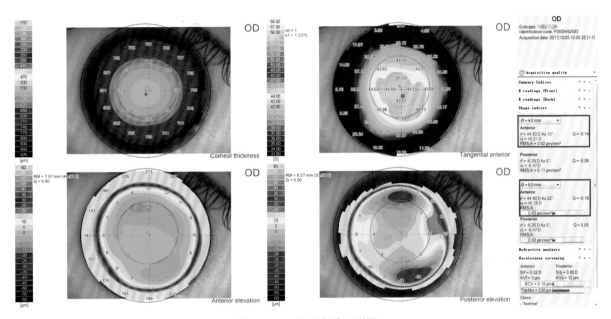

图 12-5-5　右眼角膜四联图

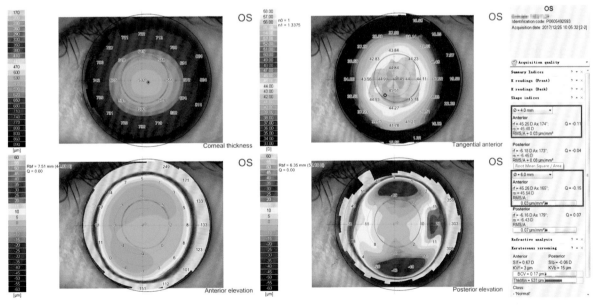

图 12-5-6　左眼角膜四联图

3．手术设计　相对规则的高Q值角膜形态，选择消球差Q值引导FS-LASIK术。右眼：目标屈光度±0.00D，光区6.0mm，为降低术前角膜前表面球差，Q值负向调整0.2；左眼：目标屈光度±0.00D，光区6.0mm，为更大幅度降低术前角膜前表面球差，Q值负向调整0.4。

4．术后第一天双眼UCVA均为1.0＋。术后三维角膜地形图检查如图12-5-7、图12-5-8所示。右眼：

角膜前表面4mm区和6mm区Q值分别为-0.07和0.83，角膜顶点曲率37.84D。左眼：角膜前表面4mm区和6mm区Q值分别为-0.14和0.54，角膜顶点曲率38.52D。

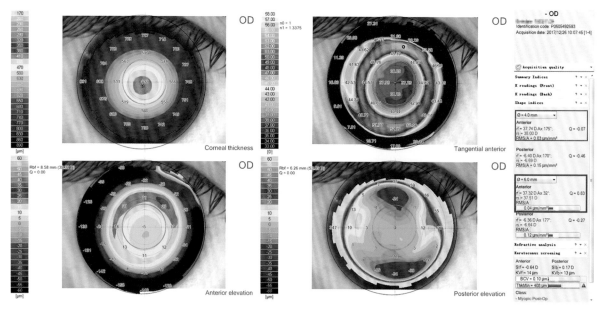

图12-5-7　右眼术后角膜四联图

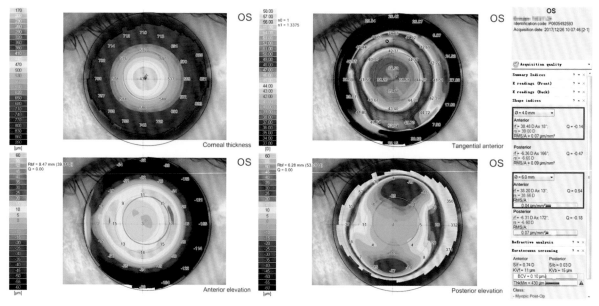

图12-5-8　左眼术后角膜四联图

5. 手术前后LSA比较　右眼：术前角膜前表面4mm区和6mm区LSA分别为0.09D和0.43D，术后角膜前表面4mm区和6mm区LSA分别为0.06D和0.93D。左眼：术前角膜前表面4mm区和6mm区LSA分别为0.10D和0.44D，术后角膜前表面4mm区和6mm区LSA分别为0.06D和0.77D。

6. 结果分析　该高度近视病人通过消球差Q值引导模式，因前文所述多方面原因，双眼未能达到期望的目标Q值。双眼4mm区角膜前表面正球差均有不同幅度降低，可获得相对小瞳时理论上更好的视觉质量；双眼6mm区角膜前表面正球差均有不同幅度增高，但Q值调整量高的眼别，正球差增幅相对较小，可获得理论上相对好的视觉质量，减轻大瞳时出现的眩光症状。

（三）病例3

1. 一般情况及检查　女性，46岁，媒体工作者，要求摘掉眼镜，远、近都能拥有较好的裸眼视力。

平时视远通过隐形眼镜矫正,并有老视表现 4 年。检查前已停戴隐形眼镜 1 周。显然验光:右眼(主视眼)－2.25DS/－0.75DC×85＝1.2(5m)/0.6(33cm),下加光度＋0.25DS＝1.0(5m)/0.8(33cm);左眼(非主视眼)－2.00DS/－0.75DC×85＝1.0(5m)/0.6(33cm),下加光度＋0.75DS＝0.8(5m)/1.0(33cm)。AMP:右眼3.5D;左眼3.5D。A 超中央角膜厚度:右眼 532μm、左眼 528μm;双眼暗视瞳孔 6.5mm,其他检查无特殊。

2. 三维角膜地形图检查如图 12-5-9、图 12-5-10 所示。右眼:角膜前表面 4mm 区和 6mm 区 Q 值分别为 0.02 和－0.04,角膜顶点曲率 43.48D。左眼:角膜前表面 4mm 区和 6mm 区 Q 值分别为 0.06 和－0.01,角膜顶点曲率 43.62D。

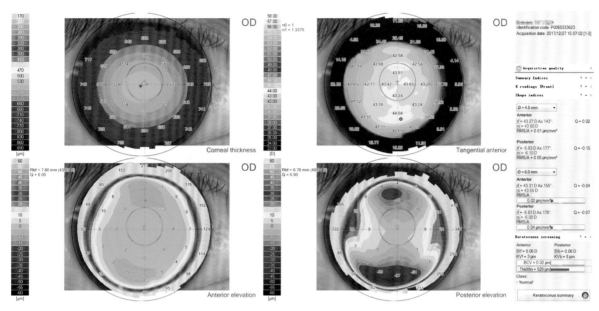

图 12-5-9　右眼角膜四联图

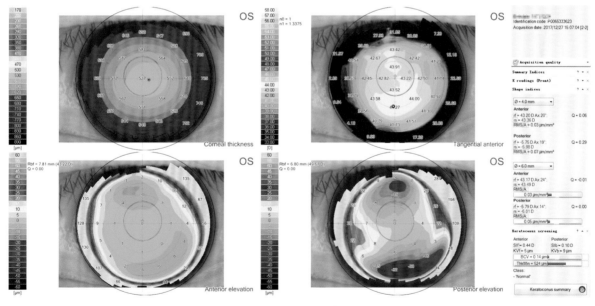

图 12-5-10　左眼角膜四联图

3. 手术设计　角膜前表面形态相对规则,存在的低度正向垂直彗差有助于视近,可不用地形图引导修整。主视眼视远为主,选择消球差 Q 值引导 FS-LASIK 术;非主视眼视近为主,选择 Q 值引导老视矫正FS-LASIK 术。右眼:目标屈光度－0.25D,光区 6.5mm,为降低术前角膜前表面球差,Q 值负向调整 0.2;左眼:目标屈光度－0.75D,光区 6.5mm,为增加景深引入额外负向球差,Q 值负向调整 0.9。

4. 术后第一天裸眼视力　右眼：1.2（5m）/0.8（33cm）；左眼：1.0（5m）/1.0（33cm）。

三维角膜地形图检查如图 12-5-11、图 12-5-12 所示。右眼：角膜前表面 4mm 区和 6mm 区 Q 值分别为 -0.10 和 -0.02，角膜顶点曲率 41.24D。左眼：角膜前表面 4mm 区和 6mm 区 Q 值分别为 -0.75 和 -0.36，角膜顶点曲率 41.43D。

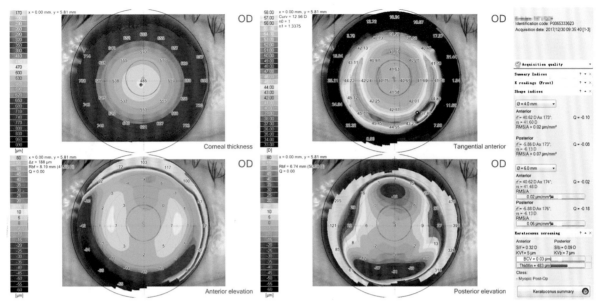

图 12-5-11　右眼术后角膜四联图

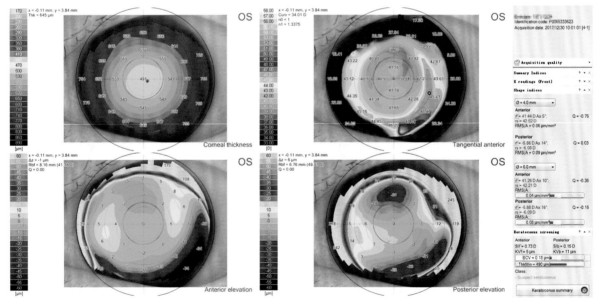

图 12-5-12　左眼术后角膜四联图

5. 手术前后 LSA 比较　右眼：术前角膜前表面 4mm 区和 6mm 区 LSA 分别为 0.11D 和 0.51D，术后角膜前表面 4mm 区和 6mm 区 LSA 分别为 0.08D 和 0.45D。左眼：术前角膜前表面 4mm 区和 6mm 区 LSA 分别为 0.12D 和 0.55D，术后角膜前表面 4mm 区和 6mm 区 LSA 分别为 -0.04D 和 0.15D。

6. 结果分析　该近视病人通过高级单眼视的模式，双眼均达到期望的目标 Q 值。双眼由于球差的降低或景深的增加，裸眼远视力均较术前预期有所提高。且双眼同时视，不影响远视力的情况下，视近疲劳症状有明显改善。

（郑　历　张　君）

参 考 文 献

1. Kiely PM, Smith G, Carney LG. The mean shape of the human cornea. Optica Acta, 1982, 29 (8): 1027-1040.

2. Kiely PM, Smith G, Carney LG. Meridional variations of corneal shape. Am J Optom Physiol Opt, 1984, 61 (10): 619-626.

3. Calossi A. Corneal asphericity and spherical aberration. J Refract Surg, 2007, 23 (5): 505-514.

4. Baker TY. Ray tracing through non-spherical surface. Proc Phys Soc, 1943, 55 (5): 361-364.

5. Gatinel D, Haouat M, Hoang-Xuan T, A review of mathematical descriptors of corneal asphericity. J Fr Ophtalmol, 2002, 25 (1): 81-90.

6. Zhu M, Collins MJ, Iskander DR. Dynamics of ocular surface topography. Eye, 2006, 21 (5): 624-632.

7. González-Méijome JM, Villa-Collar C, Montés-Micó R, et al. Asphericity of the anterior human cornea with different corneal diameters. J Cataract Refract Surg, 2007, 33 (3): 465-473.

8. Guillon M, Lydon DPM, Wilson C. Corneal topography: a clinical model. Ophthalmic Physiol Opt, 1986, 6 (1): 47-56.

9. Carney LG, Mainstone JC, Henderson BA. Corneal topography and myopia. A cross-sectional study. Invest Ophthalmol Vis Sci, 1997, 38 (2): 311-320.

10. Stojanovic A, Wang L, Jankov MR, et al. Wavefront optimized versus custom-Q treatments in surface ablation for myopic astigmatism with the WaveLight ALLEGRETTO laser. J Refract Surg, 2008, 24: 779-789.

11. Manns F, Ho A, Parel JM, et al. Ablation profiles for wavefront-guided correction of myopia and primary spherical aberration. J Cataract Refract Surg, 2002, 28 (5): 766-774.

12. Marcos S, Cano D, Barbero S. Increase in corneal asphericity after standard laser in situ keratomileusis for myopia is not inherent to the Munnerlyn algorithm. J Refract Surg, 2003, 19 (5): S592-596.

13. Llorente L, Barbero S, Merayo J, et al. Total and corneal optical aberrations induced by laser in situ keratomileusis for hyperopia. J Refract Surg, 2004, 20 (3): 203-216.

14. Cantú R, Rosales MA, Tepichín E, et al. Objective quality of vision in presbyopic and non-presbyopic patients after pseudoaccommodative advanced surface ablation. J Refract Surg, 2005, 21 (5 Suppl): S603-S605.

15. Koller T, Seiler T. Four corneal presbyopia corrections: simulations of optical consequences on retinal image quality. J Cataract Refract Surg, 2006, 32 (12): 2118-2123.

16. 16Alió JL, Amparo F, Ortiz D, et al. Corneal multifocality with excimer laser for presbyopia correction. Curr Opin Ophthalmol, 2009, 20 (4): 264-271.

17. Uthoff D, Pölzl M, Hepper D, et al. A new method of cornea modulation with excimer laser for simultaneous correction of presbyopia and ametropia. Graefes Arch Clin Exp Ophthalmol, 2012, 250 (11): 1649-1661.

18. Nio YK, Jansonius NM, Fidler V, et al. Spherical and irregular aberrations are important for the optimal performance of the human eye. Ophthalmic Physiol Opt, 2002, 22 (2): 103-112.

第十三章

全飞秒激光手术的个性化设计

个性化屈光矫正是屈光手术的发展趋势，个性化的手术广义上包括许多方面，不仅包括根据病人某些光学特性及形态特性设计的个性化手术，如波前像差引导或角膜地形图引导的个性化手术，还包括根据角膜厚度、前房深度、眼轴长等解剖参数设计的个性化手术[1]。此外，还应该根据病人的年龄、生活、工作等需要设计的功能性个性化手术等。

全飞秒激光手术，即飞秒激光小切口角膜基质透镜取出术（small incision lenticule extraction，SMILE），是应用飞秒激光在角膜基质内进行不同形状的扫描，使其形成透镜后将其从边缘的小切口取出，从而达到矫正近视及散光的目的，是近年来新发展的手术之一[2~8]。为提高 SMILE 手术的精准性、安全性及长期稳定性，在手术设计方面，应重视个性化的设计和个性化需求，以达到最佳的矫正效果[8]。

第一节　手术前的个性化评估

一、病人职业的特殊性

由于 SMILE 手术没有角膜瓣，运动较多或易受外伤的病人更倾向选择该手术方式。而对于此类病人，如军人或运动员等，由于职业对于看远的要求，在手术设计时应予以屈光度数充分矫正；而对于记者、教师等长期从事近距离工作者，由于职业对于看近的需求，近视矫正时手术设计就无须加载过多的度数。

二、角膜的特殊性

角膜屈光手术要求病人角膜透明，无斑翳且形态正常，但对于角膜有轻度云翳的病人来说，可通过裂隙灯检查及眼前节 OCT 检查评估云翳在角膜的具体位置及深度，来判断是否可能影响飞秒激光的穿透或术后的效果。例如，对于接近角膜前弹力层的轻薄云翳，可适当增加角膜帽的厚度来避免激光对于云翳的激惹作用；而对于位于角膜基质中央的云翳，仔细计算其深度，如预计影响透镜切割、取出及手术后角膜规则度应予以避免。

三、眼部的特殊性考虑

对有些存在眼部其他异常的病人，虽然不在手术禁忌证范围内，可以考虑手术，但需要认真设计手术方案及手术流程。例如，对于存在斜视的病人，应根据斜视的性质和程度有所考虑并加以设计，通常在可以正常注视的情况下，轻度斜视的病人可以先行 SMILE 手术。对存在轻度眼球震颤病人，由于 SMILE 手术使用负压吸引环，可以相对固定眼球，但需在术前对其进行特殊的宣教及训练，在手术中与术者达到良好的配合，可以降低手术中负压脱失及出现其他手术意外的风险[9]。

第二节 飞秒激光设备参数的个性化调整

一、激光脉冲能量的调整

飞秒激光的脉冲能量对于手术至关重要。SMILE 手术的激光脉冲能量通常设定<200nJ。能量值设定需根据设备的整体状态和运行环境（温度及湿度等），以及手术中的具体情况（如是否出现不透明气泡层或大面积黑区等）进行设定与调整。有研究表明，能量较低时，有利于术后视力的恢复，且对于角膜组织的损伤较小，具体需要根据情况综合调整[10,11]。

二、激光脉冲点间距和行间距的调整

激光每个脉冲点之间的距离可以在 1～5μm 之间，不同的治疗模式脉冲点间距不同。通常情况下，脉冲点间距越小，扫描后的组织表面越平滑，但时间会延长；反之，脉冲点间距加大，扫描时间可以缩短，但组织表面会相对不平滑。一般来讲，点间距和行间距设定后不要轻易改变。必要时需要在熟知激光性能或在专业人士指导下进行调整，点间距及行间距的调整单位一般为 0.1μm。

第三节 全飞秒激光手术的个性化设计

一、角膜帽的设计

1. 角膜帽（cap）直径　需要根据透镜的直径及负压吸引环的大小进行设定，一般情况下需大于角膜透镜直径 1mm。设定角膜帽直径时，也应考虑透镜边缘与角膜帽边缘间距的大小[11]。间距不要过小，一定间距有利于在机械分离透镜时清晰地分别显示透镜边缘与角膜帽边缘，从而利于准确地将器械分别进入透镜的上、下表面，降低手术难度。

2. 角膜帽厚度　SMILE 手术中角膜帽厚度的范围可以在 100～160μm 之间。在设计时，需根据角膜总厚度及预计矫正屈光度在一定范围内进行调整[11]。但需注意的是，角膜帽过薄，在机械分离透镜的过程中，可能增加角膜瓣撕裂的风险；同时，由于角膜前基质组织较为致密，在飞秒激光扫描制作透镜的过程中，容易发生不透明气泡层（opaque bubble layer，OBL），增加机械分离的难度。此外，考虑角膜帽可能的生物力学效应，过薄的角膜帽可能影响术后角膜的生物力学特性，而过厚的角膜帽可能对屈光力的矫正产生影响，因此需要综合考虑。

典型病例：拟行 SMILE 手术病人矫正屈光度较高，但手术前地形图显示角膜厚度较薄，术前需要进行个性化设计以满足手术的需要。

女性，24 岁，无隐形眼镜配戴史，因双眼屈光参差，右眼拟行 SMILE 手术。屈光度 −8.25DS/−0.25DC×175。术前角膜地形图测量显示右眼角膜厚度为 529μm，若在标准 SMILE 手术参数下，角膜帽为 120μm，6.6mm 光学区时，预计透镜厚度约为 150μm，残余基质床厚度则为 259μm。为使病人保证留有较为安全的残余角膜基质厚度，术前设计时将角膜帽调整为 110μm，光学区调整为 6.5mm，角膜帽直径为 7.5mm，透镜厚度为 146μm，残余基质床厚度为 271μm（图 13-3-1）。病人术后 1 周的视力为 OD：1.2；屈光度

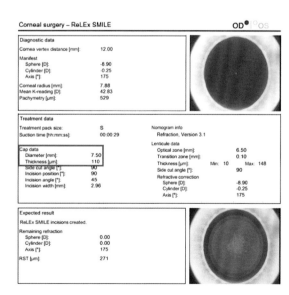

图 13-3-1　病人右眼术中手术报告单，显示角膜帽直径为 7.5mm，厚度为 110μm

为 OD：-0.50DS。

二、透镜的设计

1. 透镜直径　透镜直径为光学区及过渡区的总和[11]。在设计透镜直径时，需根据预设光学区的大小及病人的瞳孔直径（特别是暗光下）进行选择，范围可设定为 5.00～8.00mm 之间，一般为 6.00～7.00mm 之间。透镜的直径基本为光学区的大小，在 SMILE 手术设计中，单纯球镜矫正不存在过渡区域，散光矫正中默认 0.1mm 的过渡区，与屈光度无关。对于暗光下瞳孔较大的病人，可适当增加光学区的直径，减少病人术后夜间视觉症状的发生率。对于角膜厚度较薄，而预矫正屈光度数较高，但暗光下瞳孔较小的病人，可适当缩小光学区直径，保留较多的角膜残余基质床厚度，提高手术的安全性。

2. 透镜基底厚度　透镜基底的设计应遵循最小厚度的原则。透镜基底厚度为加载在透镜上但不起屈光矫正作用的圆柱形角膜基质切割体，其作用在于增加透镜及其边缘厚度，利于透镜边缘的机械分离，预防透镜取出不全或组织残留的发生[11]。其厚度可根据病人角膜厚度及预矫正屈光度在一定范围内（10～30μm）自行设定与调整。对于预矫正屈光度较低的病人，可适当增加透镜的基底厚度，降低手术难度，尤其对于初学的手术医生尤为重要。

典型病例：拟行 SMILE 手术病人但瞳孔直径较大，术前设计时需调整光学区直径。

男性，22 岁，无隐形眼镜配戴史。双眼拟行 SMILE 手术。屈光度：OD：-6.25DS/-2.00DC×172，OS：-5.75DS/-1.75DC×178。术前暗光瞳孔直径为 OD：7.0mm；OS：7.0mm。为减少病人术后夜间的视觉症状，术前设计时将光学区调整为 6.9mm，角膜帽直径调整为 7.9mm，此时病人角膜厚度为 566μm，透镜厚度为 159μm，残余基质床厚度为 287μm（图 13-3-2）。病人术后 1 周的视力为 OD：1.5，OS：1.2；屈光度为 OD：0.00DS，OS：-0.25DS。无明显夜间视力障碍抱怨。

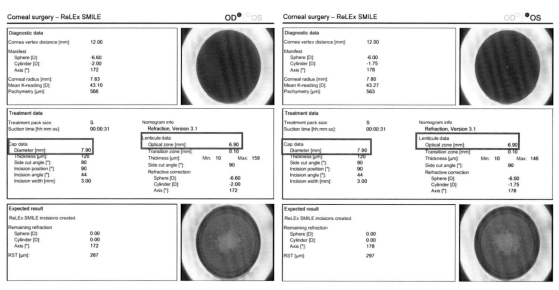

图 13-3-2　双眼术中手术报告单，显示角膜帽直径为 7.9mm，光学区直径 6.9mm，过渡区为 0.1mm

三、算法系统的设计

角膜屈光手术中的算法系统是附加于实际屈光度上的屈光度数，综合了多种因素的预测性二维数学函数。即使采用相同的治疗方案，由于不同手术方式、不同设备、不同个体的影响，最终矫治屈光度的效果也会不同。因此，准分子激光设备均有各自的算法系统，但 SMILE 手术迄今没有自己的算法系统。手术矫正效果虽然相对精确，但个别病人手术后仍可能出现欠矫或过矫，高度近视者也可能出现屈光度的回退，此时可根据病人的耐受程度和敏感程度适当进行屈光度的再次矫正，即可较好地改善视觉不良现象。为提高 SMILE 手术的精准性，需重视算法系统的个性化调整，根据病人的年龄、性别、眼别、屈光度数，并结合角膜的形态学参数及生物力学参数等对不同病人设定不同的算法系统值。

四、手术切口位置的设计

SMILE 手术的切口位置在上、下、鼻、颞侧 0°～360°均可进行选择。作者推荐选择上方切口，此位置切口在术后多被眼睑遮盖，相对比较安全。也可选择 45°或 135°半子午线方向上的切口位置，这样有利于手术中的操作，但此方向上的角膜纤维的切断与伤口愈合反应等可能会增加斜轴散光的发生，个别可能会影响术后的视觉质量。对于长期配戴隐形眼镜或其他因素导致病人角膜上方血管翳丰富的病人，选择上方切口可能会增加术中出血的概率，从而可能造成层间渗血或积血等。此时，通过术前评估，设计手术时，可将病人切口改至 45°或 135°半子午线方向上，减少术中出血的发生[12]。

典型病例：拟行 SMILE 手术病人，双眼上方角膜血管翳丰富，手术前设计时拟改切口位置。

男性，24 岁，无隐形眼镜配戴史。双眼拟行 SMILE 手术。屈光度 OD：-7.00DS/-1.00DC×160，OS：-6.75DS/-0.75DC×180。术前裂隙灯检查双眼角膜周围血管翳丰富，为减少病人手术中出血，术前设计时将双眼切口调整为 135°。手术中没有出现出血及渗血，手术过程顺利（图 13-3-3、图 13-3-4）。病人术后 1 周的视力为 OD：1.2，OS：1.5；屈光度为 OD：0.00DS，OS：0.00DS。

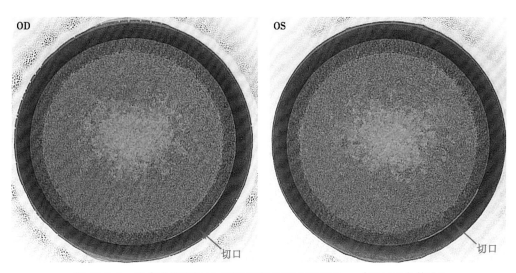

图 13-3-3 完成透镜制作后，可见双眼 135°位置处 3mm 切口（红色箭头）

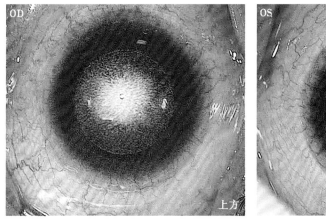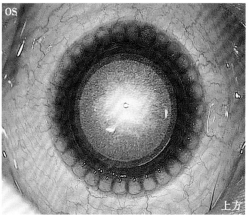

图 13-3-4 手术显微镜下可见双眼上方血管翳丰富

五、切口大小的设计

SMILE 手术显著的优点就在于角膜面上的小切口,在设计其大小时,需根据术者操作的熟练程度与手术技巧,多设定在 2～5mm 大小,常用 3～4mm 大小;若为初学者,推荐为 4mm 以上切口大小。虽然小切口最大限度保证了角膜的完整性,具有更好的角膜生物力学结构,维持较好的角膜表面形态,但手术的难度会有所增加。此外,也有研究表明不同切口大小对角膜前、后表面及整体角膜不同项高阶像差的影响不同,其中 2mm 的微切口对角膜后表面像差的影响相对较小[13~16]。

六、侧切角度的设计

飞秒激光设备可以任意设计微透镜及角膜帽切口的侧切角度,范围为 45°～135°[11, 13]。微透镜边缘的推荐侧切角度为 90°,即垂直于角膜表面,也可为钝角。角膜帽切口的侧切角度通常也为 90°,但也可以为钝角或锐角。倾斜角越小,密闭性越好,但当角度过小时,增加了寻找和取出透镜的难度。倾斜角大时易分离,但可能会影响到密闭性。

七、kappa 角的调整

kappa 角是指视轴与瞳孔轴的夹角。较大的 kappa 角在角膜屈光手术中会引起偏中心切割而导致视觉质量下降,特别是在远视眼中。在角膜屈光手术中,瞳孔定位及 kappa 角的补偿可以减少角膜像差,提高视觉质量。kappa 角的补偿即通过调整切割中心从瞳孔轴移向视轴,理想的切割中心是重叠于视轴,但由于多种因素影响,实际很难达到。所以也有学者推荐于瞳孔轴和视轴之间建立切割中心[17]。一般来讲,kappa 角值在近视眼中小于远视眼,但据研究发现,约 30% 行近视角膜屈光手术病人拥有大 kappa 角,对屈光术后视觉质量存在一定影响,因此行近视角膜屈光手术仍有必要考虑 kappa 角[18]。在 SMILE 手术中,应根据角膜地形图测量所得的角膜顶点与瞳孔中心的相对位置,在进行中心对位时,适当对 kappa 角进行调整,使其接近视轴。

典型病例:拟行 SMILE 手术病人术前角膜地形图显示 kappa 角较大,术中进行个性化的设计及 kappa 角调整。

女性,21 岁,双眼拟行 SMILE 手术。屈光度 OD:−5.25DS/−0.75DC×180,OS:−4.50DS/−0.75DC×160。术前角膜地形图测量显示右眼瞳孔中心(Pupil Center)位于角膜顶点(Pachy Apex)的颞上方(+0.08mm,+0.26mm),左眼瞳孔中心也位于角膜顶点的颞上方(−0.25mm,+0.27mm)。术前进行术中 kappa 角的调整设计,术中进行中心对位时,使瞳孔中心沿绿色箭头方向移动(图 13-3-5、图 13-3-6)。病人术后 1 周的视力为 OD:1.2,OS:1.2;屈光度为 OD:−0.25DS,OS:−0.25DS,无明显散光。

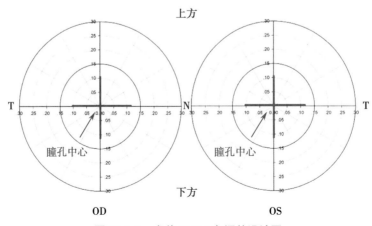

图 13-3-5 术前 kappa 角调整设计图

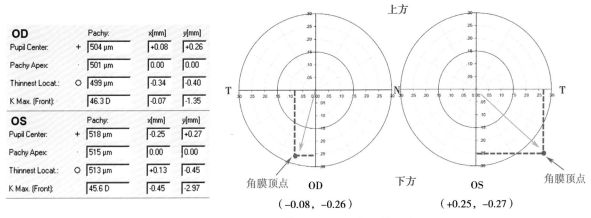

图 13-3-6　双眼显示参数及 kappa 角调整设计

第四节　全飞秒激光手术加强手术的个性化设计

对于高度近视的年轻病人，易发生术后屈光度数回退。对于 SMILE 手术后出现欠矫或回退的病人，在加强手术设计时，也应遵循个性化设计。一般而言，只有当屈光状态稳定后才能被认为可考虑做加强手术。稳定的基本判定为术后 3 个月时 SE 变化为 ±0.25D。由于 SMILE 手术没有角膜瓣，因此可选择以下两种术式：

1. FS-LASIK 可使用 VisuMax 飞秒激光系统内置的 Circle 软件，根据原本角膜帽的大小，将其扩大并切开从而改为制作角膜瓣。VisuMax Circle 软件可以在原始 SMILE 手术的板层处向外延展，分别制作侧切以及角膜蒂[19]。

2. PRK 或 LASEK 可选择 PRK 手术或 LASEK 手术中的一种，即表层手术方式。此时可根据病人的屈光度、角膜形态参数、波阵面像差特点等做进一步的个性化设计[20]。

总之，角膜屈光手术领域的个性化治疗不应仅限于某项技术，如基于角膜地形图引导或基于波阵面像差引导的角膜屈光手术等，也应该结合个体的其他特征，如年龄、职业、个体的角膜形态特征及任何可能影响最终手术疗效的个性化参数。全飞秒 SMILE 手术作为一种新技术，虽然治疗效果及相对较长的稳定性已被越来越多的临床结果证实，但作为一种新技术，还需不断认识，影响术后矫正效果的因素也较多，不仅需综合考虑，还需借助最新认识和技术手段等，基于每个个体的所有生物学、解剖学等特性，实现真正的个性化手术。

（王　雁　马娇楠）

参 考 文 献

1. 王雁，赵堪兴. 波前像差与临床视觉矫正. 北京：人民卫生出版社，2011.

2. Shah R，Shah S，Sengupta S. Results of small incision lenticule extraction：All-in-one femtosecond laser refractive surgery. J Cataract Refract Surg，2011，37（1）：127-137.

3. Sekundo W，Kunert KS，Blum M. Small incision corneal refractive surgery using the small incision lenticule extraction（SMILE）procedure for the correction of myopia and myopic astigmatism：results of a 6-month prospective study. Br J Ophthalmol，2011，95（3）：335-339.

4. Vestergaard AH，Grauslund J，Ivarsen AR，et al. Efficacy，safety，predictability，contrast sensitivity，and aberrations after femtosecond laser lenticule extraction. J Cataract Refract Surg，2014，40（3）：403-411.

5. Kamiya K，Shimizu K，Igarashi A，et al. Visual and refractive outcomes of small incision lenticule extraction for the correction of myopia：1-year follow-up. BMJ Open，2015，5（11）：e008268.

6. Blum M，Taubig K，Gruhn C，et al. Five-year results of small incision lenticule extraction（ReLEx SMILE）. Br J Ophthalmol，

2016，100（9）：1192-1195.

7. 王雁，鲍锡柳，汤欣，等. 飞秒激光角膜微小切口基质透镜取出术矫正近视及近视散光的早期临床研究. 中华眼科杂志，2013，49（4）：292-298.

8. Sekundo W，Gertnere J，Bertelmann T，et al. One-year refractive results，contrast sensitivity，high-order aberrations and complications after myopic small-incision lenticule extraction（ReLEx SMILE）. Graefes Arch Clin Exp Ophthalmol，2014，252（5）：837-843.

9. 王雁，李晶. 正确应对角膜屈光手术发展中的问题及挑战. 中华眼科杂志，2018（1）：3-6.

10. 中华医学会眼科学分会眼视光学组. 我国飞秒激光小切口角膜基质透镜取出手术规范专家共识（2018 年）. 中华眼科杂志，2018，54（10）：729-736.

11. 王雁，赵堪兴. 飞秒激光屈光手术学. 北京：人民卫生出版社，2014.

12. Wang Y，Ma J，Zhang J，et al. Incidence and management of intraoperative complications during small-incision lenticule extraction in 3004 cases. Journal of Cataract & Refractive Surgery，2017，43（6）：796-802.

13. 危平辉. 飞秒激光小切口角膜基质透镜取出术手术设计对手术效果的影响. 中华实验眼科杂志，2018（5）：393-397.

14. Wu Z，Wang Y，Zhang J，et al. Comparison of corneal biomechanics after microincision lenticule extraction and small incision lenticule extraction. Br J Ophthalmol，2017，101（5）：650-654.

15. 王雁，武志清，汤欣，等. 飞秒激光 2.0mm 微切口角膜基质透镜取出术屈光矫正效果的临床初步研究. 中华眼科杂志，2014，50（9）：671-680.

16. 李晓晶，王雁，窦瑞，等. 2mm 微切口与 3～5mm 切口 SMILE 术后角膜高阶像差的比较. 中华眼视光学与视觉科学杂志，2015，17（10）：609-613.

17. Chang DH，Waring GO 4th.The subject-fixated coaxially sighted corneal light reflex：a clinical marker for centration of refractive treatments and devices.Am J Ophthalmol，2014；158（5）：863-874.

18. Qi H，Jiang J J，Jiang Y M，et al. Kappa angles in different positions in patients with myopia during LASIK. International Journal of Ophthalmology，2016，9（4）：585-589.

19. Andri K Riau，Heng P Ang，Nyein C Lwin，et al. Comparison of Four Different VisuMax Circle Patterns for Flap Creation After Small Incision Lenticule Extraction. Journal of Refractive Surgery，2013，29（4）：236-244.

20. 中华医学会眼科学分会眼视光学组. 我国角膜地形图引导个性化激光角膜屈光手术专家共识（2018 年）. 中华眼科杂志，2018（1）：23-26.

第一节　存在的问题

自十余年前问世以来，基于角膜地形图及全眼波阵面像差引导的个性化激光角膜屈光手术，虽然已经可以较好地解决传统模式的激光角膜屈光手术后因高阶像差大而导致的视觉质量差等问题，但仍有不足之处[1, 2]。

一、术者和检查者的经验与认识

与常规角膜屈光手术主要参考验光屈光度相比，个性化的术式还需要参考角膜地形图、全眼像差等参数。精确的角膜地形图及波阵面像差检查，取决于设备的可靠性、检查者的经验以及被检查者的条件，如：眼表尤其是泪膜状况、配合情况等。有时由于影响因素较多，几乎每一次检查结果均存在一定程度的差异，即测量结果的可重复性差。此外，如何判断与选择测量结果作为手术的依据，如何设计手术方案，包括球镜、柱镜的修正等，要求手术医生对物理光学以及像差原理等知识有一个全面的认识与理解。对于同一个患者，不同的手术医生可能选择不同的像差数据，或有不同的方案设计。此外，与常规角膜屈光手术相同，术者的操作技巧、LASIK 制瓣的方式、手术室环境（如温度、湿度）的恒定、角膜干湿度的掌握等，都会影响手术的效果。

二、手术过程引入新的低阶及高阶像差

角膜含水量的个体差异、激光光斑能量的均衡性与稳定性、kappa 角过大、瞳孔的变形与移位、病人的配合、医生的操作失误、手术室温、湿度变化、手术野区域的气流速度与方向等因素都有可能引入新的像差。

三、角膜创面愈合反应与眼表的损伤

制瓣与激光消融角膜都是创伤产生的过程，角膜创伤的修复与愈合反应、眼表健康状况因人而异。角膜伤口愈合所引起的高阶像差在术前无法预测，术中无法控制，术后也无法避免，此类像差也被纳入"手术源性像差"的范畴，与角膜伤口愈合过程中的基质重塑、层间反应以及角膜厚度变薄之后的生物力学改变密切相关。角膜屈光手术尤其是板层手术后早期，存在的泪膜与角膜上皮损伤，也会影响病人的视觉质量与满意度[3]。

四、年龄导致的像差改变

人眼的像差不是终身恒定的，随着年龄增长，有些像差会减少或消失，而另一些像差则会产生或增加。例如年轻时没有屈光不正的患者，年老之后会出现逆规或斜轴的散光。同样，年轻时接受波阵面像差引导手术的部分人群，即使在术后某一个年龄段的视觉质量非常好，随着年龄增长出现的像差变化也可使其视觉质量下降。

此外，人眼作为人体重要的自适应器官随时都在主动地调整与适应，我们经常发现有些人眼即使在术后一段时间内产生了新的像差，其视觉质量并没有受到太大的影响。

五、技术瓶颈

尽管波阵面像差引导的手术能够解决首次角膜屈光手术后的角膜不规则，但目前的波阵面测量技术尚存在一些技术瓶颈。针对圆锥角膜、角膜移植术后、显著的角膜中央岛、严重的偏心消融等特别严重的角膜不规则，通过其瞳孔的测量光线会形成光斑的相互重叠，导致测量数据不可信，此类患者也许可以通过角膜地形图引导的屈光手术加以解决。还需指出的是，目前的波阵面像差测量只能间接、定性地描述成像质量，对于眼内散射等原因造成的视觉质量问题则无法进行定性与定量分析。

当前的全飞秒激光小切口基质透镜取出术，虽然可以解决角膜瓣的潜在风险，但其组织切割的精细程度，仍然无法与准分子激光相媲美，还无法达到真正的基于角膜或全眼像差的个性化治疗，也不能实现眼球自旋与精准的kappa角的补偿。

第二节　未来发展趋势

角膜屈光手术的最终目的不是简单地改善术后裸眼视力，而是视觉功能与质量的全面修复与提高。

一、自适应光学技术

最早用于天文观测克服大气湍流的自适应光学（adaptive optics）技术，实现了人眼波阵面像差的实时测量与矫正，一方面开辟了自适应光学的全新应用领域，使自适应光学技术从天文和激光传输为主的大型科学工程应用扩展到民用领域，另一方面给眼科影像学和视觉生理研究提供了前所未有的技术手段[4]。

二、新型像差测量分析与手术技术

综合了高分辨的全眼及角膜波阵面像差测量与分析、精准的飞秒激光制瓣、制帽技术与透镜制作技术、准分子激光智能光斑技术、实时多维眼球追踪技术、虹膜识别技术、视轴中心精准定位技术的个性化角膜屈光手术，最基本的要求是矫正术前的低阶与部分高阶像差，较少或无手术源性高阶像差的产生。相信随着人们对像差的进一步认知与技术的进步，新的波阵面测量技术、新的设计方案也会不断涌现，角膜或全眼波阵面像差引导的手术将更有针对性地矫正对人眼视觉质量产生影响的像差，保留对人眼有益的像差，最终达到理想的治疗效果。

（陈跃国　常　征）

参 考 文 献

1. Manche E, and Roe J. Recent advances in wavefront-guided LASIK. Curr Opin Ophthalmol, 2018, 29（4）: 286-291.

2. Custer BL, Ballard Steven R, Carroll RB, et al. Refractive surgery: malpractice litigation outcomes. Cornea, 2017, 36（10）1243-1248.

3. Battat L, Macri A, Dursun D, et al. Effects of laser in situ keratomileusis on tear production, clearance, and the ocular surface. Ophthalmology, 2001, 108（7）: 1230-1235.

4. Marcos S, Werner JS, Burns SA, et al. Vision science and adaptive optics, the state of the field. Vision Res, 2017, 132: 3-33.

美国国家眼科研究所屈光不正生存质量量表—42（中文版、英文版）

美国国家眼科研究所屈光不正生存质量量表 -42
（ NEI RQL-42 ）

填表日期: □□ □□ □□□□

（请在您认为正确的答案选项方框中打"×"）

1. 如果您在未配戴框架眼镜、隐形眼镜或者行其他矫正屈光不正的方法下仍能获得完美的视力，您的生活将会有怎样的变化？

（请选出一项答案）

没有不同	1	□
会有所改善	2	□
会有很大改善	3	□
我视力很好，已经是这种情况	4	□

以下问题是视力情况对您日常生活的影响。

当您回答这些问题时，请结合您不同生活活动下通常使用的矫正方法如框架眼镜、隐形眼镜、放大镜或未采取任何矫正措施等作出回答。

2. 当您工作或者做您喜欢的事如烹饪、修缮房屋、做针线活、使用细小工具或者使用电脑近距离工作等需要仔细观察的情况下，您是否感觉有困难？

（请选出一项答案）

丝毫没困难	1	□
有一点困难	2	□
中等程度困难	3	□
困难重重	4	□
因为看不清所以从未尝试做此类活动	5	□
因为其他原因而从未做过此类活动	6	□

3. 在一天之中，因为视力清晰度的变化而使您看东西时有多大程度的困难？

（请选出一项答案）

视力清晰度未曾有变化	1	□
丝毫无影响	2	□
有一点困难	3	□
中等程度困难	4	□
困难重重	5	□

4. 在您下楼梯或者停车等需要判断距离的情况下，您感觉有多大程度的困难？

（请选出一项答案）

丝毫没困难.. 1 □

有一点困难.. 2 □

中等程度困难... 3 □

困难重重... 4 □

5. 在您判断车出界情况或者人与门框的大小等需要您判断物体边界时，您感到有多大程度困难？

（请选出一项答案）

丝毫没困难.. 1 □

有一点困难.. 2 □

中等程度困难... 3 □

困难重重... 4 □

6. 当您从明亮环境进入到黑暗环境状态下，例如当您走进一个电影院，您有多大程度的困难去适应暗环境？

（请选出一项答案）

丝毫没困难.. 1 □

有一点困难.. 2 □

中等程度困难... 3 □

困难重重... 4 □

7. 您在阅读普通印刷字体的报纸时感到多大程度的困难？

（请选出一项答案）

丝毫没困难.. 1 □

有一点困难.. 2 □

中等程度困难... 3 □

困难重重... 4 □

因为看不清所以从未尝试... 5 □

8. 您在阅读诸如手机电话簿、药瓶或法律条文等小字印刷体时感到多大程度的困难？

（请选出一项答案）

丝毫无困难.. 1 □

有一点困难.. 2 □

中等程度困难... 3 □

困难重重... 4 □

因为看不清所以从未尝试... 5 □

9. 当您夜间开车您感到多大程度的困难？

（请选出一项答案）

丝毫无困难.. 1 □

有一点困难.. 2 □

中等程度困难... 3 □

困难重重... 4 □

因为看不清所以从未夜间开过车................................. 5 □

因为其他原因而从未夜间开过车................................. 6 □

10. 在诸如恶劣天气、高峰期、高速或者城市交通等糟糕环境下开车，您感到多大程度的困难？

（请选出一项答案）

丝毫无困难.. 1 □

有一点困难 .... 2 □

中等程度困难 .... 3 □

困难重重 .... 4 □

因为视力问题所以从未在此类环境下开过车............ 5 □

因为其他原因而从未在此类环境下开过车............... 6 □

11. 在您的日常活动中，您感动视力问题给您带来多大程度上的困难？

（请选出一项答案）

丝毫无困难 .... 1 □

有一点困难 .... 2 □

中等程度困难 .... 3 □

困难重重 .... 4 □

12. 因为视力问题，在您参加体育活动或者从事您喜欢的户外活动如徒步旅行、游泳、有氧操、团体运动、慢跑等，您感到多大程度困难？

（请选出一项答案）

丝毫无困难 .... 1 □

有一点困难 .... 2 □

中等程度困难 .... 3 □

困难重重 .... 4 □

因为视力问题所以从未在此类活动 .... 5 □

因为其他原因而从未在此类活动 .... 6 □

以下是有关您视力的问题

13. 当您在阅读诸如说明书、菜单或者菜谱等概要时，您是否需要配戴框架眼镜或双光镜或者借助放大镜？

（请选出一项答案）

所有情况下都需要 .... 1 □

某些情况下需要 .... 2 □

不需要 .... 3 □

14. 当您在阅读诸如书籍、杂志论文或者新闻报纸等长篇大论时，您是否需要配戴框架眼镜或双光镜或者借助放大镜？

（请选出一项答案）

所有情况下都需要 .... 1 □

某些情况下需要 .... 2 □

不需要 .... 3 □

15. 当您夜间开车时，您是否需要带框架眼镜或者隐形眼镜？

（请选出一项答案）

所有情况下都需要 .... 1 □

某些情况下需要 .... 2 □

不需要 .... 3 □

因为视力问题夜间不开车 .... 4 □

因为其他问题夜间不开车 .... 5 □

16. 在黄昏时分，天刚开始黑，您开车时是否需要带框架眼镜或者隐形眼镜？

（请选出一项答案）

所有情况下都需要 .... 1 □

某些情况下需要 .... 2 □

　　不需要 .... 3 □

　　因为视力问题夜间不开车 .... 4 □

　　因为其他问题夜间不开车 .... 5 □

　　当您回答以下问题时，请结合您通常使用的矫正方法如框架眼镜、隐形眼镜、放大镜或未采取任何矫正措施等作出回答。

17. 当明亮光线照射时，您是否会经常出现星芒、光圈光晕等影响您看东西的情况？

（请选出一项答案）

　　所有情况下都会出现 .... 1 □

　　大部分情况下出现 .... 2 □

　　某些情况下出现 .... 3 □

　　很少情况出现 .... 4 □

　　从来没有此类情况 .... 5 □

18. 您是否经常出现诸如眼部烧灼感、眼痒或眼痛等眼部疼痛或不适？

（请选出一项答案）

　　始终如此 .... 1 □

　　大部分情况下出现 .... 2 □

　　某些情况下出现 .... 3 □

　　很少出现 .... 4 □

　　从来没有 .... 5 □

19. 眼睛干涩对您可以造成多大影响？

（请选出一项答案）

　　眼部从未感觉干涩 .... 1 □

　　没影响 .... 2 □

　　很少影响 .... 3 □

　　中等程度影响 .... 4 □

　　较多影响 .... 5 □

　　影响很大 .... 6 □

20. 由于一天之中视力清晰度的变化您是否经常受困扰？

（请选出一项答案）

　　从未有过困扰 .... 1 □

　　很少受困扰 .... 2 □

　　有时受困扰 .... 3 □

　　经常受困扰 .... 4 □

　　始终受困扰 .... 5 □

21. 您是否经常担心您的视力情况？

（请选出一项答案）

　　从不担心 .... 1 □

　　很少担心 .... 2 □

　　偶尔担心 .... 3 □

　　有时担心 .... 4 □

　　始终担心 .... 5 □

22. 您是否经常注意或者考虑您的视力问题？

（请选出一项答案）

　　从未注意 .... 1 □

很少注意.. 2 □

偶尔注意.. 3 □

有时注意.. 4 □

始终注意.. 5 □

有关您的视力矫正问题

当您回答以下问题时，请结合您通常使用的矫正方法如框架眼镜、隐形眼镜、放大镜或未采取任何矫正措施等作出回答

23．在经过您通常使用的矫正方法如框架眼镜、隐形眼镜、放大镜，屈光手术或未采取任何矫正措施矫正您的视力后，您感觉清晰度如何？

（请选出一项答案）

相当清晰.. 1 □

非常清晰.. 2 □

一定程度上清晰.................................... 3 □

无变化.. 4 □

24．当您遭受眼部烧灼感、眼痒或眼痛等情况时，您感到多大程度的疼痛与不适？

（请选出一项答案）

从未感到.. 1 □

程度轻微.. 2 □

中等程度.. 3 □

程度严重.. 4 □

非常剧烈.. 5 □

25．您是否经常感到与视力或者视力矫正有关的头痛？

（请选出一项答案）

从未感到.. 1 □

很少感到.. 2 □

偶尔感到.. 3 □

有时感到.. 4 □

始终如此.. 5 □

26．您对配戴框架眼镜、隐形眼镜、放大镜或其他矫正方式如手术等满意吗？

（请选出一项答案）

从未感到.. 1 □

很少感到.. 2 □

偶尔感到.. 3 □

有时感到.. 4 □

始终如此.. 5 □

27．就对您的外貌影响而言，您对诸如配戴框架眼镜、隐形眼镜、放大镜或者其他矫正方式（包括手术）是否满意？

（请选出一项答案）

完全满意.. 1 □

非常满意.. 2 □

一定程度上满意.................................... 3 □

一定程度上不满意................................. 4 □

非常不满意... 5 □

完全不满意... 6 □

28. 如果您在未配戴框架眼镜、隐形眼镜、放大镜或者未行其他矫正方式（包括手术）情况下拥有完美视力，您的生活将会有多大程度的改变？

（请选出一项答案）

无变化	1	☐
小程度变好	2	☐
很大程度变好	3	☐
我已经拥有完美视力	4	☐

29. 就对您外貌的影响而言，您目前使用的矫正方式与以前相比是否是最佳矫正方法？

（请选出一项答案）

是	1	☐
不是	2	☐

30. 就对您外貌的影响而言，是否有比您现在使用的矫正方式更好的方法？

（请选出一项答案）

有	1	☐
没有	2	☐

31. 为了使您看起来更漂亮，您是否在过去的4周内经常使用使您感到不适的矫正方法或治疗方式？

（请选出一项答案）

始终	1	☐
大部分时间	2	☐
有时	3	☐
很少	4	☐
从来没有	5	☐

32. 为了使您看起来更好，在过去的4周内，您是否经常使用一种并不优于其他矫正方法的矫正方式来矫正您的视力？

（请选出一项答案）

始终	1	☐
大部分时间	2	☐
有时	3	☐
很少	4	☐
从来没有	5	☐

33. 因为视力问题，您是否很少参加您想参加的诸如远足、游泳、有氧操、团队运动或者慢跑等运动或户外活动？

（请选出一项答案）

是	1	☐
不是	2	☐

34. 是否存在一些因为您的视力不佳或者您目前正在进行的视力矫正方式而不适合您参加的娱乐或者体育运动？

（请选出一项答案）

是，许多	1	☐
是，一些	2	☐
没有	3	☐

35. 日常生活中是否存在一些您想做而因为视力不佳或者目前正在进行的视力矫正等原因致使您没办法做的事情？

（请选出一项答案）

是，许多 .... 1 □
是，一些 .... 2 □
没有 .... 3 □

过去 4 周，您是否经历如下情况？如果有，对您造成多大困扰？请回答任何一只眼或两只眼同时存在的问题

		选择一项	如果是，多大程度？ （选择一项）
36.	流泪？	a. 有 .... 1 □ → 无 .... 2 □	b. 非常 .... 1 □ 一定程度 ...... 2 □ 一点 .... 3 □ 根本不 .... 4 □
37.	视物变形？	a. 有 .... 1 □ → 无 .... 2 □	b. 非常 .... 1 □ 一定程度 ...... 2 □ 一点 .... 3 □ 根本不 .... 4 □
38.	眩光？	a. 有 .... 1 □ → 无 .... 2 □	b. 非常 .... 1 □ 一定程度 ...... 2 □ 一点 .... 3 □ 根本不 .... 4 □
39.	视物模糊或者矫正后依然如此？	a. 有 .... 1 □ → 无 .... 2 □	b. 非常 .... 1 □ 一定程度 ...... 2 □ 一点 .... 3 □ 根本不 .... 4 □
40.	视物困难？	a. 有 .... 1 □ → 无 .... 2 □	b. 非常 .... 1 □ 一定程度 ...... 2 □ 一点 .... 3 □ 根本不 .... 4 □
41.	眼痒或眼周瘙痒？	a. 有 .... 1 □ → 无 .... 2 □	b. 非常 .... 1 □ 一定程度 ...... 2 □ 一点 .... 3 □ 根本不 .... 4 □
42.	眼痛或视疲劳？	a. 有 .... 1 □ → 无 .... 2 □	b. 非常 .... 1 □ 一定程度 ...... 2 □ 一点 .... 3 □ 根本不 .... 4 □

NATIONAL EYE INSTITUTE
REFRACTIVE ERROR QUALITY OF LIFE INSTRUMENT—42
(NEI RQL-42)

(SELF-ADMINISTERED FORMAT)
August 2001; Version 1.0

RAND hereby grants permission to use the "National Eye Institute Refractive Error Quality of Life Instrument--42 (NEI RQL-42) in accordance with the following conditions which shall be assumed by all to have been agreed to as a consequence of accepting and using this document:

1. Although we do not recommend it, changes to the NEI RQL-42 may be made without the written permission of RAND. However, all such changes shall be clearly identified as having been made by the recipient.

2. The user of this NEI RQL-42 accepts full responsibility, and agrees to hold RAND harmless, for the accuracy of any translations of the NEI RQL-42 into another language and for any errors, omissions, misinterpretations, or consequences thereof.

3. The user of this NEI RQL-42 accepts full responsibility, and agrees to hold RAND harmless, for any consequences resulting from the use of the NEI RQL-42.

4. The user of the NEI RQL-42 will provide a credit line when printing and distributing this document or in publications of results or analyses based on this instrument acknowledging that it was developed at RAND under the sponsorship of the National Eye Institute. The user will also cite the appropriate development papers. Check the RAND web site (www.rand.org/health/surveysnav.html) for updates and recommended citations.

5. No further written permission is needed for use of the NEI RQL-42.

8/3/01

INSTRUCTIONS:

The following is a survey with statements about problems that involve your vision or feelings that you have about your vision correction. After each question please choose the response that best describes your situation.

Please take as much time as you need to answer each question. All your answers are confidential. In order for this survey to improve our knowledge about vision correction and how it affects your life, your answers must be as accurate as possible.

1. We would like you to fill in the answers to these questions by yourself, if possible.

2. Please answer every question (unless you are asked to skip questions because they don't apply to you).

3. Answer the questions by marking the box corresponding to your response.

4. If you are unsure of how to answer a question, please give the best answer you can and make a comment in the left margin.

5. Please complete the questionnaire before leaving the center and give it to a member of the project staff. Do not take it home.

STATEMENT OF CONFIDENTIALITY:

All information that would permit identification of any person who completed this questionnaire will be regarded as strictly confidential. Such information will be used only for the purposes of this study and will not be disclosed or released for any other purposes without prior consent, except as required by law.

NATIONAL EYE INSTITUTE
42-ITEM REFRACTIVE ERROR QUALITY OF LIFE INSTRUMENT

Date of Completion: ☐☐　☐☐　☐☐☐☐

1. If you had perfect vision without glasses, contact lenses, or any other type of vision correction, how different would your life be?

(Mark an X in the one box that best describes your answer.)

No difference...	1	☐
Small difference for the better..	2	☐
Large difference for the better..	3	☐
I have this already	4	☐

The following questions are about the effect of your vision on your activities.

When you answer the questions, think about the vision correction you normally use for each activity, including glasses, contact lenses, a magnifier, or nothing at all.

2. How much difficulty do you have doing work or hobbies that require you to see well up close, such as cooking, fixing things around the house, sewing, using hand tools, or working with a computer?

(Mark One)

No difficulty at all	1	☐
A little difficulty	2	☐
Moderate difficulty..	3	☐
A lot of difficulty..	4	☐
Never try to do these activities because of vision...........	5	☐
Never do these activities for other reasons	6	☐

3. How much difficulty do you have seeing because of changes in the clarity of your vision over the course of the day?

(Mark One)

Don't have changes in the clarity of my vision...............	1	☐
No difficulty at all	2	☐
A little difficulty	3	☐
Moderate difficulty..	4	☐
A lot of difficulty..	5	☐

4. How much difficulty do you have judging distances, like walking downstairs or parking a car?

(Mark One)

No difficulty at all	1	☐
A little difficulty	2	☐
Moderate difficulty..	3	☐
A lot of difficulty..	4	☐

5. How much difficulty do you have seeing things off to the side, like cars coming out of driveways or side streets or people coming out of doorways?

(Mark One)

No difficulty at all	1	☐
A little difficulty	2	☐

Moderate difficulty .... 3 ☐

A lot of difficulty .... 4 ☐

6. How much difficulty do you have getting used to the dark when you move from a lighted area into a dark place, like walking into a dark movie theater?

(Mark One)

No difficulty at all .... 1 ☐

A little difficulty .... 2 ☐

Moderate difficulty .... 3 ☐

A lot of difficulty .... 4 ☐

7. How much difficulty do you have reading ordinary print in newspapers?

(Mark One)

No difficulty at all .... 1 ☐

A little difficulty .... 2 ☐

Moderate difficulty .... 3 ☐

A lot of difficulty .... 4 ☐

Never try to do this because of vision .... 5 ☐

8. How much difficulty do you have reading the small print in a telephone book, on a medicine bottle, or on legal forms?

(Mark One)

No difficulty at all .... 1 ☐

A little difficulty .... 2 ☐

Moderate difficulty .... 3 ☐

A lot of difficulty .... 4 ☐

Never try to do this because of vision .... 5 ☐

9. How much difficulty do you have driving at night?

(Mark One)

No difficulty at all .... 1 ☐

A little difficulty .... 2 ☐

Moderate difficulty .... 3 ☐

A lot of difficulty .... 4 ☐

Never drive at night because of vision .... 5 ☐

Never do this for other reasons .... 6 ☐

10. How much difficulty do you have driving in difficult conditions, such as in bad weather, during rush hour, on the freeway, or in city traffic?

(Mark One)

No difficulty at all .... 1 ☐

A little difficulty .... 2 ☐

Moderate difficulty .... 3 ☐

A lot of difficulty .... 4 ☐

Never drive in these conditions because of vision .... 5 ☐

Never do this for other reasons .... 6 ☐

11. Because of your eyesight, how much difficulty do you have with your daily activities?

(Mark One)

No difficulty at all .... 1 ☐

A little difficulty .... 2 □

Moderate difficulty.. 3 □

A lot of difficulty .... 4 □

12. Because of your eyesight, how much difficulty do you have taking part in active sports or other outdoor activities that you enjoy (like hiking, swimming, aerobics, team sports, or jogging)?

(Mark One)

No difficulty at all .... 1 □

A little difficulty .... 2 □

Moderate difficulty.. 3 □

A lot of difficulty.. 4 □

Never try to do these activities because of vision........... 5 □

Never do these activities for other reasons .... 6 □

QUESTIONS ABOUT YOUR VISION

13. Do you need to wear glasses or bi-focal lenses or use a magnifier when you are reading something brief, like directions, a menu, or a recipe?

(Mark One)

Yes, all of the time.. 1 □

Yes, some of the time .... 2 □

No... 3 □

14. Do you need to wear glasses or bi-focal lenses or use a magnifier when you are reading something long, like a book, a magazine article, or the newspaper?

(Mark One)

Yes, all of the time.. 1 □

Yes, some of the time .... 2 □

No... 3 □

15. When driving at night, do you need to wear glasses or contacts?

(Mark One)

Yes, all of the time.. 1 □

Yes, some of the time .... 2 □

No... 3 □

Don't drive at night because of vision .... 4 □

Don't drive at night for other reasons .... 5 □

16. At dusk, when it is just starting to get dark, do you need to wear glasses or contacts for driving?

(Mark One)

Yes, all of the time.. 1 □

Yes, some of the time .... 2 □

No... 3 □

Don't drive at dusk because of vision .... 4 □

Don't drive at dusk for other reasons .... 5 □

When you answer these questions, think about the vision correction you normally use, including glasses, contact lenses, a magnifier or nothing at all.

17. How often when you are around bright lights at night do you see starbursts or halos that bother you or make it difficult to see?

(Mark One)

All of the time .... 1 ☐
Most of the time .... 2 ☐
Some of the time .... 3 ☐
A little of the time .... 4 ☐
None of the time .... 5 ☐

18. How often do you experience pain or discomfort in and around your eyes (for example, burning, itching, or aching)?

(Mark One)

All of the time .... 1 ☐
Most of the time .... 2 ☐
Some of the time .... 3 ☐
A little of the time .... 4 ☐
None of the time .... 5 ☐

19. How much does dryness in your eyes bother you?

(Mark One)

Don't have dryness.. 1 ☐
Not at all... 2 ☐
Very little.. 3 ☐
Moderately .... 4 ☐
Quite a bit... 5 ☐
A lot.. 6 ☐

20. How often are you bothered by changes in the clarity of your vision over the course of the day?

(Mark One)

Never.. 1 ☐
Rarely .... 2 ☐
Occasionally.. 3 ☐
Sometimes .... 4 ☐
All of the time .... 5 ☐

21. How often do you worry about your eyesight or vision?

(Mark One)

Never.. 1 ☐
Rarely .... 2 ☐
Occasionally.. 3 ☐
Sometimes .... 4 ☐
All of the time .... 5 ☐

22. How often do you notice or think about your eyesight or vision?

(Mark One)

Never.. 1 ☐
Rarely .... 2 ☐
Occasionally.. 3 ☐
Sometimes .... 4 ☐
All of the time .... 5 ☐

YOUR VISION CORRECTION

When you answer these questions, think about the vision correction that you normally use, including glasses, contact lenses, a magnifier, surgery, or nothing at all.

23. At this time, how clear is your vision using the correction you normally use, including glasses, contact lenses, a magnifier, surgery, or nothing at all?

(Mark One)

Perfectly clear..	1	☐
Pretty clear	2	☐
Somewhat clear	3	☐
Not clear at all	4	☐

24. How much pain or discomfort do you have in and around your eyes (for example, burning, itching, or aching)?

(Mark One)

None	1	☐
Mild...	2	☐
Moderate	3	☐
Severe..	4	☐
Very severe	5	☐

25. How often do you have headaches that you think are related to your vision or vision correction?

(Mark One)

Never..	1	☐
Rarely	2	☐
Occasionally..	3	☐
Sometimes	4	☐
All of the time	5	☐

26. How satisfied are you with the glasses, contact lenses, magnifier, or other type of correction (including surgery) you have?

(Mark One)

Completely satisfied..	1	☐
Very satisfied	2	☐
Somewhat satisfied..	3	☐
Somewhat dissatisfied	4	☐
Very dissatisfied	5	☐
Completely dissatisfied	6	☐

27. In terms of your appearance, how satisfied are you with the glasses, contact lenses, magnifier, or other type of correction (including surgery) you have?

(Mark One)

Completely satisfied..	1	☐
Very satisfied	2	☐
Somewhat satisfied..	3	☐
Somewhat dissatisfied	4	☐
Very dissatisfied	5	☐
Completely dissatisfied	6	☐

28. If you had perfect vision without glasses, contacts, or any other type of vision correction, how much do you think your life would change?

(Mark One)

No change..	1	☐

Small change for the better .... 2 □

Large change for the better.. 3 □

I have this already .... 4 □

29. In terms of your appearance, is the type of vision correction you have now the best you have ever had?

(Mark One)

Yes... 1 □

No .... 2 □

30. In terms of your appearance, is there a type of vision correction that is better than what you have now?

(Mark One)

Yes... 1 □

No .... 2 □

31. How often did you use a type of correction or treatment that was uncomfortable in the last 4 weeks because it made you look better?

(Mark One)

All of the time .... 1 □

Most of the time .... 2 □

Some of the time .... 3 □

A little of the time .... 4 □

None of the time... 5 □

32. How often did you use a type of correction that did not correct your vision as well as another correction would have in the last 4 weeks because it made you look better?

(Mark One)

All of the time .... 1 □

Most of the time .... 2 □

Some of the time .... 3 □

A little of the time .... 4 □

None of the time... 5 □

33. Because of your vision, do you take part less than you would like in active sports or other outdoor activities (like hiking, swimming, aerobics, team sports, or jogging)?

(Mark One)

Yes... 1 □

No .... 2 □

34. Are there any recreational or sports activities that you don't do because of your eyesight or the type of vision correction you have?

(Mark One)

Yes, many .... 1 □

Yes, a few .... 2 □

No... 3 □

35. Are there daily activities that you would like to do, but don't do because of your vision or the type of vision correction you have?

(Mark One)

Yes, many .... 1 □

Yes, a few .... 2 □

No... 3 □

Have you experienced any of the following problems in the last 4 weeks? If yes, how bothersome has it been? Please respond for problems in either or both eyes.

		Mark One	If yes, how bothersome has it been? (Mark One)
36.	Tearing?	a. Yes............ 1 □ → No............... 2 □	b. Very................................ 1 □ Somewhat............................ 2 □ A little................................ 3 □ Not at all................................ 4 □
37.	Distorted vision?	a. Yes............ 1 □ → No............... 2 □	b. Very................................ 1 □ Somewhat............................ 2 □ A little................................ 3 □ Not at all................................ 4 □
38.	Glare?	a. Yes............ 1 □ → No............... 2 □	b. Very................................ 1 □ Somewhat............................ 2 □ A little................................ 3 □ Not at all................................ 4 □
39.	Blurry vision with your eyesight or the type of vision correction you use?	a. Yes............ 1 □ → No............... 2 □	b. Very................................ 1 □ Somewhat............................ 2 □ A little................................ 3 □ Not at all................................ 4 □
40.	Trouble seeing?	a. Yes............ 1 □ → No............... 2 □	b. Very................................ 1 □ Somewhat............................ 2 □ A little................................ 3 □ Not at all................................ 4 □
41.	Itching in or around your eyes?	a. Yes............ 1 □ → No............... 2 □	b. Very................................ 1 □ Somewhat............................ 2 □ A little................................ 3 □ Not at all................................ 4 □
42.	Soreness or tiredness your eyes?	a. Yes............ 1 □ → No............... 2 □	b. Very................................ 1 □ Somewhat............................ 2 □ A little................................ 3 □ Not at all................................ 4 □

中英文对照索引

alpha 角	angle of alpha	15
Bunsen-Roscoe 光化学效应定律	Bunsen-Roscoe law	137
CT 轴	cornea topographer axis	7
Gullstrand 模型眼	Gullstrand model eye	11
kappa 角	angle of kappa	7, 14
lambda 角	angle of lambda	14
Salzmann 结节状变性	Salzmann nodular degeneration	146
T 型切开术	T-cut	27

A

艾里盘	Airy disk	63
奥布卡因	oxybuprocaine	138

B

百分比调整	percentage adjustment	78
包络射线	enveloping ray	51
倍角矢量图	double-angle vector diagram, DAVD	30
变平效应	flattening effect, FE	33
变平指数	flattening index, FI	33
丙氧苯卡因	proxymetacaine	138
波面	wave surface	51
波阵面	wavefront	51
波阵面共轭	wavefront conjugation	71
波阵面像差	wavefront aberration	38, 51, 90
波阵面像差引导	wavefront guided	30
波阵面像差最优化	wavefront optimized, WFO	124
补偿因子	compensation factor, CF	40
不透明气泡层	opaque bubble layer, OBL	165

C

参考光轴	reference optical axis	58
参考面	reference plane	2
超声生物显微镜	ultrasound biomicroscopy, UBM	144

成功指数	index of success，IS	33
初级像差	primary aberration	46
初始眼	virgin eye	90
传导性角膜成形术	conductive keratoplasty，CK	29
垂直运动	vertical motion	74
次级像差	second order aberration	49

D

大泡性角膜病变	bullous keratopathy	145
带状角膜变性	band-shaped keratopathy	146
单纯疱疹病毒	herpes simplex virus，HSV	147
低阶像差	lower-order aberration	59
地形图轴	topographic axis	13
点扩散函数	point spread function，PSF	42，62
电荷耦合装置	charge coupled device，CCD	53
顶点	vertex	13，90
动态旋转补偿	dynamic cyclotorsion compensation，DCC	76
对比敏感度函数	contrast sensitivity function，CSF	36

F

放射状角膜切开术	radial keratotomy，RK	26，113，155
飞秒激光辅助的 AK	femtosecond laser assisted AK，FS-AK	119
飞秒激光小切口角膜基质透镜取出术	small incision lenticule extraction，SMILE	164
非参数检验	nonparametric tests	33
非球面参数	asphericity	152
非球面系数	coefficient of asphericity	4
非球面性	asphericity	3
负性离焦	negative defocus	59
复发性角膜上皮糜烂	recurrent corneal epithelial erosion	145

G

干涉度量学	interferometry	52
高度	elevation	2
高阶像差	higher-order aberration	59
高阶像差	higher-order aberrations，HOAs	124
光程	optical path	51
光程差	optical path difference，OPD	51，52
光感受器轴	photoreceptor axis	13
光线追迹	ray tracing	52
光学传递函数	optical transfer function	62
光学区	optical zone	8，27
光学特性	optical properties	1
光学相干断层扫描	optical coherence tomography，OCT	144
光诱导剂	photoinducer	137

| 光晕 | halo | 90 |
| 光轴 | optical axis | 10 |

H

核黄素	riboflavin	137，138
赫兹	Hertz，Hz	74
横椭球面	prolate	72
横椭球面形	prolate	3，43
横向球面像差	transverse spherical aberration，TSA	47
横向色差	lateral chromatic aberration	40，50
虹膜代码	iris code	74
虹膜定位	iris registration，IR	74
虹膜识别系统	iris recognition system	18
弧形角膜切开术	arcuate keratotomy，AK	119
弧形切开术	arcuate cut	27
彗差	coma	90
彗形光斑	comatic flare	47
彗形像差	coma	47

J

基质营养不良	stromal dystrophy	146
畸变	distortion	47
畸变像差	distortion aberration	49
激光原位角膜磨镶术	laser in-situ keratomileusis，LASIK	90
几何中心	geometric center	10
间隙分值	fractional clearance，FC	78
角膜	cornea	1
角膜瘢痕	corneal scars	145
角膜地形图调整屈光度	topography modified refraction，TMR	97
角膜地形图仪参照轴	topographer axis	7
角膜地形图引导	topography guided	30
角膜地形图中和技术	topographic neutralization technique，TNT	108
角膜顶点	corneal vertex	7，16
角膜胶原交联	corneal collagen cross-linking，CXL	92，137
角膜膨隆	ectasia	147
角膜球状变性	spheroidal degeneration	146
角膜曲率顶点	corneal apex	7
角膜上皮基底膜营养不良	epithelial basement membrane dystrophy	146
角膜缘松解切开术	limbal relaxing incision，LRI	28
矫正指数	correction index，CI	32
较高阶像差	higher order aberration	6，90
阶跃现象	step phenomenon	72
结点	nodal point	11
金字塔传感器	pyramid sensor	57

径向球面像差	radial spherical aberration, RSA	47
静态旋转补偿	static cyclotorsion compensation, SCC	76
静态眼球自旋	static eye cyclotorsion	90
均方根	root mean square, RMS	61

K

可变光斑扫描	variable spot scanning, VSS	73
可分析区域	analyzed area, AA	94
空间频率	spatial frequency	64
跨上皮 PTK	transepithelial PTK, tPTK	30
快速 CXL 技术	accelerated cross-linking	137

L

| 泪膜 | tear film | 1 |
| 离焦 | defocus | 59 |

M

脉冲频率	pulse frequency	74
美国光学学会	Optical Society of America, OSA	58
弥漫性层间角膜炎	diffuse lamellar keratitis, DLK	43, 115
目标散光矫正量	target induced astigmatism, TIA	32
目标与实际矫正量之矢量差	difference vector, DV	32

N

| 逆规性 | against the rule, ATR | 5 |

O

| 偶联效应 | coupling | 26 |

P

| 偏心率 | eccentricity, Ecc | 4, 153 |
| 平面波 | plane wave | 51 |

Q

气候性滴状角膜病变	climatic droplet keratopathy, CDK	146
球差	spherical aberration	90
球面波	spherical wave	51
球面像差	spherical aberration	4, 47
球面形	sphere	3
曲率	curvature	1

曲率半径	radius of curvature	1
曲率传感器	curvature sensor	57
屈光度	diopter，D	1
屈光力	refractive power	1
屈光状态视觉概况	refractive status vision profile，RSVP	37

R

热成形术	thermokeratoplasty	29
入射瞳孔	entrance pupil	8
入射瞳中心	incident pupil center	16

S

三叶草	trifoil	6
三叶草像差	trefoil	59
散光	astigmatism	25
散光矩	astigmatism torque	33
散光性角膜切开术	astigmatic keratotomy，AK	26
散射	scatter	41
扫描频率	scan frequency	74
色差	chromatic aberration	40，49
色像差	chromatic aberration	49
上下运动	up-down motion	74
生活质量量表	quality of life impact of refractive correction，QIRC	37
矢量	vector	30
视觉质量	visual quality	35，90
视觉质量分析系统	optical quality analysis system，OQAS	42
视力	visual acuity，VA	35
视线轴	line of sight，LOS	12
视轴	visual axis	11
手术引入的散光变化量	surgically induced astimatism，SIA	32
竖椭球面形	oblate	4，43
双色试验	duochrome test	50
双眼单视	binocular single vision，BSV	37
双眼视	binocular vision	37
水平运动	level motion	74
顺规性	with the rule，WTR	5
斯泰尔斯 - 克劳福德效应	the Stiles-Crawford effect	13，17
斯特尔比率	Strehl ratio，SR	43
四叶草	quadrifoil	6
算法系统	nomogram	27

T

调整系数	coefficient of adjustment，CA	33

调制传递函数	modulation transfer function，MTF	42，65
瞳孔轴	pupillary axis	12
桶形畸变	barrel distortion	49

W

位相补偿	phase compensation	71
位置色差	chromatism of position	50
误差幅度	magnitude of error，ME	33
误差角度	angle of error，AE	33
雾状混浊	haze	43，110，139

X

相位差异	phase-diversity	57
像差	aberration	46，90
像场弯曲	curvature of field	47，48
像散性像差	astigmatic aberration	47，48
消融	ablation	29
楔形切除术	wedge resection	29
斜散像差	oblique astigmatism	48
斜向散光	oblique astigmatism	5
星芒现象	starburst	90
形态因子	shape factor，SF	4，152
旋转跟踪	cyclotorsional tracking	76
眩光	glare	90

Y

眼球旋转	cyclotorsion	18，30，74
硬性透气性角膜接触镜	rigid gas permeable contact lens，RGP	137
有效光学区	useful optical zone	8
有效模糊	effective blur	63
圆锥参数	conic parameter	4
圆锥角膜	keratoconus	137

Z

枕形畸变	pincushion distortion	49
正性离焦	positive defocus	59
正性弯月透镜	positive meniscus lens	1
治疗性激光角膜消融术	phototheraputic keratectomy，PTK	30
智能化热控制	intelligent thermal energy control，ITEC	74
轴向球面像差	axial spherical aberration，ASA	47
轴向色差	longitudinal chromatic aberration	40

主导眼	dominant eye	37
注视点	point of fixation	11
准分子激光治疗性角膜消融术	phototherapeutic keratectomy，PTK	144
自适应光学	adaptive optics	71，172
总体角膜散光	total corneal astigmatism，TCA	5
纵向球面像差	longitudinal spherical aberration，LSA	47，154
纵向色差	longitudinal chromatic aberration	50
最佳戴镜矫正视力	best spectacle corrected visual acuity，BSCVA	137
最佳拟合参考球面	best fit sphere，BFS	2